CLEAN

CLEAN

El programa revolucionario
para restaurar la capacidad natural
autocurativa del cuerpo

ALEJANDRO JUNGER, MD

Traducción Adriana López

Siete Cuentos Editorial

NEW YORK

Seven Stories Press / Siete Cuentos Editorial
140 Watts Street
New York, NY 10013
www.sevenstories.com

Library of Congress Cataloging-in-Publication Data

Junger, Alejandro.
 [Clean. Spanish]
 Clean : el programa revolucionario para restuarar la capacidad natural autocurativa del cuerpo / Alejandro Junger ; traduccin Adriana López.
    p. cm.
 ISBN 978-1-60980-342-1 (pbk.)
 1. Detoxification (Health) I. Title.
 RA784.5.J8618 2011
 613--dc23
                        2011031252

Printed in the United States of America

9 8 7 6 5 4 3 2 1

Le dedico este libro a mi hija Grace, mi mejor maestra y médica. Ella me ha dado la experiencia más profunda de mi vida, que también es la medicina más poderosa: el amor incondicional.

Contenido

¿Por qué Clean?

Sentado sobre una caja que te resulta familiar, pides limosna para sobrevivir, sin darte cuenta de que dentro de la caja hay un tesoro que no sólo asegurará tu supervivencia, sino que te hará más rico de lo que ni en tus mejores sueños habrías imaginado.

No estás solo. Millones de norteamericanos, y millones de personas en todo el mundo, están haciendo lo mismo. Tal vez pides ayuda para resolver un problema de salud pequeño pero agobiante, como sobrepeso, fatiga, alergia, depresión o algún tipo de trastorno digestivo. Tal vez necesitas ayuda para evitar que se desarrolle un problema mayor, como alguna de las llamadas "enfermedades de la civilización moderna"—trastornos cardiovasculares, cáncer, obesidad o enfermedades autoinmunes. O tal vez tengas muchas ganas de verte y sentirte más joven, y de retrasar el progreso del envejecimiento.

La limosna que solicitas son los medicamentos y la cirugía, tan fundamentales, según te han enseñado, para remediar tus problemas. Así que mantienes la mano extendida y recolectas lo que puedes, esperando la ayuda prometida por los médicos, las compañías farmacéuticas y la publicidad.

Pero la verdad es bastante diferente. El poder de curar está en un lugar mucho más cercano. No necesitas medicamentos, tratamientos ni expertos carísimos para conseguirlo. De hecho, estás sentado sobre él. La caja tan familiar que te sostiene, y a la que apenas prestas atención, es tu propio cuerpo, gobernado por una increíble inteligencia natural. La riqueza jamás soñada es el intenso bienestar y la longevidad a que tienes derecho por nacimiento.

Probablemente nunca te enseñaron a valorar ese tesoro interior de vitalidad, belleza y vigor. Es un sistema diseñado por la naturaleza para mantenerte sano, joven y feliz. Sólo tienes que ayudarle a llevar a cabo sus funciones. Es la pieza que falta en el rompecabezas de la salud: una fuente aún no explotada de curación, restauración e incluso rejuvenecimiento. Es el mecanismo de a bordo que te mantiene Clean (Limpio, en inglés): tu sistema de detoxificación.

Este sistema, que abarca muchos órganos y procesos fisiológicos, es una fuente de salud. Pero su valor ha caído en el olvido. La fascinación de la medicina moderna por las moléculas y la micro-tecnología ha centrado obsesivamente su atención sobre aspectos cada vez más pequeños de nuestra biología, mientras ha perdido interés en observar los sistemas del plano general de nuestro cuerpo, que nos permiten sobrevivir y prosperar. Esto es un error. Muchos de los problemas de salud que aquejan a tantos seres humanos de hoy en día, y que tanto dinero cuestan a la sociedad, pueden aliviarse si, en lugar de centrar el enfoque cada vez *más* en los detalles, reclutando *más* súper-especialistas, inventando *más* tecnología y añadiendo *más* medicamentos, se adopta una perspectiva más amplia y con un objetivo bien simple: desviar la atención hacia el tesoro que ya poseemos, el sistema de detoxificación, y aprender a reactivar su potencial.

Un período concentrado de detoxificación produce una restauración general de todo el cuerpo, tanto físico como mental. Ofrece un acceso libre a las ilimitadas reservas de energía que ignorabas que tenías. Comprobarás que cada parte de tu cuerpo funciona mejor, que se corrigen los desequilibrios y que los síntomas irritantes se desvanecen por sí mismos. Simplemente por "activar" un sistema con el que naciste y que ha estado esperando pacientemente para servirte.

Imagina que tu brazo derecho ha permanecido pegado al costado del cuerpo desde que naciste. Creces utilizando únicamente el brazo izquierdo, y piensas que eso es normal porque todos hacen lo mismo. De adulto, te dedicas a la carpintería y tu negocio comienza a duplicarse cada año. Justo cuando estás a punto de colapsar por la intensa carga de trabajo, un extraño llama a tu puerta y te despega el brazo derecho. Te muestras muy sorprendido, pues ni siquiera habías soñado con esa posibilidad, pero lo cierto es que pasas de estar sobrecargado, e incapaz de cumplir con tus pedidos, a operar con tu verdadero potencial ilimitado y con capacidad para producir mucho más que nunca antes.

El extraño que ha llegado a tu puerta se llama Clean, el programa que te explico en este libro. Despegar ese brazo es el acto de descubrir y acelerar todo el potencial de tu sistema de detoxificación. La sobresaliente productividad obtenida es la habilidad natural de tu cuerpo para mantener la energía constante, evitar los resfriados y la gripe, sanar las alergias, prevenir la enfermedad y envejecer lentamente y con elegancia.

¿Candidatos para usar este programa? Todo aquel que viva una vida moderna, lleve una dieta moderna y habite en el mundo moderno.

Durante miles de años, la humanidad ha reconocido la existencia de elementos tóxicos que causan disfunciones, daños, enfermedades, envejecimiento prematuro y hasta la muerte. Estas toxinas tienen la capacidad de irritarnos, causarnos estrés y, en última instancia, hacer que nuestro organismo sufra de múltiples maneras y en todos los sentidos, desde el ámbito aparentemente abstracto del pensamiento y la emoción, hasta el de los materiales químicos generados como subproductos residuales de la vida diaria de nuestras células. Las culturas antiguas ya sabían que estamos dotados de un gran sistema de detoxificación, resultado de la colaboración armónica de varios sub-sistemas. Este sistema trabaja continuamente; de hecho, nos mantiene vivos cada segundo de cada minuto de cada día. Si el cuerpo no coordinara constantemente su compleja sinfonía de actividades, los productos de desecho se acumularían, nos enfermaríamos y eventualmente moriríamos. Este "modo básico de detoxificación", que se está produciendo en cada momento de nuestra existencia, forma parte de la fórmula fundamental de la vida. Hace que nuestra existencia sea posible.

Las antiguas tradiciones de curación entendieron muy bien la crucial importancia de aprovechar el sistema de detoxificación y usarlo en nuestro favor para alcanzar el máximo potencial físico, mental y emocional. Los sabios y sanadores de muchas culturas y épocas sabían que periódicamente debemos permitir que este gran sistema de deto-xificación entre en un modo más intenso que el de su funcionamiento diario habitual, con el fin de manejar la acumulación de toxinas en tiempos de excesos en la comida, la actividad y el estrés.

Los practicantes de estas tempranas tradiciones curativas enten-dieron que darles descanso a algunos de los principales sistemas corporales, especialmente el sistema digestivo, era parte integral de la vida. El ayuno, los retiros en silencio y los momentos de contempla-ción eran considerados esenciales para una vida pacífica, sana y llena de satisfacción. Y no se trataba simplemente de un concepto esotérico. La evolución genética de los seres humanos ha sido modelada por el ayuno impuesto por un estilo de vida de cazadores-recolectores. Durante milenios, los humanos vivieron períodos de grandes *festines,* seguidos por temporadas de hambruna. Las largas épocas de estóma-gos vacíos fueron inevitables y molestos, pero claves para la salud. Al no tener que competir con el digestivo, el sistema de detoxificación podía utilizar la energía sobrante para activar y mantener toda su intensidad durante el tiempo suficiente para realizar su trabajo esen-cial de limpieza, liberando al cuerpo de todos los desechos acumulados en su interior.

Hoy en día la vida ha cambiado. Estamos ante el despertar de nues-tra conciencia ante una paradoja evolutiva. Cuanto más aumenta la toxicidad de la vida moderna, que nos bombardea con toxinas antina-turales en la dieta y el medio ambiente, mayor es la demanda de detoxificación. Sin embargo, la capacidad del organismo para manejar la carga tóxica no se ha acelerado al mismo ritmo. ¿Acaso era posible? El mundo ha cambiado radicalmente en un siglo, pero a nuestros cuerpos les lleva muchas generaciones efectuar un cambio genético. Mientras más peligrosamente tóxica se ha vuelto la vida, mientras menos nutrientes vitales contienen nuestras dietas, mientras más apre-surada se ha tornado la existencia, más abrumado se ha visto nuestro gran sistema de detoxificación. Hasta llegar a un punto en que podrí-amos decir que está casi en hibernación: sigue ahí, hace el trabajo "básico" diario que nos permite vivir, pero se tambalea bajo el peso adicional de la mala alimentación, las toxinas ambientales y el estrés propio del siglo veintiuno.

En mayor o menor grado, todos nos enfrentamos con los efectos de lo anterior. Quejas habituales como dolores de cabeza, irregularidades intestinales, alergias, problemas de peso, depresión, ansiedad y dolor, son causadas en gran parte por fallos en el sistema de detoxificación. Verse más viejo, sentirse más cansado, perder el brillo radiante de la salud, son situaciones que están directamente relacionadas con este estado de sobrecarga. Sin embargo, todo se puede revertir y sanar si le prestamos atención a la detoxificación.

Resulta trágico constatar que la mayoría de las muertes prematuras de hoy en día son un resultado directo de fallos en los sistemas de detoxificación. Una de las consecuencias más comunes de un funcionamiento deficiente de estos sistemas es la inflamación. En realidad, se trata de una estrategia de supervivencia necesaria para el organismo, pero, hoy en día, el cuerpo se ve en la necesidad de usarla prolongadamente, de manera peligrosa. Sólo hace muy poco, la medicina moderna se ha percatado de un hecho evidente: la inflamación crónica es una condición subyacente en todas las enfermedades que se han convertido en epidemias. Ejemplos de ello son el cáncer, los trastornos cardiovasculares, la diabetes y las enfermedades autoinmunes. Sin embargo, la medicina moderna sigue sin darse cuenta de que la raíz del problema está en la toxicidad de la vida moderna y en la debilidad de nuestros cuerpos para enfrentarla. Sólo si empezamos el tratamiento atacando la raíz del problema, podremos realmente empezar a sanar y prevenir las enfermedades.

Ellen se sintió frustrada la primera vez que vino a mi consulta, en el Eleven Eleven Wellness Center, en Manhattan, donde recibo pacientes varios días a la semana. Después de su chequeo anual, el médico le había recetado medicamentos para bajar la presión arterial. Ella se mostró muy renuente porque estaba convencida de que tenía que haber una manera más natural de conseguirlo. Pero su médico no le ofreció ninguna alternativa, le presentó lo que ella describió como un diagnóstico del tipo "Dios ha hablado: caso cerrado" y le prescribió un tratamiento a base de medicamentos. A ella no le pareció adecuado; quería un socio en la construcción de su propia salud, no depender de medicamentos costosos. Y, aunque no podía explicar exactamente por qué, también le pareció que tomar productos químicos todos los días debía resultar muy exigente para su cuerpo.

Para iniciar el camino hacia la reducción de la presión arterial, le sugerí a Ellen que siguiera el programa Clean. Vaciló por un momento. Le preocupaba que pudiera afectar a su rendimiento en el trabajo. Pero finalmente me dijo que estaba tan ansiosa por evitar los medicamentos, que no le importaría soportar algunas molestias. Siguió el programa al pie de la letra, y mantuvo su rutina habitual de ejercicios de cinco días a la semana, sólo moderando ligeramente su intensidad. Tras completar el programa Clean, los resultados de Ellen fueron impresionantes: la presión arterial disminuyó en un 25 por ciento, perdió 21 libras, su porcentaje de grasa corporal disminuyó en un 7 por ciento y sus niveles de colesterol se redujeron en un 40 por ciento. No pasaba hambre, estaba llena de energía y dormía profundamente. Incluso su médico la felicitó por los resultados. Al modificar sus hábitos de comida y dejar descansar su sistema digestivo, Ellen activó el mecanismo para que el cuerpo encontrase de nuevo, y por sí mismo, el camino hacia la salud. Como las medidas se adoptaron a tiempo, logró reducir los altos niveles de presión arterial y de colesterol que, de lo contrario, la habrían conducido inexorablemente al consultorio de un cardiólogo.

La detoxificación se ha convertido en un tema que suscita gran interés, y he creado el programa Clean con el objetivo de mejorar esta función esencial del organismo. Es una herramienta que utilizo con frecuencia en la práctica. Aunque, como médico, me he especializado en enfermedades del corazón, nunca deja de asombrarme la capacidad del programa de detoxificación para transformar todos los aspectos del bienestar de mis pacientes, de una forma tan sencilla y tan llena de sentido común. Muchos médicos con una formación moderna todavía ven el programa Clean como una actividad en el límite mismo de la medicina alternativa. Pero el modelo más consolidado de la medicina combina la sabiduría antigua con la moderna, y hoy en día, mi comprensión de la detoxificación está en completa consonancia con lo que aprendí durante años de capacitación y prácticas en la escuela de medicina. La detoxificación nunca se nos presentó a los médicos formados en Occidente tal y como hoy la entiendo: una fuente completa y esencial de salud; y, sin embargo, su poder para sanar siempre estuvo allí, delante de nuestras narices.

El programa de limpieza-detoxificación que presenta este libro ha surgido de la experiencia de ayudar a mucha gente a iniciar el camino de regreso a los niveles superiores de salud que se merecen. Las personas que lo siguen se vuelven más delgadas, brillantes, felices y resistentes, y se ven menos afectadas por las dolencias que alguna vez lastraron sus vidas. Este libro te hará percibir con claridad la relación entre la toxicidad y la mayoría de las enfermedades. De hecho, creo que "malestar" debería escribirse "mal-estar", para poner de relieve que, además de a la enfermedad, se refiere a la pérdida del sentido del bienestar y la comodidad, como resultado de la toxicidad. El programa Clean te mostrará que las toxinas, lejos de ser agentes invisibles que flotan en algún lugar "allá afuera", entran en tu cuerpo y lo corroen desde adentro. A medida que la toxicidad se acumula, los sistemas del cuerpo se van dañando uno por uno, empezando por los intestinos.

Descubrirás que los primeros síntomas de toxicidad han sido confundidos e ignorados en nuestra cultura, que prefiere tachar de "normal" el desgaste del cuerpo, como si nada se pudiese hacer al respecto. Este fracaso en el reconocimiento de los primeros síntomas, se traduce posteriormente en signos y síntomas más graves que son tratados con medicamentos y cirugía, mientras que la principal causa subyacente sigue sin ser reconocida ni abordada. Al final, uno o más sistemas del cuerpo, sobrecargados de toxicidad, colapsan y dan lugar a las enfermedades crónicas, que tanto esfuerzo requieren para ser tratadas y paliadas.

La medicina moderna sigue ciega ante esta conexión entre toxicidad y enfermedad. En general, los médicos suelen esperar hasta que ocurre un derrumbamiento en forma de emergencia aguda, y entonces utilizan la artillería pesada (fuertes medicamentos y cirugía) para salir del paso. Pero lo cierto es que esta artillería médica sólo consigue acentuar la carga tóxica. En lugar de curar el problema de raíz, el tratamiento produce aún más residuos tóxicos que el cuerpo tendrá que eliminar.

Clean te revelará esas conexiones hasta ahora ignoradas por la mayoría de la sociedad y gran parte de la medicina moderna. En él se explica cómo la irritación intestinal, causada por la toxicidad del medio ambiente y de la dieta moderna, puede provocar una serie de síntomas que nunca pensarías que estuviesen relacionados entre sí, como alergias estacionales, erupciones en la piel, depresión o simplemente falta de entusiasmo por la vida. *Clean* te aclarará los cientos de diferentes programas de limpieza-detoxificación que han inundado el mercado y te explicará la ciencia que los une a todos ellos. *Clean* describe con detalle qué son las toxinas, dónde están, cómo te expones a ellas y cómo afectan a tu vida y a tu salud. Un auténtico manual para sobrevivir y prosperar en un mundo tóxico.

Y lo que es más importante aún, *Clean* te proporcionará las herramientas para reactivar al máximo tu sistema de detoxificación, para que entre en el modo de limpieza profunda y restaure así la capacidad de tu propio cuerpo para sanarse, regenerarse y rejuvenecer. El programa Clean es una manera simple, segura y clínicamente comprobada de poner este antiguo y poderoso conocimiento a tu alcance para que funcione de una forma práctica en tu vida diaria. Te demostrará que un programa de detoxificación no tiene por qué interferir en tu vida cotidiana, ni hacerte sentir que te estás privando de algo. Lo puedes incorporar perfectamente en una rutina regular y, al tiempo que satisfaces tus necesidades de energía, irás eliminando poco a poco las toxinas que han bloqueado el funcionamiento óptimo de tu cuerpo y de tu mente. Para la primera limpieza, puedes comenzar poco a poco, con un programa de una semana, probar con un compromiso mayor, de 14 días o ir directamente al compromiso total de tres semanas. Sea cual sea tu elección, cada día dedicado al programa te ayudará a dejar de formar parte de las estadísticas que constantemente nos están diciendo que las enfermedades del corazón, el cáncer y otras enfermedades modernas son prácticamente inevitables y que con el envejecimiento vienen la degeneración, la hospitalización y la dependencia. Cada día del programa Clean, se estará potenciando tu propia capacidad para crear, mantener y disfrutar el elevado nivel de salud con el que tu cuerpo ha sido diseñado.

¿Qué es Clean?

Clean es una herramienta que todo el mundo puede utilizar para restaurarse, reequilibrarse y sanarse. Está diseñado teniendo en cuenta las necesidades de la gente ocupada, y supone un plan de detoxificación práctico y sencillo, que se ajusta a la vida diaria y no exige dejar de lado las actividades normales. Es muy diferente de otros planes de detoxificación muy populares en los círculos de belleza y de salud alternativa, como los métodos de ayuno, las dietas intensivas de jugos o las más suaves a base de alimentos crudos. Mi amplia experiencia clínica y personal me ha demostrado que estas prácticas exigen demasiado tiempo, energía o atención para la mayoría de la gente. Funcionan mejor para las personas que ya han hecho meses o años de limpieza dietética y es mucho más fácil llevarlos a cabo retirándose un tiempo de la vida normal. En algunos casos, resultan tan exigentes que incluso llegan a ser peligrosos. Eliminar los materiales de desecho del cuerpo sin una cuidadosa reposición de los nutrientes esenciales provocará que la toxicidad aumente en lugar de reducirse. Los programas intensivos de detoxificación pueden provocar agotamiento y, en casos extremos, poner en peligro a las personas que los realizan.

Clean ha sido diseñado pensando en la seguridad y la eficacia. Está respaldado científicamente por el más avanzado conocimiento sobre el funcionamiento de nuestros órganos, hormonas y enzimas. Se fundamenta en algunos conceptos muy simples y fáciles de entender:

1. Las toxinas y el estrés crean obstáculos para el funcionamiento normal del cuerpo.

2. Los hábitos alimenticios y estilos de vida modernos contaminan el organismo, y, además, no nos proporcionan los nutrientes necesarios para un funcionamiento óptimo.

3. Cuando se eliminan los obstáculos y se suministran los nutrientes que faltan, el cuerpo recupera sus funciones, la energía se restaura y comenzamos a vernos y sentirnos mucho mejor.

El programa Clean se compone de tres etapas de una semana, con una fase preliminar de dieta de eliminación preparatoria. Puedes decidir entre completar el programa Clean con el compromiso total de las tres semanas consecutivas, o hacerlo de forma gradual, completando etapas ligeramente más largas cada vez (en la mayoría de los casos, recomiendo hacer Clean una vez al año). Debes saber que cualquier paso que des en la dirección de Clean tendrá un impacto positivo en tu organismo. Y si practicas las limpiezas de forma regular obtendrás un positivo efecto acumulativo en el largo plazo.

Las tres etapas de Clean

Primera semana de limpieza. Los primeros tres a cinco días del programa demuestran cómo el cuerpo se resiste a cambiar hábitos muy arraigados en torno al comer y el beber, incluso los que la mente percibe como tóxicos y de los que te quieres deshacer. Te animo a que termines por lo menos la primera semana completa de Clean; al final de este periodo, experimentarás una oleada de energía y claridad mental, ya que las toxinas se liberan de los tejidos donde estaban atrapadas para circular luego hacia su neutralización y posterior eliminación.

Una semana es tiempo suficiente para que el cuerpo aproveche las ventajas del nuevo estado que estás propiciando. El programa Clean optimiza las condiciones necesarias para que el organismo exprese plenamente su potencial milagroso de regeneración, reparación y curación. También tendrás la oportunidad de explorar una de las disfunciones que provoca el sobrepeso que padece la gran mayoría de los norteamericanos: el "hambre". Estamos muy acostumbrados a decir "tengo hambre", pero, en general, no sabemos en realidad lo que es el hambre. La sensación corporal que tú llamas hambre puede ser algo muy diferente. Durante la limpieza, serás capaz de cambiarle el nombre a esa sensación y descubrir lo que es en realidad. Clean te guiará de una forma muy efectiva para lograrlo.

Y lo que es aún más importante: es muy probable que, al completar la primera semana, tu motivación se incremente y decidas continuar. Algunos de mis casos más exitosos han sido protagonizados por pacientes que empezaron con una actitud muy escéptica y me concedieron apenas unos pocos días para demostrar en la práctica mi teoría.

Segunda semana de limpieza. Si eres capaz de continuar, no te detengas. Fíjate la meta de seguir adelante y completar la segunda semana del programa. Dos semanas de Clean te darán aún mayores beneficios: los sistemas de tu organismo que se encontraban bloqueados o ralentizados comenzarán a optimizarse de nuevo y, al mismo tiempo, otros sistemas que estaban sobreexcitados, en "alerta roja" para ayudarte a sobrevivir a la agresión del mundo tóxico, comenzarán a calmarse y reestablecerse. Los síntomas "superficiales" de desequilibrios crónicos, como alergias, problemas intestinales, problemas de piel o sobrepeso, comenzarán a desaparecer.

Tercera semana de limpieza. Completar la tercera semana te mostrará lo que se siente al frenar, e incluso revertir, el proceso de envejecimiento. Serás capaz de experimentar la vitalidad, la claridad y el optimismo que realmente deberías sentir de acuerdo con tu verdadera edad física, y no sólo con tu edad cronológica. La transformación de los que siguen el programa Clean en su totalidad resulta extraordinaria. Logran reducir por fin esas obstinadas libras de más. Su tez se vuelve firme, tersa y radiante. Sus ojos se vuelven más blancos y brillantes. Logran dormir profundamente y consiguen un mayor nivel de energía durante todo el día. Los pacientes logran librarse por fin de muchos de los malestares con los que luchaban hace tiempo, desde estreñimiento e infecciones nasales hasta dolores en las articulaciones. Enfermedades que se asumen como crónicas o tratables únicamente mediante medicamentos suelen disminuir e incluso desaparecer. A medida que experimentas la capacidad del cuerpo para restablecer el orden por sí mismo, dejarás de ver como cadenas perpetuas ciertas afecciones que se estaban apoderando de ti, desde la presión arterial hasta niveles altos de colesterol y muchas más.

El fortalecimiento del equilibrio fisiológico también tiene efectos positivos desde el punto de vista psicológico y emocional. El ánimo mejora y se recupera la claridad mental. Después de completar el programa, muchas personas encuentran que sus ansias se reducen, los alimentos pobres en calidad y las bebidas con mucha cafeína pierden su atractivo, y la relación consciente con las comidas se restaura. La mayoría afirma que su trabajo y sus relaciones personales reciben un impulso positivo que proviene de algo que sólo pueden describir como un estado elevado de autoconocimiento. Más allá de lo puramente físico, al completar las tres etapas del programa Clean, te sentirás como si hubieras limpiado unos lentes sucios: con una nueva visión del mundo.

La importancia de un Plan de Bienestar

Un buen plan es esencial para que cualquier esfuerzo prospere y culmine con éxito. Para la creación de una empresa, elaboramos un plan de negocio, invirtiendo tiempo y dinero. Gastamos grandes cantidades de tiempo y dinero en la contratación de expertos para hacer planes de ahorro, de boda, de carrera, de vacaciones y a veces incluso planes funerales. Dichos planes hacen que la meta sea mucho más fácil de alcanzar. Sin embargo, en los muchos años que llevo practicando medicina, rara vez he conocido a un paciente con un Plan de Bienestar.

Como aprenderás en el capítulo 8, para sobrevivir en un mundo tóxico, necesitas establecer un Plan de Bienestar. Un plan moderado pero bien organizado, que fije pequeñas metas durante el año, te permitirá alcanzar el estado de salud necesario para vivir bien en nuestro mundo tóxico. Los protocolos convencionales de cuidados sanitarios no cubren las bases esenciales para un buen desarrollo de la salud en nuestro ambiente estresante. Por ejemplo, casi ningún médico de familia realiza pruebas rutinarias de niveles de vitamina D, algo que debería ser una prioridad. Tampoco te ayudan a decidir qué suplementos debes tomar y cuándo hacerlo. Y si quieres hacerte análisis para detectar ciertas toxinas persistentes, lo más probable es que tengas que hacerlo por tu cuenta. Te mostraré que esto también puede lograrse con un plan anual.

El programa Clean de detoxificación te ayudará a obtener mayor claridad en tus metas y prioridades de salud. Y te servirá cuando el compromiso por comer bien pase por momentos bajos y te desvíes durante algunas semanas. Clean te ayudará a recuperar el buen camino. Al igual que un marcador de millas te permite encontrar y retomar la ruta, Clean te alinea de nuevo con tu Plan de Bienestar y te reconduce a la dirección correcta.

Clean es seguro prácticamente para cualquiera. Pero ten en cuenta que todas las limpiezas pueden afectar a la absorción de los medicamentos. Algunos tratamientos con drogas te excluyen como candidato a un programa de detoxificación. Si estás tomando medicamentos, lee, por favor, cuidadosamente lo que sigue antes de proceder con el programa.

La auditoría Clean

Responde a las siguientes preguntas y anota las respuestas afirmativas.

___ ¿Tienes dolores de cabeza con frecuencia?

___ ¿Tiendes a contraer resfriados o virus cada año?

___ ¿Haces deposiciones con menor frecuencia que después de cada comida?

___ ¿Haces deposiciones muy duras o que no pasan fácilmente?

___ ¿Tienes diarrea con cierta frecuencia?

___ ¿Te da comezón o lagrimeo en los ojos y la nariz en determinadas épocas del año?

___ ¿Tienes alergias o fiebre del heno?

___ ¿Tienes congestiones nasales con frecuencia?

___ ¿Sientes hinchazón después de comer?

___ ¿Tienes sobrepeso que no puedes eliminar con dieta y ejercicio?

___ ¿Tienes hinchazones en zonas de tu cara o cuerpo?

___ ¿Tienes ojeras?

___ ¿Te da ardor de estómago?

___ ¿Tienes gases con cierta frecuencia?

___ ¿Tienes mal aliento o mal olor corporal?

___ ¿Hay una fina capa blanca en la parte posterior de tu lengua cuando te despiertas?

___ ¿Te dan antojos de ciertos tipos de alimentos, especialmente los azucarados, almidonados o los productos lácteos?

___ ¿Tienes tendencia a no dormir profundamente?

____ ¿Tienes picazón, espinillas, o cualquier otra situación preocupante de la piel?

____ ¿Sientes dolor o rigidez en las articulaciones o los músculos?

____ ¿Sufres de estados de ánimo bajos o de mente confusa?

____ ¿Crees que eres olvidadizo, que tienes dificultad para concentrarte y que no encuentras las palabras?

____ ¿Te sientes apático y cansado?

____ ¿Sientes enojo o estallidos de frustración irracional?

____ ¿Tienes una sensibilidad a los olores superior a la media?

____ ¿Has notado una creciente sensibilidad a las toxinas en tu vida cotidiana, como sentir más náuseas al oler disolventes de limpieza o cuando llenas el depósito de tu automóvil?

____ ¿Notas efectos más fuertes ante ciertos aditivos alimentarios, o tienes reacciones a productos de limpieza o de cuidado personal?

____ ¿Tomas muchos medicamentos?

____ ¿Utilizas muchos productos químicos en tu casa o en tu ambiente de trabajo?

____ ¿Sientes dolores musculoesqueléticos y molestias o síntomas que sugieren fibromialgia?

____ ¿Tienes sensación de hormigueo o adormecimiento en uno de los lados del cuerpo?

____ ¿Tienes reacciones extrañas a medicamentos o suplementos?

____ ¿Sufres recurrentemente de edema?

____ ¿Has notado un empeoramiento de los síntomas molestos después de la anestesia o el embarazo?

Cada respuesta afirmativa puede ser un síntoma de toxicidad. Es difícil encontrar a alguien que no responda "sí" a por lo menos una o dos de estas preguntas. Algunas personas tienen muchas más respuestas afirmativas. Sea cual sea tu resultado, responder afirmativamente a cualquiera de estas preguntas indica que te beneficiarías mucho con Clean, pues está demostrado que este programa alivia y elimina todos estos síntomas y muchos más.

Clean no es la panacea universal. No está diseñado para curar todas las dolencias, sino para servir de punto de arranque. Como un reinicio para que todos los sistemas funcionen mejor. Una vez que lo hayas completado total o parcialmente por primera vez, se convertirá en una herramienta preventiva que podrás utilizar periódicamente para eliminar las toxinas acumuladas y activar una curación más profunda. Al mismo tiempo, te permitirá crear y poner en marcha un Plan de Bienestar para lograr un conjunto de objetivos a largo plazo encaminados a eliminar las toxinas.

Clean no es el resultado de ensayos clínicos de millones de dólares, ni producto del patrocinio de compañías farmacéuticas. Este moderno programa de detoxificación nació de la misma forma que muchos grandes descubrimientos: una persona que parte de viaje en busca de una solución para su propio sufrimiento. En el caso de Clean, esa persona fui yo.

2

El viaje de un médico

Nací en Uruguay en 1964, de padres judíos supervivientes de la Segunda Guerra Mundial. Mi madre salió de Alemania días después de su nacimiento. Mi padre sobrevivió a un campo de concentración en Hungría y, después de la guerra, se fue a Uruguay en busca de sus hermanas. Finalmente las encontró, y también a mi madre.

La vida en Montevideo y Punta del Este discurría con parsimonia. Hacíamos las compras en el mercado de los agricultores locales y casi siempre comíamos o cenábamos sentados a la mesa de la sala-comedor, todos juntos en familia. Nuestra ciudad era segura y los niños jugaban en las calles sin necesidad de supervisión.

Desde un principio supe lo que quería hacer cuando fuera grande: ser médico y ayudar a aliviar el sufrimiento de la gente; ayudar a las personas a llevar una vida mejor, más saludable y más larga. Fui a la Facultad y me enamoré de la medicina. Los médicos de familia solían hacer visitas a domicilio, pasaban horas con nosotros y nos enseñaban todo tipo de cosas interesantes. Yo quería ser como ellos.

Cuando me gradué, decidí formarme como cardiólogo. Muchas cosas relacionadas con el corazón atrajeron mi interés: las decisiones en una fracción de segundo para salvar una vida, la rapidez mental, la satisfacción de salvar la vida de alguien sin tener que esperar meses para ver si las píldoras funcionarán y la inspiración del doctor Roberto Canessa. Muy pronto, despejé cualquier duda sobre la elección de mi especialidad.

Después de graduarme, quise estudiar en el lugar donde se habían escrito los libros de texto que seguí durante la carrera. Obtuve una plaza de interno en el Downtown Hospital de la Universidad de Nueva York, en Lower Manhattan. Allí me trasladé una semana después de mi graduación, para completar tres años de formación en Medicina Interna. Cuando terminé allí, tenía veintiséis años.

La vida en Manhattan se movía a la velocidad de un relámpago, muy diferente al ritmo pausado de Montevideo. La formación médica fue muy dura. No tenía tiempo para prepararme las comidas pues estaba siempre ocupado. Algunas veces llegué a estar de turno hasta tres días seguidos. Mis principales fuentes de alimentación eran comida para llevar, máquinas expendedoras, loncheras comunales de las enfermeras (muchas veces) y la cafetería del hospital. Cuando disponía de algún tiempo extra, visitaba el supermercado más cercano. Allí, todo me resultaba fascinante: los paquetes, los colores y los olores. Me asombraba que con un horno microondas, cualquiera podía hacerse una cena en cuestión de minutos. Me sentía como un aborigen en medio de la mágica ciudad moderna y muchas veces pensaba: "¡Estos norteamericanos realmente saben cómo hacerte las cosas fáciles!"

Pero la vida como médico en una de las ciudades más activas del mundo comenzó a causar estragos en mí. Estaba subiendo de peso y comencé a estornudar como loco con cada cambio de estación. Me sentía agotado pero no podía dormir mucho. En general, seguía disfrutando la experiencia de aprender de los médicos, algunos de los cuales eran considerados los mejores en sus campos. En cuanto al deterioro de mi bienestar, pensaba: "Cuando me gradúe, las cosas cambiarán".

Después de tres años de internado y residencia, me mudé al Upper East Side de Manhattan y comencé mi formación en cardiología en el hospital Lenox Hill. Allí dirigí la Unidad Cardiaca de Cuidados Intensivos; recibía pacientes de la sala de urgencias y atendía consultas por todo el hospital. La responsabilidad se hizo tan pesada como los rollos en mi barriga. Durante esos segundos tres años de formación, mis alergias empeoraron tanto que tuve que tomar antihistamínicos y utilizar inhaladores de esteroides. Mi digestión se estaba convirtiendo en una pesadilla. Con frecuencia me sentía hinchado y tenía molestias abdominales y periodos alternos de estreñimiento y diarrea. Todo esto me resultaba muy alarmante.

Decidí acudir a uno de nuestros gastroenterólogos en busca de ayuda. A los pocos minutos de escuchar mi historia, me ordenó una endoscopia superior y una inferior, una ecografía abdominal y un análisis completo de sangre. Los resultados fueron absolutamente normales. El diagnóstico del especialista fue "síndrome del intestino irritable" (SII). No se puede hacer mucho, me dijo, fuera de intentar controlar los síntomas con antiespasmódicos, pastillas antiflatulencias, analgésicos y la alternancia de antidiarreicos con laxantes. No me preguntó por mi dieta, lo cual no me sorprendió pues yo jamás había tenido una clase de nutrición durante mi entrenamiento.

Unos meses antes de finalizar mi especialización, empecé a despertarme con dolor en el pecho. Si no hubiera sido cardiólogo, habría ido a visitar a uno. Pero yo sabía que el músculo del corazón y sus arterias no eran el problema. El problema era otro aspecto del corazón, sobre el cual tampoco había recibido ni una sola clase ni había mantenido una discusión en todos mis años de capacitación. Me sentía triste. De hecho, estaba deprimido.

Esto me resultó muy desconcertante. No había antecedentes de depresión en mi familia. Estaba siempre muy ocupado, pero me gustaba trabajar duro y era bueno en lo que hacía. Algo debía andar muy mal porque mi sensación de perdición inminente no se justificaba con ninguna de las dificultades por las que estaba pasando en ese momento.

Y pronto empecé a notar algo aún más alarmante: desde que me despertaba hasta que me iba a la cama, mi mente no paraba de dar vueltas. Un torbellino de pensamientos me rondaba constantemente. Y no era yo quien elegía esos pensamientos. De hecho, si hubiese podido elegir, no habría pensado ni el 90 por ciento de las cosas que, día tras día, se me pasaban por la cabeza. A veces escuchaba diálogos en mi mente. Me di cuenta de que entre los locos que hablaban solos en el metro y yo sólo había una diferencia: ellos lo hacían en voz alta.

Los pensamientos eran más fuertes por la noche. No podía dormir. Y eso provocaba aún más pensamientos. Si no era *yo* quien elegía esos pensamientos, ¿quién era? ¿De dónde venían? ¿Me estaba volviendo loco?

En un momento dado, todo se puso tan mal que decidí buscar ayuda con uno de los mejores psiquiatras de Nueva York. Después de una sesión de preguntas, me dijo solemnemente: "Usted está deprimido. Tiene un desequilibrio químico". Me explicó que mi cerebro no estaba produciendo suficiente serotonina. Me recetó Prozac. En el ascensor, al salir del edificio de su oficina, miré el papel que llevaba en la mano y me pregunté: "¿Cómo pudieron mis células olvidarse de hacer sus tareas químicas? ¿Cómo se desequilibraron?"

No me gustaba la idea de tomar un medicamento por el resto de mi vida, así que decidí buscar una segunda opinión. Al nuevo psiquiatra le tomó dos sesiones declarar: "Usted tiene un desequilibrio químico en el cerebro", y me recetó Zoloft, un primo del Prozac. Este médico habló un poco más. Me dijo que un compuesto químico llamado serotonina, un neurotransmisor, era el responsable de la sensación de bienestar, de felicidad. Y que mi nivel de serotonina era bajo: el Zoloft elevaría los niveles de serotonina en mi cerebro y resolvería los síntomas. Cuando le pregunté qué había *causado* que mis células redujeran la producción de serotonina, respondió que no se sabía muy bien pero que yo no estaba solo: la depresión estaba empezando a adquirir proporciones casi epidémicas.

Rechacé instintivamente la idea de estar bajo receta médica el resto de mi vida. Los psiquiatras no tenían respuestas a mis preguntas. Tampoco las tuvieron otros terapeutas, ni los trabajadores sociales, ni los profesores, ni los amigos con los que hablé. Me preguntaba si habría alguien capaz de satisfacer mi necesidad de entender lo que estaba sucediendo. Así que empecé a frecuentar las librerías. Pronto me di cuenta de que Nueva York tiene librerías sorprendentes (incluso más impresionantes que sus supermercados), donde una persona puede sentarse y estudiar durante horas sin necesidad de comprar nada. Aproveché esa posibilidad, y empecé mi investigación por los estantes de psiquiatría y psicología. "Pensar"... "pensamiento"... "La mente"... leí todo lo que pude encontrar para responder a las preguntas que me atormentaban: ¿De dónde vienen mis pensamientos? ¿Cómo pueden afectar a mis sentimientos hasta el punto de llevarme a la desesperación? ¿Cómo parar esta locura?

Cada vez que leía algo que me sonaba cierto, tomaba nota de la referencia y de inmediato iba a buscar el libro en cuestión. De este modo, fui pasando de la sección de psiquiatría a la de autoayuda y luego a la de Nueva Era. Un día, siguiendo el rastro de las referencias, andaba buscando un libro en la sección de Filosofía Oriental, cuando un libro "cayó" literalmente en mis manos y se abrió en un capítulo titulado *La meditación: Silenciando la mente*. Sólo con leer los primeros párrafos, tuve la sensación de que el cielo empezaba a despejarse. El párrafo decía que con la práctica de la meditación era posible enlentecer e incluso detener el incesante proceso del pensamiento. Se refería a la mente con el apelativo de "la mente mono", siempre saltando de una cosa a otra, siempre ocupada. Algunas personas llaman a ese proceso "sintonizar la radio". Era exactamente la información que estaba buscando.

Me causó risa que los dos planteamientos tuvieran un nombre tan parecido: medicación y meditación. Tan cerca y sin embargo tan distanciados. Inmediatamente tomé una decisión con mi "mente mono": "quiero meditar".

Encontrar un maestro de meditación no fue fácil. Después de un par de experiencias incómodas, mi amigo Fernando se ofreció a presentarme a un especialista. Ese mismo día, manejamos hasta una escuela de meditación al norte del estado de Nueva York. Era una especie de monasterio donde los interesados podían ir a estudiar. La escuela estaba dirigida por una maestra de meditación de la India. Tan pronto como la conocí, no me quedó ninguna duda de que encontraría respuestas a algunas de mis preguntas. Su presencia era tan intensa y su calma interior tan profunda que todos a su alrededor lo podían sentir. Tuve una experiencia tan fuerte, simplemente por estar en su presencia, que mi cerebro pensante se quedó completamente en silencio durante algún tiempo. Cuando mi mente empezó de nuevo la incesante sintonización de la radio, todo fue muy diferente: ahora yo podía recordar la experiencia del silencio. Tenía un punto de referencia. Viví un pequeño anticipo de lo que era posible conseguir y me propuse adquirir la capacidad de silenciar mi mente, de estar absolutamente en el presente. El curso de mi vida cambió en ese momento, y nunca ha sido el mismo desde entonces.

Empecé a leer todos los libros de esta maestra de la India y también los que su maestro había escrito antes que ella. Y manejé cada fin de semana hasta la escuela para tomar los cursos de meditación. En uno de esos fines de semana, anunciaron que necesitaban un médico voluntario para la clínica de la escuela de meditación en la India. Una serie de sincronías casi mágicas me llevaron a una decisión firme: iría a la India. Ante la conmoción de mis colegas y mi familia, rechacé todas las lucrativas ofertas que me habían hecho para ejercer la cardiología en Nueva York. Hice las maletas y me fui.

En la India estudié yoga. Aprendí que las rutinas de movimientos físicos que empezaban a estar de moda en los Estados Unidos eran sólo un aspecto de esta disciplina. En total, existen ocho "ramas" del yoga: *yamas*, actitudes personales hacia el mundo y los demás; *niyamas*, actitudes hacia uno mismo; *asanas*, posturas del cuerpo; *pranayama*, ejercicios de respiración; *pratyahara*, control de los sentidos; *dharana*, concentración; *dhyana*, meditación; y *samadhi*, iluminación, firmeza en el momento presente. Se trata de una expansión de la conciencia y de la apertura de la mente. Y eso fue exactamente lo que me pasó.

Mi tarea consistía en dirigir un equipo de voluntarios profesionales de la salud procedentes de todo el mundo. Había médicos ayurvédicos, doctores de medicina china, quiroprácticos, enfermeras, terapeutas de masajes, curanderos con las manos, instructores de meditación y muchos otros profesionales, todos con diferentes técnicas y filosofías. Nuestra misión era atender a la gran población de estudiantes de la escuela de meditación, así como llevar el hospital itinerante —un autobús reconvertido— por los pueblos de los alrededores, los lugares más pobres del planeta. Tratamos todos los casos en equipo, discutiendo la condición de cada paciente desde el punto de vista de todos y cada uno de nosotros. Era un enfoque verdaderamente integral. Yo nunca antes había oído hablar de "medicina integral", pero de repente la estaba practicando.

Me impresionaba mucho el sentido de las explicaciones de los demás médicos, cuando exponían sus puntos de vista sobre los pacientes y las enfermedades. Aún más impresionantes fueron los resultados que presencié, obtenidos con el uso de hierbas, acupuntura, dieta, masajes, quiropráctica y la curación con las manos. Todo esto se utilizaba de una forma más sutil que en la medicina occidental. Se pretendía encontrar la causa y la raíz del desequilibrio en el cuerpo y la mente, no sólo apagar los incendios de los síntomas. Entendí que lo que estábamos practicando no podía clasificarse como "alternativo" ni "tradicional". Era puro sentido común. En algunas ocasiones, era absolutamente necesario un enfoque médico occidental, con medicamentos o cirugía, y no había otra forma de salvar vidas que utilizar una tecnología avanzada. Pero esto sucedía sólo muy rara vez. Con el apoyo y las condiciones apropiadas, la capacidad natural de curación del cuerpo se restablecía sin intervención de las drogas. Mi mente, rigurosamente educada en el paradigma de la medicina convencional, se partió por la mitad. Y mientras tanto, mi salud física y mental, aunque lejos de ser óptimas, mejoraban cada semana.

Al final del año de trabajo voluntario en la escuela de meditación, había borrado de mi mente muchas categorías en la clasificación moderna de la medicina: "alternativa", "tradicional", "occidental", "alopática", "oriental", "ayurvédica", "china". Todas estas tradiciones y prácticas médicas se mezclaron en una sola categoría integradora a la que llamé "medicina de mente abierta". Consiste en poner sobre la mesa, sin prejuicios, lo mejor de las medicinas de oriente y occidente con el fin de servir mejor a cada uno de los pacientes, tratados como individuos únicos. Cuando regresé a los Estados Unidos, estaba decidido a llevar este nuevo estilo de practicar la medicina al sistema hospitalario, para cambiarlo desde dentro. Acepté un trabajo como cardiólogo en un consultorio muy prestigioso y concurrido de Palm Springs, California, con privilegios de hospitalización de pacientes en los cuatro hospitales locales.

Antes de darme cuenta, ya estaba de vuelta en la famosa "carrera de ratas" norteamericana, tanto profesional como personalmente. Fue mucho más difícil mantener la paz y el bienestar aquí que en la escuela de meditación. Mi realidad se convirtió en recorrer trayectos en automóvil constantemente, contestar beepers e insertar marcapasos y goteos intravenosos. Teníamos mucha presión para hacer las rondas de las salas y las unidades de cuidados intensivos. Había que hacerlo lo más rápido posible para rendir más y así mantener la rentabilidad del consultorio. Sobre papel escrito, el trabajo era envidiable. Si todo iba bien, en tres años sería socio de un consultorio muy exitoso. Pero tratar a los pacientes de este modo estaba matando mi espíritu. No tenía tiempo para escuchar sus síntomas, ni siquiera para reconocer su humanidad. En promedio recibían siete minutos de mi atención. El sistema los trataba como mercancía: el medio para hacer más pruebas, prescribir más recetas y ganar más dinero. Los pacientes que acudían a mí, a menudo tomaban cinco o más medicamentos de prescripción. Ni yo ni ellos entendíamos del todo cómo interactuaban en sus cuerpos todos esos productos químicos. El sistema fue creado para que alguien como yo se animara a agregar más medicamentos a una carga ya excesiva. Este no era el sueño de la medicina con el que yo había crecido.

No es sorprendente que los efectos del estrés, de las comidas de la cafetería y de las cenas tardías se comenzaran a apilar de nuevo. Regresaron mis síntomas del síndrome del intestino irritable (SII) y el nebuloso estado mental que tanto me había entristecido. En momentos de intimidad, me preguntaba si mi propia salud estaba mucho mejor que la de mis pacientes.

Un buen día, una visita imprevista consiguió que las cosas cambiaran de nuevo bruscamente. Mi amigo Eric, un estresado productor de cine, se presentó en mi casa de Palm Springs. Casi me desmayo cuando lo vi. Diez días antes era un hombre de piel cetrina, hinchado, con sobrepeso. Ahora tenía frente a mí a una persona diferente: quince libras menos, una piel radiante y brillante, y el blanco de los ojos más blanco que jamás había visto. También transmitía una sensación de calma y alegría totalmente inusuales. Ante mi asombro, me contó que acababa de terminar un programa de detoxificación en un centro holístico en el desierto, a unos minutos de mi casa. Había cambiado su habitual rutina de restaurantes, alcohol y noches enteras de pases de películas, por un retiro a base de jugos de verduras, lavados intestinales, masajes, sol, yoga y meditación. El resultado era este nuevo ser, alegre y brillante.

Fue un momento muy importante para mí. Aquel era exactamente el tipo de resultado que quería ofrecerles a mis pacientes. Obtuve la dirección del centro, llamado We Care spa, y me inscribí en su programa.

Como mi agenda estaba muy sobrecargada, tuve que improvisar. En lugar de alojarme como huésped, me dirigía al centro en las horas del almuerzo y allí llenaba frascos con jugos frescos y tomaba suplementos naturales. Todos los días seguía un tratamiento de hidroterapia de colon para ayudar a evacuar las toxinas que se liberaban de mis tejidos a través de los intestinos. Y luego regresaba a trabajar hasta altas horas. Me comprometí a seguir durante dos semanas este programa intensivo de ayuno a base de jugos y me aseguré de mantener mi mente abierta, porque, aunque me había ejercitado duro en el pasado y había pasado meses comiendo simple y sano en la India, esto era diferente a todo lo que había hecho antes.

Al tercer día del programa de detoxificación, el cansancio, el hambre y los dolores de cabeza habían desaparecido. Al séptimo día, mi SII se esfumó por completo y, hasta hoy, sólo ha amenazado con volver en los momentos en los que no practico lo que he aprendido. Después de seguir durante dos semanas el programa de limpieza del centro, mi depresión, o lo que quedaba de ella, se había ido y yo había perdido quince libras, igual que mi amigo. No me había sentido mejor desde mi adolescencia.

Mi cuerpo se había reiniciado. Las irritaciones que había estado experimentando en diferentes áreas —estado de ánimo, niveles de energía, alergias y función digestiva— estaban todas interconectadas. No eran más que las diferentes formas en que mi cuerpo me comunicaba que estaba tóxico, dañado y desequilibrado. Con la detoxificación, había logrado restaurar el equilibrio y reparar el daño. Como resultado, mis células habían recordado cómo cumplir sus funciones químicas. Mis entrañas restablecieron su funcionamiento normal sin ayuda de medicación y mis niveles de serotonina subieron. Ninguna de los colegas a los que consulté dentro de la medicina moderna, me había dicho que todos estos síntomas aislados estaban interrelacionados. Tampoco me habían dicho que podía curarlos por mí mismo. Nadie de la escuela de medicina ni ningún especialista parecía poseer ese tipo de conocimiento. Varias veces al día, los compañeros del hospital me detenían para decirme: "Alex, ¡te ves diez años más joven!" A veces me preguntaba si no había revertido el proceso de envejecimiento. ¿Era eso posible? Si la posibilidad era cierta, sin duda se trataba de un tema no incluido en el plan de estudios de medicina. Igual que la nutrición.

Aquel fue un punto de inflexión. Al final, vi mi camino con claridad. Dejé el trabajo en los hospitales y me trasladé a Los Ángeles, una de las ciudades más contaminadas del mundo, pero también, por suerte, hogar de algunos de los pensadores y profesionales de la salud más progresistas a nivel mundial, y de muchos pacientes de mente abierta. Empecé a estudiar todo lo que encontré sobre la detoxificación, desde las antiguas tradiciones hasta los nuevos estudios científicos que explicaban en detalle su bioquímica. Me sumergí en el estudio del campo emergente de la Medicina Funcional, que traduce el paradigma oriental de la salud para explicarlo con la terminología de la medicina moderna y utiliza los instrumentos occidentales con resultados increíblemente efectivos. Cada semana, conduje de vuelta al desierto por dos días y trabajé como asesor médico para el centro We Care spa. Junto con Susana Belen, la visionaria fundadora y propietaria del centro, guiamos a personas de todo tipo en su experiencia con el ayuno de jugos, desarrollamos nuestra comprensión del proceso y compartimos los hallazgos entre nosotros y con los huéspedes.

Empecé a tratar a los pacientes como médico y cardiólogo, pero con un arsenal de herramientas mucho más amplio. Seguía manejando pruebas de laboratorio, medicamentos e intervenciones quirúrgicas cuando eran necesarios. Pero también incluía detoxificación, aspectos de la medicina china y ponía un gran énfasis en el cambio de dieta para construir el bienestar desde dentro. Esa era mi visión de la medicina de mente abierta. Finalmente había logrado cerrar el círculo, juntar las diversas piezas de mi propia historia y ponerlas en práctica al servicio de los demás.

Durante esos primeros días, envié a muchos de mis pacientes de Los Ángeles al centro We Care y observé que experimentaron transformaciones muy similares gracias a la detoxificación, a veces volviendo literalmente a la vida después de largos períodos de padecer síntomas muy molestos. Pero dejar la ciudad no era práctico ni estaba al alcance de todos, así que empecé a investigar para tratar de lograr los mismos resultados sin necesidad de acudir a un retiro. Y conseguí diseñar un sistema de detoxificación que todo el mundo pudiese completar. Ese sistema es el que les presento, a mis pacientes y a ti, como el programa Clean.

3

Toxicidad global: Otra verdad incómoda

Desde mi primera consulta con un psiquiatra en Nueva York, empecé a preguntarme constantemente "¿Cómo y por qué olvidaron mis neuronas hacer sus tareas químicas?"

El bajo nivel de serotonina en mi cerebro, que, según me dijeron, explicaba el problema, era simplemente una descripción de lo que sucede cuando las neuronas no pueden completar sus procesos químicos. Pero yo quería averiguar *cómo* y *por qué*. En medicina, comprender cómo y por qué es el verdadero "diagnóstico". Y en eso consiste la labor de los médicos.

Los médicos solían enorgullecerse de diagnosticar un problema a través de la observación y la deducción: tomaban la historia clínica de un paciente, escuchaban y observaban. Los médicos modernos, presionados por el tiempo y temerosos siempre de posibles demandas judiciales, dependen fundamentalmente de análisis de sangre, radiografías, ecografías, endoscopias y otras pruebas de laboratorio. En la India, trabajando fuera de nuestro autobús convertido en hospital móvil, sin ningún otro equipo que un estetoscopio, los oídos, los ojos y la nariz, mis colegas y yo regresamos a los métodos más simples de observación. Las escuelas de medicina oriental no consideran a sus pacientes como seres aislados de su entorno: familia, comunidad y camino espiritual. La cualidad predominante del pensamiento o los cambios en el medio ambiente se consideran tan importantes como los cambios en la temperatura corporal. Se cree que todos los aspectos de la vida de un paciente están interrelacionados y juegan un papel significativo en el mantenimiento del bienestar. La raíz de la enfermedad también se encuentra de esta manera: observando tanto la foto pequeña como la panorámica del conjunto. Todos los síntomas físicos, mentales, emocionales, sociales y ambientales se toman en cuenta a la hora de establecer un diagnóstico. Encontrar el hilo conductor que los une revela a menudo el desequilibrio subyacente en el origen de la enfermedad.

En Estados Unidos las enfermedades crónicas iban en aumento. Dolencias casi siempre con nombres tan difíciles e intimidantes que los pacientes y los médicos olvidaban preguntarse cómo y por qué se contraen. El nombre se "volvió" la enfermedad. El significado de la palabra "diagnóstico" cambió. Ya no significaba comprender cómo y por qué. Ahora era el título de la lista de síntomas y resultados clínicos que mejor se correspondían con los del paciente. Se había convertido en un código. El código del diagnóstico se podía introducir en un programa de computadora y aparecían en la pantalla, para ese código específico, una lista de medicamentos cubiertos por la compañía de seguros. En la misma pantalla se mostraba también cuántos días de hospital estaban aprobados para ese mismo código. Lo que pensara el médico ya no era tan importante.

La práctica de la medicina se estaba pareciendo mucho a los supermercados que al principio tanto me impresionaron. Era evidente que yo no era el único cuyas células estaban olvidando hacer sus tareas químicas. La incidencia de la depresión iba en aumento. Cada vez más y más pacientes eran tratados con antidepresivos. Las noticias de salud estaban llenas de informes sobre la creciente epidemia de enfermedades relacionadas con la dieta y el estilo de vida. Y las noticias financieras respondían con los informes del meteórico ascenso de las acciones de las compañías farmacéuticas, especialmente las que habían patentado antidepresivos. Mi especialidad, las enfermedades del corazón, encabezaba la lista de problemas, seguidas por el cáncer. La Organización Mundial de la Salud anunció que las tasas de incidencia de estas enfermedades eran más elevadas en los países industrializados que en las naciones en desarrollo.

No tenía ningún sentido. Por un lado, la ciencia y la tecnología avanzaban a pasos agigantados. Habíamos descifrado el código genético, inventado la nanotecnología y creado robots cirujanos. Existía una falsa sensación de seguridad y la esperanza de que, tarde o temprano, la medicina descubriría la cura para todo. Sin embargo, cuando miraba a mi alrededor, veía que todo el mundo estaba enfermo. Todo el mundo estaba bajo medicación. A juzgar por los resultados, nuestro sistema médico no estaba funcionando bien. Cuanto más avanzados nos volvíamos en lo tecnológico, más nos enfermábamos. No habíamos mejorado la salud sobre el planeta ni tampoco la salud de nuestro planeta. Por el contrario, las cosas estaban empeorando cada vez más y con mayor rapidez.

Las enfermedades parecían afectar a pacientes cada vez más jóvenes. Anteriormente, la obesidad, la diabetes tipo 2, la presión arterial alta y muchas otras enfermedades crónicas se solían observar principalmente en la población que empezaba a envejecer. Ahora, uno de cada tres niños norteamericanos sufre sobrepeso u obesidad, y la tendencia va en aumento. Estas estadísticas y tendencias se obtuvieron analizando los datos de hospitales y consultorios médicos, a cuyos pacientes jamás se les preguntaba por la foto panorámica y donde el inventario de la foto pequeña carecía de una información tan importante como la dieta. Al parecer, no había tiempo para eso.

Durante mis días de medicina de "producción en cadena", las palabras de mi maestra de meditación a veces resonaban en mis oídos, en medio de mis carreras entre paciente y paciente, y me devolvían al momento presente: "No te preocupes, no te apures". De pronto, me acordaba de aplicar en la clínica la misma metodología de observación que había usado en la India. De esta manera, otra foto comenzó a revelarse. Me di cuenta de la existencia de un problema silencioso pero mucho más grande, un problema que existía fuera del radar y que no había sido reportado por los medios de comunicación. Tampoco había sido investigado ni estudiado clínicamente: había un torrente de personas sin problemas de salud importantes que sin embargo estaban física, mental y emocionalmente "apagadas". Hinchados, cansados, con picazón, de mal humor, alicaídos, con estreñimiento, confusos, inflamados: como si tuviesen algún tipo de trastorno a punto de salir a la superficie.

Curiosamente, los resultados de los exámenes de sangre y de otras pruebas rutinarias que se suelen ordenar en las consultas eran absolutamente normales. Convencidos por estos resultados de que nada andaba mal, los pacientes aceptaban sus dolencias sin recibir explicación alguna. Las tomaban como parte de la vida ordinaria moderna, a menudo justificadas por el uso y consiguiente desgaste del cuerpo: el resultado inevitable del paso del tiempo. Pero, cuando no se corrigen, estas dolencias son el comienzo de un trastorno mucho más grave. Si observamos la foto panorámica del paciente, encontraremos invariablemente angustias paralelas en los ámbitos social, emocional y financiero.

Seguí buscando una respuesta, un diagnóstico en el sentido de la "vieja escuela". ¿Qué estaba volviendo a la población tan incómoda, triste, irritada y enferma? ¿Cuál era la foto panorámica?

Como es arriba, así es abajo. Esta regla universal guía el pensamiento holístico que constituye la columna vertebral de la mayoría de las tradiciones orientales de curación. Para entender completamente una célula, uno tiene que entender el organismo del que esa célula forma parte y su relación con las demás células. En la escuela de meditación en la India, aprendí a mirar al planeta como un organismo vivo. Según esta analogía, los ríos son las arterias, los bosques son los pulmones, las cadenas montañosas las costillas, y los miles de millones de seres humanos, uno de los muchos tipos de células que habitan en este organismo. Los seres humanos se estaban enfermando, pero ¿qué pasaba con el planeta, el organismo del que forman parte? Eso también salía en las noticias, sólo que no en la sección de salud. Por aquellos días, los problemas del planeta empezaban a generar titulares: el calentamiento global, "una verdad incómoda". La Tierra tenía fiebre.

La fiebre es un síntoma que revela que algo anda mal en alguna parte. Es un signo inespecífico. Muchas enfermedades pueden causar fiebre. Es importante encontrar exactamente qué la está produciendo, para tratar la causa real y no simplemente bajar la temperatura. Con el fin de hallar la causa, los médicos hacen preguntas y observan. También realizan análisis de sangre para ver qué células circulan y estudiar las sustancias químicas que revelan el clima interior. Con toda la información recogida, se puede hacer un diagnóstico. En las modernas culturas occidentales, el cáncer es tan común que siempre figura en la lista de "sospechosos" cuando la fiebre persiste. Está en la mente de todos incluso al hacerse un chequeo de rutina. Muy a menudo, cuando me siento con los pacientes para revisar los resultados de las pruebas, antes de que yo pueda siquiera hablar, me preguntan, "Doctor, sólo dígamelo. ¿Tengo cáncer?". Es probablemente el diagnóstico más temido.

Las células cancerosas también olvidaron hacer sus tareas de química. Pero no sólo eso, además dejaron de lado las de matemáticas, geografía, gramática e historia. Incluso olvidaron cómo comportarse dentro de una comunidad. Cuando uno observa células cancerosas con un microscopio, ve cómo se matan entre sí las de una misma vecindad. También se ve que crecen y se reproducen de forma inusualmente rápida. No respetan las leyes naturales del espacio, no les importa la densidad de la población ni la disponibilidad de alimentos. También tienen una tendencia a viajar a lugares lejanos y a conquistar nuevos territorios. A esto se le llama *metástasis*, y significa que el cáncer se ha diseminado. Las células cancerosas comen alimentos diferentes a los de las células sanas. Los desechos que eliminan en el sistema circulatorio son a menudo productos químicos tóxicos que afectan a todo el organismo que los aloja. Las células cancerosas, como la mayoría de las células, son microscópicas, pero el tamaño no importa. Un organismo tan pequeño es perfectamente capaz de iniciar una revolución interior que puede matar al más fuerte de los hombres.

Estos pensamientos rondaban mi mente mientras buscaba la respuesta a mi pregunta. Un diagnóstico certero requiere tiempo. Muchas veces, cuando alguien está obsesionado con una pregunta, la respuesta le llega en el momento menos esperado, mientras hace o dice algo sin relación aparente con el asunto. Una súbita comprensión cierra todo un ciclo interior y se produce lo que yo llamo un momento "¡Ajá!". Es como una detonación interna que envía ondas que se pueden sentir por todo el cuerpo.

Ese momento "¡Ajá!" me llegó poco después de empezar el programa de detoxificación en We Care. Al eliminar las toxinas y la opaca mucosidad de mi cuerpo, se disipó una nube que, hasta ese momento, me había impedido ver con claridad.

El planeta tiene fiebre. Los análisis químicos aleatorios y las pruebas de laboratorio sobre los fluidos y gases del planeta muestran algo alarmante. Hay sustancias tóxicas por todas partes. Estas sustancias químicas están afectando a todas y cada una de las células de este organismo. El planeta ha llegado a un estado crítico. Si nada cambia, el pronóstico es fatal a corto plazo.

Un tipo de célula del planeta, la célula humana, se está comportando de manera irregular, causando la muerte de su propia especie y la de cualquier otro tipo de célula. Tiene hábitos alimenticios muy diferentes a los de todas las demás células. Fabrica productos químicos tóxicos para mezclarlos con sus alimentos y para muchas otras funciones. Al ser liberados en la circulación, esto productos tóxicos matan a otras células incluso en lugares lejanos. La célula humana se reproduce rápidamente y desatiende las leyes naturales de densidad de población, espacio y suministro de alimentos, y está obstruyendo los pulmones de la Tierra al talar todos los árboles. El equilibrio se ha roto: las toxinas, incluyendo los gases de efecto invernadero, se acumulan tan rápidamente que desbordan la capacidad de la Tierra para neutralizarlas y eliminarlas. La toxicidad nos está matando a nosotros y al planeta. La Tierra tiene cáncer . . . y ese cáncer somos nosotros. Esto es lo que yo llamo "otra verdad incómoda".

Mi pregunta se resolvió finalmente a nivel celular. Mis células nunca olvidaron sus tareas de química. En realidad, estaban tratando desesperadamente de hacerlas. Pero los productos tóxicos que yo consumía en las comidas y que me acechaban por todas partes en un gran centro urbano como Nueva York, habían cambiado el clima interior. Muchas de estas toxinas terminaron por convertirse en un obstáculo para el normal funcionamiento de las células, y provocaron irritación e inflamación. Habían dañado células y tejidos, y muchos sistemas comenzaron a presentar fallos en su funcionamiento. Y la capacidad natural de mi cuerpo de curarse a sí mismo se debilitó aún más porque las sustancias químicas, contenidas en los nutrientes de los alimentos, absolutamente necesarias para que mis células realizaran correctamente sus funciones químicas, ya no se hallaban en cantidades suficientes en las cosas que comía.

Estos cambios comenzaron en las entrañas, llegaron hasta el cerebro, y se manifestaron como síntomas que coincidían con dos puntos del menú de los "diagnósticos": la depresión y el síndrome del intestino irritable. Me recetaron más productos químicos, pero me negué a tomarlos. En vez de eso, a través de la limpieza interna y la detoxificación, encontré una manera de eliminar esos obstáculos y proporcionar a mis células lo que les faltaba para llevar a buen término sus funciones químicas. Finalmente conseguí atar todos los cabos.

Me sentía tan bien que enseguida supe que mis células estaban obteniendo las mejores calificaciones en sus exámenes de química. Pero también me di cuenta de que algunas de ellas habían ido más allá y ya no se limitaban a realizar sus funciones químicas: estaban haciendo alquimia.

Toxicidad: El diagnóstico

A los médicos muy buenos hallando la causa de los síntomas se les llama "grandes diagnosticadores". Uno de ellos me dijo una vez: "Por lo general, terminamos encontrando lo que buscamos, pero sólo buscamos lo que sabemos".

Ahora me resulta muy evidente que estamos sufriendo un ataque tóxico. Pero durante mis días de formación en los hospitales de Nueva

York, aunque sufrí mucho y busqué desesperadamente soluciones para el sufrimiento, nunca oí ni leí nada acerca de que la toxicidad global fuera un peligro para la salud. No logro entender cómo la medicina occidental sigue cerrando los ojos ante su existencia y su decisiva contribución a muchas enfermedades. A pesar de todos mis estudios y años de formación, finalmente me topé con esta revelación fuera del ámbito clínico y fue su descubrimiento el que me permitió restaurar mi propio bienestar más allá de lo que creía posible.

Sin embargo, no es tan sorprendente que no supiera nada de esto anteriormente. La toxicidad es aún una afección que la medicina moderna apenas registra. Cuando la palabra se utiliza en ámbitos médicos, es para describir casos de envenenamiento agudo (por ejemplo, un niño que ingiere productos químicos peligrosos o alguien que toma demasiada cantidad de un medicamento) o de alcoholismo y drogadicción. Y cuando se les pregunta a los médicos por la detoxificación desde la perspectiva de Clean, muchos de ellos la desechan como charlatanería. Los médicos escépticos sobre el valor de los programas de detoxificación como Clean, argumentan que no hay nada en "la literatura científica" que los sustente. Lo que quieren decir es en que en las bases de datos médicas, no se encuentran estudios científicos ni investigaciones publicadas sobre tales programas.

Pero las bases de datos sólo contienen lo que los editores deciden incluir. Es decir, mantienen un enfoque muy sesgado hacia los estudios médicos occidentales, realizados con protocolos occidentales. Esto perpetúa y refuerza el status quo, que con mucha frecuencia deshecha perspectivas muy valiosas, como la quelación, tratándolas de anecdóticas, en el mejor de los casos, o de mero curanderismo, en el peor. Más aún, el proceso de la investigación ya está sesgado incluso antes de comenzar. El costo de los estudios de placebo controlado a gran escala hace que sean las grandes farmacéuticas las únicas que pueden permitirse el lujo de financiarlos. Si no se vislumbra la posibilidad de hallar una droga milagrosa con un fuerte potencial de ganancias, normalmente no habrá fondos para la investigación. No es bueno para el negocio demostrar que las frutas y verduras pueden ser la medicina más poderosa. El nuevo campo de la Medicina Funcional está llenando este vacío mediante el diseño y validación de nuevas bases de datos que tienen en cuenta la matriz multidimensional de influencias que juegan un papel importante en la salud. La Medicina Funcional es una mezcla perfecta de pensamiento oriental y tecnología occidental, y sus resultados son maravillosos.

La toxicidad no es una enfermedad o un síntoma específico. Es un estado que existe en este momento de la historia, un estado del cual somos responsables y que constituye una amenaza para el planeta. Yo utilizo el concepto *toxicidad* en una acepción amplia para describir la situación degradada que experimentan en su interior todos los seres vivos que, en mayor o menor grado, respiran el aire de hoy, comen los alimentos de hoy y viven en ciudades, suburbios o zonas rurales de hoy.

La toxicidad puede manifestarse a través de muchos síntomas diferentes. También puede no mostrar ningún síntoma en absoluto. Pero no importa si uno la nota o no: no se puede escapar de ella. Y en mayor o menor grado, todo el mundo está pagando un precio.

La toxicidad, tal como te la presento en *Clean*, revela una falla evolutiva. La evolución implica que los organismos se adaptan para superar los obstáculos y las amenazas. Impulsados por el instinto de supervivencia, a los organismos se les crecen alas, o desarrollan cuellos ridículamente largos, o aprenden a transformar ciertas sustancias químicas en otras. El cuerpo humano ha desarrollado un efectivo e increíblemente sofisticado sistema de órganos y funciones, que se complementan entre sí en el esfuerzo para lograr un único propósito: detoxificar. De alguna manera, nuestro cuerpo físico ha logrado desarrollarse correctamente. Pero debemos ayudar a esa evolución con nuestro pensamiento y nuestra conducta.

La falla evolutiva a la que me refiero se deriva del siguiente hecho: mientras la exposición a las toxinas y los perjuicios que causan crecen de forma exponencial en la vida moderna, nuestro actual "estilo de vida" ha ralentizado la más importante de las herramientas evolutivas que de forma tan inteligente fue diseñada para nuestros cuerpos. Nuestro pensamiento y nuestros hábitos deben evolucionar o nuestros cuerpos morirán bajo el polvo mientras sostenemos en las manos la más avanzada de las aspiradoras. El propósito de Clean es ayudarte a entender, conectar y usar de forma efectiva esa aspiradora.

Las toxinas que no se logran eliminar, siguen en circulación, causando irritación y daños diversos. Las células y los tejidos atrapan a estas toxinas y las cubren de mucosidad en un intento de amortiguar la irritación. Este mecanismo de supervivencia, al igual que la inflamación, preserva la vida durante un cierto periodo de tiempo pero puede llegar a ser fatal si se activa de forma continua durante un tiempo prolongado.

En las tradiciones orientales, una de las primeras cosas que los médicos verifican es la capacidad del cuerpo para eliminar toxinas. Los doctores ayurvédicos en la India o los médicos de la China rastrean de inmediato indicios de retención o de acumulación de deshechos tóxicos. Buscan signos como la opacidad en la piel, una capa blanca en la lengua, o tonos de color gris, amarillo o rosa en la parte blanca de los ojos. Se interesan por saber si haces evacuaciones intestinales regulares, si orinas mucho o poco, y cuándo y cuánto sudas. Sus tradiciones, con miles de años de antigüedad, consideran la capacidad de detoxificar —entendida como la eliminación de residuos, pensamientos y emociones tóxicas— como la fuente y "raíz" de tu salud física y mental. La pérdida de esta capacidad ayuda a explicar por qué tienes alergias, dolores de cabeza, estreñimiento, pesadillas, problemas de fertilidad, y extraños dolores, entre muchas otras dolencias.

Por otra parte, la toxicidad no es un problema nuevo. Mucho antes de incorporar a nuestros cuerpos la carga de productos químicos fabricados por el hombre, la acumulación de toxinas podía producirse por comer demasiado o con mucha tensión, especialmente alimentos muy pesados o difíciles de digerir. En Europa y América, los primeros partidarios de los procesos de limpieza nos enseñaron que los daños en el tracto intestinal, provocados por comer en exceso o ingerir alimentos refinados, eran la principal causa de una enfermedad, a la que denominaron "autointoxicación", que afecta a la sociedad civilizada. Algunos de ellos, como el famoso naturópata de finales del siglo XIX Arnold Ehret, sometían a sus pacientes a una dieta "amucosa" para promover la salud y la longevidad, una versión pionera de la Dieta de Eliminación que llevarás a cabo como parte del programa Clean. Estos precursores de la enseñanza de métodos naturales de curación comprendieron que los sistemas digestivo y de detoxificación están bien diseñados para mantenernos sanos, pero deben mantenerse equilibrados. Como descubrirás, incluso los alimentos más simples, cuando no son bien digeridos y eliminados, pueden resultar contaminantes y dañar todo el equilibrio de la salud, incluso antes de que entren en escena los productos químicos fabricados por el hombre.

La medicina occidental poseía este conocimiento en el pasado. Muchas personas mayores te dirán que su médico de familia les recetaba aceite de ricino, porque la simple expulsión de toxinas podría ser suficiente para aliviar la enfermedad e iniciar la recuperación. Las salas de lavado intestinal eran muy comunes en los hospitales de comienzos del siglo XX. Con la prisa por que la atención médica fuera más "avanzada" y más rentable, se abandonó la sabiduría más elemental ... y los tratamientos de bajo costo y libres de drogas. Pero ahora los necesitamos más que nunca. Si vives en el entorno actual sin prestarle atención a la detoxificación, terminarás como un árbol crecido al lado de una autopista congestionada: absorbiendo la polución, el agua sucia y el estrés de los automóviles que pasan a su lado. Acabarás contaminado y con las hojas delgadas, opacas y marchitas....

Lo mires como lo mires, comprender qué son las toxinas y cómo afectan a tu salud, saber cómo deshacerte de ellas en condiciones de máxima seguridad, te puede salvar la vida. Además, si las cosas no cambian pronto drásticamente, necesitaremos esta comprensión para salvar la vida en la Tierra y, en última instancia, la vida de la Tierra.

¿Qué es una toxina?

Una toxina es algo que interfiere la fisiología normal y tiene un impacto negativo sobre las funciones del cuerpo. Las hay de muy diferentes tipos, con características totalmente distintas, y provienen de una serie infinita de fuentes; los complejos mecanismos mediante los cuales causan irritación y lesiones diversas son igual de variados.

Algunas toxinas, conocidas como endotoxinas, son productos de desecho de la actividad normal de las células. El ácido úrico, el amoníaco, el ácido láctico y la homocisteína entran en esta categoría. Cuando se acumulan, pueden causar enfermedades, a veces muy específicas, como la gota que se produce por la acumulación de ácido úrico.

Las exotoxinas, o xenobióticos, son toxinas fabricadas por el hombre a las que estamos expuestos deliberada o inadvertidamente. Miles de productos químicos se inventan cada año. Y se trata de productos que, solos o en combinación, pueden causar la interrupción de las funciones celulares normales. A lo largo de los siguientes capítulos, *Clean* te señalará las toxinas de las que te tienes que cuidar (con sus nombres específicos), y te dirá dónde se encuentran y cómo se miden. También te describirá la forma en que estas toxinas afectan a la salud y cómo puedes prevenir la enfermedad o reparar el daño que ya han producido.

¿Dónde están ubicadas las toxinas?

Las cuatro pieles

Los estudios más recientes muestran que hoy en día cada persona lleva en su cuerpo niveles considerables de varios cientos de productos químicos sintéticos. Estos contaminantes no existían antes del siglo XX y no desempeñan ningún papel en las funciones químicas del organismo. Debemos asumir que estamos abrumados por una carga tóxica enorme debida a la exposición a sustancias sintéticas: pesticidas, flalatos, mercurio, ácidos grasos insaturados, benceno, trihalometanos. Las exotoxinas tienen nombres lo suficientemente escalofriantes como para que cualquier persona inteligente desee evitarlas. La evidencia de que lo desconocido nos *puede* hacer daño es ahora innegable. Se estima que el norteamericano medio está en contacto cada día con miles de sustancias químicas potencialmente nocivas.

Para comprender la forma en que estamos expuestos a las toxinas, resulta útil imaginar cuatro capas que separan nuestra química interna del resto del universo: como si tuviéramos cuatro pieles.

LA PRIMERA PIEL

La primera piel es la que separa los tejidos, sangre y órganos, del mundo exterior: el borde exterior de nuestro cuerpo físico. Su espesor es el de una capa de células. A simple vista, puede parecer una barrera, una forma de separación o incluso de protección. Pero observándola con el microscopio las cosas no están tan claras: la primera piel está en constante movimiento, seleccionando del medio ambiente lo que debe rechazar y lo que debe capturar y absorber. También expulsa hacia el exterior lo que ya no queremos o no necesitamos. Dependiendo de su ubicación, la primera piel utiliza dos tipos de células para formar la superficie corporal.

Células epiteliales. Las células epiteliales (secas y duras) se pueden ver a simple vista. Forman lo que comúnmente llamamos la piel. Cuando se enferma, visitamos a un dermatólogo. La principal fuente de toxinas que entran a través de esta piel son los cosméticos y los artículos de tocador. Piensa en todo lo que te frotas o aplicas sobre la piel. ¿Lees las etiquetas? Deberías pensar en los cosméticos como si fueran alimentos. Idealmente, deberías utilizar cosméticos que te podrías comer sin peligro porque van a terminar circulando por tu sangre, igual que la comida. A la hora de elegir estos productos deberías tener más en cuenta la lista de ingredientes que el efecto prometido. Esta información no es ningún secreto. Los médicos utilizan cremas, geles y pomadas para llevar muchos medicamentos a la sangre a través de la piel.

Colorantes, perfumes, agentes espumantes, metales pesados usados como estabilizantes y texturizantes, curtidores, tintas, alcoholes y cientos de otros tóxicos potenciales se incluyen frecuentemente en fórmulas cosméticas. Los productos para las uñas y el cabello, los desodorantes, todo lo que utilizas normalmente en el cuarto de baño o guardas en el estuche de maquillaje, así como lo que se utiliza en el salón de belleza de tu barrio, tiene compuestos químicos que no existen en la naturaleza. Y pueden causar irritación, alergias y piel sensible de la misma manera que los alimentos. Los trastornos del sistema endocrino suelen ser problemas relacionados con los parabenos, un grupo de sustancias químicas que se encuentran en los productos para la piel y el cabello. Muchos desodorantes contienen aluminio para evitar la sudoración, lo que supone una doble agresión: introducir un químico más en el sistema circulatorio y cerrar los poros, originalmente diseñados para eliminar las toxinas.

El agua con la que nos duchamos es absorbida por la piel y termina en nuestro sistema circulatorio, al igual que la que bebemos. La mayoría del agua suministrada en las ciudades contiene una cierta cantidad de cloro, que se utiliza para evitar la proliferación de bacterias. Con ello se logra una ducha sin bacterias, pero también se contribuye al genocidio de bacterias en los intestinos. Estudios recientes revelan que el agua del grifo contiene niveles cada vez más perceptibles de la mayoría de los medicamentos más populares, como antidepresivos, antibióticos, inmunosupresores y hormonas.

Esta piel también está en contacto con el aire que nos rodea. Y muchas toxinas transportadas por éste afectan al otro tipo de células que conforman la primera piel.

Células mucosas. Las células mucosas (húmedas y suaves) forman las paredes de la piel en zonas no observables a simple vista. Muchos de mis pacientes piensan que estas zonas están en el interior del cuerpo, pero, técnicamente, este tipo de primera piel sirve para separar el interior del exterior tanto como la epidermis. Cuando respiramos, el aire corre a borbotones por la traquea y los bronquios, chocando finalmente contra la pared de los alvéolos, donde las células mucosas dejan pasar el oxígeno, un bien muy preciado. Tal vez seas muy consciente de la existencia de ciertas toxinas en el aire, como las producidas por los automóviles, las fábricas o los cigarrillos, ¿pero se te ha llegado a ocurrir que respirar la laca del pelo puede ser más nocivo que el humo que respira un fumador pasivo?

La uretra, la vagina y el útero también están revestidos de mucosa y los productos utilizados en estas zonas también contienen toxinas.

De todas las "primeras pieles", la que recubre el interior del tubo digestivo es la más grande y la más ocupada; sin duda se trata del lugar más importante de exposición a las toxinas de la vida moderna. Los productos químicos entran en nuestro sistema circulatorio empezando por la boca. En el pasado, las calzas dentales de plata amalgamada se solían preparar con mercurio. Se necesitan muchos años para que se mezcle con la sangre. La pasta de dientes, los enjuagues bucales, los sprays para el aliento y otros productos dentales también introducen sustancias químicas tóxicas en el cuerpo.

Los intestinos, un largo tubo de veinticinco pies de largo que conecta el estómago con el ano, presentan dos partes bien diferenciadas. El intestino delgado tiene unos veinte pies de largo y una pulgada y media de diámetro. El intestino grueso es más ancho, pero más corto (alrededor de cinco pies). Cuando la comida entra en el tubo digestivo, se descompone en pequeños trozos que son absorbidos por las células de la pared intestinal para ser transportados al sistema circulatorio. Esa pared no es lisa, como la superficie de las páginas de este libro. Con el fin de aumentar la superficie para maximizar la absorción de nutrientes, las paredes tienen pliegues (vellosidades), que a su vez tienen sus propios pliegues (micro-vellosidades). Si abriésemos y estirásemos completamente un tubo intestinal promedio, su superficie cubriría una cancha de tenis.

Se dice que una persona que vive ochenta años digiere veinticinco toneladas de alimentos durante su vida. Resulta vital comprender que los alimentos son una fuente de toxicidad a través de nuestra primera piel, y nos ocuparemos de este asunto con detalle en las páginas siguientes. Pero no sólo se trata de la comida, todo lo que entra en el tubo digestivo es absorbido. Así sucede con los medicamentos tanto de prescripción como de venta libre. Hoy en día, es muy posible que los medicamentos en Estados Unidos estén causando más daños que los problemas que se supone deben resolver. Muchos de ellos no sólo son productos químicos tóxicos en sí mismos, sino que contribuyen, como efecto secundario, a la disminución de la absorción de ciertos nutrientes.

A diario compruebo cómo los medicamentos comunes afectan a los pacientes. Los beta bloqueadores, que sirven para tratar la arritmia cardiaca y la presión arterial alta, privan al cuerpo de la coenzima Q10 (necesaria para mantener el funcionamiento normal del corazón, la presión arterial y los niveles de energía). Los medicamentos con estatinas, utilizados para reducir el colesterol, disminuyen la coenzima Q10, el calcio (necesaria para regular la fuerza ósea, la coagulación sanguínea y la rigidez celular) y el betacaroteno (un potenciador de la visión y del sistema inmunológico). Los anticonceptivos orales reducen la vitamina B2 (necesaria para la salud de los ojos, los nervios y la piel), la vitamina B6 (ayuda a evitar la depresión, las enfermedades cardiovasculares y los trastornos del sueño), la vitamina B12 (necesaria para prevenir la anemia y la debilidad) y el zinc (potenciador del sistema inmunológico y de los sentidos del gusto y el olfato).

Imagina lo que le sucedería a la calidad de tu nutrición si, al igual que el ciudadano promedio de la tercera edad, tomaras hasta diez medicamentos de prescripción al día. Incluso si tomaras sólo dos o tres para tratar alguna dolencia. Todos ellos se ponen en fila para ser procesados por el hígado mientras impiden la absorción de nutrientes esenciales. (Para una lista completa de los medicamentos de prescripción y las carencias nutricionales que provocan, ver el apéndice "Medicamentos de prescripción médica y reducción nutricional".)

No cabe duda de que los medicamentos son muy importantes, y existe un tiempo y un lugar para ellos. Yo prefiero recetarlos como un "puente": para ayudar al paciente en su transición mientras trabajamos juntos en impulsar la capacidad curativa del propio cuerpo.

LA SEGUNDA PIEL

Lo que yo llamo la "segunda piel" es la capa que nos ponemos justo encima de la epidermis. Incluye la ropa y todo lo utilizado para su limpieza, procesamiento, coloración y perfumado. Hoy por hoy, la mayoría de los materiales que apretamos, a veces con deleite, contra nuestro cuerpo están mucho más impregnados de pesticidas que los propios alimentos. El cultivo del algodón utiliza el 25 por ciento de los pesticidas mundiales y el 10 por ciento de los insecticidas, que pasan luego a la tierra, el agua y el aire. Además, se emplean una gran cantidad de fertilizantes químicos. (La mayor parte de los productos químicos utilizados en el cultivo del algodón entran en el cuerpo a través de los alimentos, pues las semillas de algodón se emplean en la elaboración de comida basura y para alimentar a las vacas lecheras). Añade a lo anterior la ropa sintética, basada en derivados del petróleo: acrílico, nylon, poliéster y un largo etcétera, que perjudica gravemente el medio ambiente y nos acerca aún más a las toxinas.

La ropa sintética suele inhibir la evaporación de los fluidos que la piel libera, provocando que sean reabsorbidos. Por otra parte, los hábitos saludables, como saunas y baños turcos, que mantuvieron los seres humanos en el pasado, ya no son tan frecuentes en la vida moderna, por lo que te animaré a que los incluyas en tus rutinas como parte del programa Clean. Muchos textiles son tratados con una resina formaldehído para hacerlos resistentes al agua, las arrugas y el encogimiento, especialmente sábanas y ropa de cama fabricadas con una mezcla de algodón y poliéster. Es muy probable que, si duermes en una nube de formaldehído, padezcas insomnio, en el mejor de los casos, y dolores de cabeza, asma y erupciones en la piel, en el peor. Para terminar de arreglar las cosas, la ropa de dormir de los niños está legalmente obligada a contener retardantes del fuego, que son altamente tóxicos.

Consideremos ahora la nueva tendencia de usar zuecos de plástico constantemente, o de pasarse todo el verano en chanclas. Si con el calentamiento solar se filtra el plástico de las botellas hacia el agua, ¿qué le estarán haciendo los zapatos de plástico a tus sudorosos pies?

También debemos mencionar los productos utilizados para el cuidado de nuestra segunda piel, como los detergentes, las súper tóxicas toallitas de suavizante para secadoras y, peor aún, los fluidos de la limpieza en seco. Sólo hay que mirar una botella gigante de detergente reforzado con blanqueador, u oler el traje dentro de la bolsa de plástico de la lavandería, para darse una idea de esta fuente invisible de exposición tóxica. Se sabe que la exposición al químico percloretileno, utilizado en el lavado en seco, causa daños en el hígado y los riñones y también a nivel neurológico.

LA TERCERA PIEL

La siguiente piel, un poco más alejada, está constituida por el ambiente de nuestro espacio vital: nuestros hogares y lugares de trabajo. Se calcula que un tercio de la contaminación del planeta proviene de los productos químicos, utilizados para fabricar los materiales de construcción, y de los gases de carbono generados al hacerlos. Aquí se incluye lo que usamos para amueblar, decorar, limpiar y mantener nuestras casas. Según la Agencia de Protección del Medio Ambiente, el aire interior está más contaminado que el exterior, debido en gran medida a las emisiones provenientes de muebles, pinturas, espumas, aisladores, retardantes de fuego, barnices, revestimientos para suelos, además del polvo, la caspa de los animales y, a veces, el humo de los cigarrillos. El tapizado sintético de pared a pared también está plagado de productos químicos.

El asbesto y el plomo llegaron a los titulares de las noticias como toxinas del hogar que deben ser eliminadas. Pero otras cosas que parecen mucho menos peligrosas, como las cortinas de ducha, también emiten sus propios compuestos tóxicos. El olor de una cortina de ducha nueva, exactamente igual que el "olor de automóvil nuevo", que tanta gente adora, es una sustancia química obtenida por gasificación del plástico PVC (cloruro de polivinilo), comúnmente conocido como vinilo. Se trata de uno de los productos de consumo más peligrosos que se han creado. Un estudio reciente mostró que los elevados niveles de toxinas peligrosas que provienen de las cortinas de ducha pueden permanecer en el aire durante más de un mes: una buena razón para comprarlas de algodón orgánico.

Piensa en todo lo que usamos para limpiar nuestros entornos, en casa, en el trabajo e incluso en el automóvil. Mucho se ha escrito acerca del lado negativo de los productos químicos de limpieza y de que sus toxinas están vinculadas con el cáncer, los trastornos en el sistema inmunológico, los daños en el hígado y muchos otros problemas de salud muy comunes. Pero no hay necesidad de estudiarse los hallazgos científicos para darse cuenta de que los blanqueadores están relacionados con problemas reproductivos en los hombres y con problemas de aprendizaje y de comportamiento en los niños; o que los vapores emitidos por los limpiadores de alfombras pueden causar cáncer y daños en el hígado; o que los "ambientadores" de aire arrojan venenos en las salas de nuestras casas. Para darse cuenta de todo esto sólo hay que utilizar el sentido común. Cualquier cosa con un olor que produzca dolor de cabeza, está causando una alteración en las células y debería evitarse. ¿Y una combinación de este tipo de productos utilizados al mismo tiempo? Reaccionarán juntos al ser inhalados y el daño será mucho peor. El hecho de inhalar algo en lugar de ingerirlo no lo convierte en inofensivo: las moléculas respiradas por los pulmones también llegan al torrente sanguíneo y circulan por todo el cuerpo. Por eso, cuando pasas horas en una habitación recién pintada o en un laboratorio fotográfico, o trabajas con pegamentos y tintes, incrementas la carga tóxica que tu cuerpo debe procesar y eliminar.

Ahora que están de moda las nuevas empresas ecológicas, resulta fácil sustituir los productos tóxicos de limpieza por otros verdes que se ofrecen a precios razonables. Pero hay algo que no solemos tener en cuenta: los productos de limpieza tradicionales que se jactan de su poder para matar el "99.9 por ciento de los gérmenes" o que se anuncian como "antibacterianos", masacran también a las bacterias buenas, que los intestinos se esfuerzan por cultivar con el fin de protegerte. Mientras tanto, el cuerpo pierde su capacidad de resistencia a las malas bacterias, porque nunca entra en contacto con ellas. La arquitectura verde consiste sobre todo en reducir la exposición a las toxinas en esta tercera piel. Como consumidor, infórmate bien siempre antes de elegir.

LA CUARTA PIEL

La cuarta piel es una capa gigantesca que termina en los límites de la atmósfera. Contiene un sinnúmero de toxinas, muchas de las cuales son subproductos de la agricultura, la industria y el transporte. Las emisiones de los automóviles, camiones y aviones se vierten en el aire. Obviamente, la situación será mejor o peor dependiendo de dónde vivas. Si es al lado de una autopista o cerca de una fábrica, tu exposición será más intensa. Investigaciones recientes indican que unas pocas horas de exposición a un aire altamente contaminado aumenta la tasa de ataques al corazón.

Los metales pesados como el cadmio, el mercurio, el arsénico, el cromo y los compuestos del plomo, presentes en los productos de consumo, se emiten al medio ambiente y pueden llegar a acumularse en los tejidos grasos si nos exponemos a altas concentraciones de ellos durante periodos prolongados. Afectan a varias funciones cerebrales debido a su gran afinidad con la grasa, que representa el 90 por ciento del cerebro. Algunos, como el mercurio, se depositan en los suelos o en las aguas superficiales donde son absorbidos por las plantas que luego son ingeridas por los animales. El mercurio se acumula en mayores concentraciones a medida que avanzamos en la cadena alimenticia. Cuando las personas y los animales de la parte superior de dicha cadena comen peces o carne contaminada con mercurio, se exponen a concentraciones mucho más altas que las del agua, el aire o el suelo.

En la cuarta piel también encontramos toxinas en forma de campos electromagnéticos (CEM). Muchas personas de los ámbitos de la ciencia y la salud consideran que la radiación producida por cables, teléfonos celulares, auriculares, computadoras y demás objetos eléctricos que nos rodean diariamente, provoca la misma sensibilidad y los mismos síntomas que las toxinas químicas. Algunos estudios relacionan el continuo bombardeo que padecemos de estos campos en la vida moderna, incluso los de baja frecuencia, con el cáncer cerebral y los abortos involuntarios. Hoy en día, existe un gran debate sobre los peligros de los teléfonos celulares. Como aún no hay un consenso sobre estos peligros, conviene ser cautelosos y limitar su uso a situaciones de emergencia, cuando no se pueda disponer de una línea fija.

4

La comida moderna al descubierto: Somos lo que comemos

La comida es uno de los productos básicos más importantes para cualquier organismo vivo, y también la fuente de exposición a sustancias químicas con la que tenemos un contacto más íntimo. Pero los seres humanos hemos llevado las cosas a un nivel extremo. Nuestras vidas giran alrededor de la comida. Celebramos las alegrías con alimentos y nos consolamos de las penas con alimentos. Son muchas las personas que pasan los momentos más significativos de su vida sentadas en una mesa, comiendo y bebiendo, con familiares y amigos. En el nivel más básico, obvio y literal, somos lo que comemos. Los alimentos proporcionan los materiales para la construcción de la arquitectura de nuestro cuerpo. La comida se convierte en nosotros.

La alimentación determina muchos otros aspectos de la vida, que van cambiando con el tiempo. Al principio, los humanos se congregaron alrededor de fuentes abundantes de agua y comida. Estos lugares se convirtieron en aldeas, pueblos y ciudades.

Solíamos recolectar la comida de los árboles, el suelo y las playas, y cazábamos o pescábamos el resto. Y comíamos cada vez que podíamos. La comida se estropeaba pronto. En sólo unas décadas, el sistema alimentario moderno ha cambiado profundamente la forma en que conseguimos o dejamos de conseguir nuestros nutrientes.

Ahora compramos en los supermercados una comida cargada de productos químicos que, solos o en combinación, pueden causar enfermedades. El 90 por ciento de los productos vienen en alguna clase de contenedor. Para que duren más tiempo sin estropearse fuera de la nevera, estos productos contienen sustancias químicas que matan las bacterias, denominados conservantes. La mayoría de ellos también llevan aditivos para hacer más atractivo su color, olor, sabor y/o textura. El objetivo es que llamen la atención y nos resulten tentadores. El restante 10 por ciento de artículos comestibles —productos agrícolas, lácteos, carnes y pescados— también son sometidos a una infinidad de procesos artificiales. La toxicidad global expresa en la dieta su aspecto más oscuro. Cada día conocemos historias sobre alimentos contaminados en supermercados y cadenas de comida rápida, u oímos sobre amenazas de bacterias potencialmente letales y sobre retiradas

Exposición excesiva: La dieta y los niños

Algunas veces, el impacto de la dieta moderna se manifiesta de forma alarmante. Por desgracia, las toxinas les pasan una factura mayor a los niños, pues la misma cantidad de cualquier producto tóxico afecta mucho más a sus pequeños cuerpos que al organismo de un adulto. Cuando los pacientes se resisten a la idea de consumir alimentos orgánicos, les suelo hablar de mi amiga y colega Tina, con quien trabajé en Palm Springs. Tina ha ganado campeonatos nacionales de físio-culturismo, ha competido en Eco-Desafíos y es una madre dinámica de dos hermosas hijas. Fue ella quien me presentó uno de mis primeros casos de toxicidad.

Hace varios años, me llamó muy preocupada porque a su hija Annie, de siete años en aquel tiempo, le había bajado la regla y estaba desarrollando los senos y el vello púbico. De inmediato la envié al mejor endocrinólogo pediátrico que pude encontrar para descartar la posibilidad de que Annie tuviera un tumor cerebral en la hipófisis, la glándula que regula las hormonas sexuales. Como no encontró ningún tumor, el especialista, todavía confundido por este alarmante desarrollo prematuro, quiso comenzar un tratamiento de quimioterapia para detener la producción de hormonas sexuales.

Decidimos buscar una alternativa y rápidamente nos dimos cuenta de que Annie no estaba sola. Su problema era una más de las muchas crisis silenciosas de la salud norteamericana. Los productos quía nivel nacional de productos agrícolas o cárnicos. La producción intensiva y masiva de los alimentos comporta estos riesgos y, para combatirlos, se tiende a irradiar más y más los alimentos, lo que, a su vez, tiene consecuencias indeseables: por ejemplo, electrocuta el valor nutritivo de las espinacas empaquetadas, que se convierten en poco más que un manojo de hojas mustias.

No hace mucho, multaron a una granja de peces y retiraron sus pro-

micos de la comida ordinaria, especialmente las hormonas presentes en los productos animales, estaban simulando ser hormonas sexuales, que su cuerpo aún no debería tener. Annie estaba experimentando un desarrollo inducido artificialmente, una señal de su caos interior, que no sólo era psicológicamente perjudicial, sino que podría descontrolar todo el equilibrio de su salud. Inmediatamente Tina dejó de comprar cualquier cosa que no fuese orgánica y que no estuviese aprobada al 100 por ciento por el USDA (Departamento de Agricultura de los Estados Unidos). La factura del supermercado se triplicó pero valió la pena. La afección de Annie se revirtió: la regla se detuvo y los pechos y vello púbico no se siguieron desarrollando hasta que llegó a la adolescencia.

Esta historia resulta ser un caso extremo porque afectó a una persona muy joven, pero muestra muy bien que la exposición a las toxinas de los alimentos está cambiando nuestros cuerpos a todos los niveles y también que el mismo cuerpo es capaz de auto-corregirse con un cambio total en la dieta. Por otra parte, el caso de Annie sirve de muestra de cómo el tratamiento médico invasivo que le habían prescrito la habría expuesto a la toxicidad potencialmente letal de los fármacos de la quimioterapia, sin corregir el problema de raíz.

ductos cuando se descubrió que el pescado había sido alimentado con comida para perros, previamente retirada del mercado. Piénsalo un instante: algo que no era lo suficientemente bueno para tu perro termina convirtiéndose en los ladrillos de *tu* cuerpo, y a un precio mucho más elevado que el de la comida para perros. Cuando resulta más seguro compartir la comida de tu mascota que comprar el pescado que todos los expertos en salud te aconsejan consumir, hay que llegar a la conclusión de que la búsqueda de la rentabilidad económica ha llegado a un extremo de locura. Una locura que, si no se detiene, terminará enviándote al hospital. Y ya sabes como es la comida allí ¿no?

Por esta razón, uno de los medios más poderosos para reducir la exposición a las toxinas y aumentar el contenido nutricional de la comida, es gastar más en alimentos con pedigríes confiables, y, siempre que sea posible, comprar productos frescos de fuentes locales. Los alimentos importados tienen que ser transportados, y en el proceso desde el campo, la granja o el agua hasta el plato, se exponen a una mezcla química que incluye fertilizantes, pesticidas e insecticidas (para matar los insectos que podrían competir por la comida), hormonas (para engordar a los animales más rápido o para que produzcan más leche) y antibióticos (para evitar las infecciones de los animales con sistemas inmunológicos débiles). También pasan por procesos invisibles como la radiación (sometimiento a rayos X para eliminar las bacterias, pero que también mata los nutrientes), la pasteurización (calor extremo que mata a los agentes patógenos, pero también a las enzimas útiles), la hidrogenación (alteración de los aceites y grasas para que los alimentos se conserven más tiempo, lo que perjudica a tus propias células cuando los comes), e incluso procedimientos cosméticos como el baño en cera (para que las frutas luzcan mejor y más tiempo en el mercado).

Los procesos tecnológicos utilizados en la actualidad por razones de "seguridad", productividad, cosmética y conveniencia, convierten en veneno muchas de las cosas que comemos. La idea de que "si es bueno para el bebé, debe ser bueno para nosotros", hace que bebamos leche y la utilicemos para un centenar de otros alimentos, con lo que nos convertimos en los únicos mamíferos que toman leche después del periodo de lactancia materna. Pero vamos aún más lejos: le robamos la leche a diferentes especies. Es como poner combustible de avión en una motocicleta. Al final, se daña el motor. Peor aún, ahora que la leche está llena de hormonas y antibióticos, un argumento discutible se convierte en innegable: la leche nos está intoxicando.

Mi propio caso de enfermarme al llegar a la cultura de los supermercados norteamericanos es bastante típico. De hecho, los antropólogos han mostrado cómo esto ha sucedido en repetidas ocasiones por todo el mundo. Estudios científicos muestran que cuando los inmigrantes cambian sus dietas tradicionales, ricas en verduras recogidas directamente del campo (con la tierra llena de nutrientes) y en proteínas de animales criados de manera natural, y se pasan a la dieta norteamericana, llena de azúcar, alimentos procesados y bebidas químicas, sus tasas de obesidad, diabetes y enfermedades cardiacas aumentan de manera excepcionalmente rápida en una sola generación.

Los pacientes se sorprenden cuando les digo que algunas de las toxinas más comunes son los alimentos de sus platos diarios. El trigo, los productos lácteos y los huevos, el maíz y la soja, desencadenan alergias en un gran número de personas. En parte, esto se debe a la forma en que estos alimentos se producen hoy en día, con productos químicos, antibióticos y muchos pesticidas, pero también influye el hecho de que el tracto intestinal de los humanos no ha evolucionado para procesarlos de forma masiva. Tratar con grandes cantidades de estas toxinas no formaba parte de nuestro diseño original.

En la actualidad, el agua es otra fuente de toxicidad. El agua del grifo está tratada con cloro para matar instantáneamente los organismos microscópicos, lo que significa que los organismos de gran tamaño, como los humanos, sufrirán el daño sólo un poco más tarde. Últimamente, se agrega flúor en muchos sistemas públicos de agua, supuestamente para fortalecer los dientes, pero se trata de una concida toxina vinculada a problemas con la tiroides, los riñones, el sistema nervioso central, el esqueleto y algunos cánceres, además de su demostrada incidencia en el descenso del coeficiente intelectual.

Pero hay mucho más que eso en nuestro H_2O ordinario. Los agentes cancerígenos de las toxinas industriales del mundo moderno, presentes en el aire y en los residuos líquidos, logran pasar en pequeñas cantidades al agua potable desde las instalaciones de tratamiento. La desinfección del agua potable genera un subproducto cuando los químicos desinfectantes reaccionan con material orgánico natural de la fuente de agua, lo cual constituye un nuevo peligro recientemente identificado. Podríamos decir que el agua que bebemos nos está medicando aún más. Un estudio reciente mostró que 41 millones de norteamericanos beben agua contaminada con antidepresivos, hormonas y medicamentos para el corazón, que logran pasar los controles del tratamiento de aguas. Y el problema no está sólo en la cocina. El agua de la ciudad que corre por nuestras duchas y bañeras tiene igual o mayor potencial de incrementar la carga tóxica, puesto que también la absorbemos a través de la piel.

También nos hemos alejado de las formas más naturales y sencillas de envasar los alimentos. En lugar de comprar materias primas de una verdulería o carnicería, para luego envolverlas en papel o ponerlas en nuestras canastas, nos decantamos por comida presentada en envases de plástico. Esta clase de envases contiene uno de los compuestos químicos modernos más abundantes hoy en día, conocidos como ftalatos, que fueron diseñados para dar rigidez a algunos tipos de plástico. Nos encontramos con los ftalatos de muy diversas maneras a lo largo del día, pero son especialmente frecuentes en las botellas de agua y otras bebidas, y, aunque su filtración hacia los alimentos y bebidas se produce en micro cantidades, sus efectos pueden acumularse. La química de los ftalatos imita a la química de las hormonas, los agentes mensajeros del cuerpo. Y, cuando los ftalatos se acumulan en el cuerpo, perturban la función hormonal. Es como si de repente se apagara el control del tráfico aéreo de un aeropuerto. Las señales se confunden y el funcionamiento normal comienza a desbaratarse sin ninguna causa aparente. Dos tipos de cáncer relacionados con las hormonas, el de mama y el de próstata, así como los trastornos de la tiroides, están aumentando de forma escandalosa en los últimos tiempos, y los expertos en toxinas señalan con el dedo a los ftalatos como una de las causas.

Sinfonía Tóxica

Es importante saber que: (1) las toxinas tienden a bio-acumularse, es decir, se acumulan en las células y tejidos más rápido de lo que se eliminan, y (2) las toxinas trabajan solas y en sinergia. Los científicos admiten que sabemos poco sobre la forma en que los miles de productos químicos a los que estamos expuestos interactúan en los tejidos y células. Pero sí sabemos que se produce una sinergia —dos o más cosas se juntan y producen un efecto mayor que la suma de sus partes. Esto significa que en el mundo actual, donde las sustancias químicas invaden los alimentos, el aire y el suministro de agua, las garantías de seguridad de un ingrediente, aunque vengan certificadas por un organismo oficial, son casi inútiles. Nunca estamos expuestos a un único producto químico de forma aislada. Siempre se trata de una orquesta, no de un solo instrumento.

Múltiples toxinas se combinan en el organismo, alterando y modificando su ambiente interno de forma que apenas ahora estamos empezando a comprender. La reacción elemental debería ser izar una bandera roja de alerta ante la cantidad de perturbaciones que suceden a diario: sabemos, por ejemplo, que el flúor, producto químico presente en la pasta de dientes y en muchos sistemas de suministro de agua, agota las reservas de yodo, un nutriente esencial en el organismo. Mientras tanto, los investigadores presentan nuevas evidencias de cómo los cócteles de pesticidas que terminan formándose en ríos y lagos son infinitamente más letales para las ranas y los peces que dosis mayores de un solo pesticida. Cada día tenemos más evidencias de que miles de reacciones químicas dañinas suceden simultáneamente en todo el cuerpo.

Otro producto químico, el estireno, se filtra en los alimentos cuando se desgasifica de sus envases. Estudios realizados con grupos de pruebas demostraron que el 100 por ciento de los participantes lo tenía en su grasa. Imagínate por un momento cómo se va acumulando la carga tóxica: un filete en el supermercado viene en una bandeja de poliestireno, envuelta en plástico; luego, lo asas a la parrilla y lo ennegreces (los alimentos ennegrecidos son potencialmente cancerígenos) y, finalmente, le pones un poco de salsa llena de aditivos.

El Bisfenol-A (BPA) es otro producto químico utilizado para fabricar envases rígidos de plástico, como las botellas de bebidas, o el recubrimiento de las latas de alimentos. Cuando se acumula en el cuerpo en cantidad suficiente, se piensa que favorece el cáncer.

Los productos químicos tóxicos son sólo una de las razones que convierten una práctica tan generadora de vida en el resto de la naturaleza como tomar alimentos en una experiencia casi mortal para nosotros.

Comes lo que eres

Existe otro aspecto de la toxicidad derivada de los alimentos que bloquea las funciones celulares y te puede hacer enfermar. La dieta norteamericana estándar, con sus cantidades de cereales, azúcares refinados y alimentos procesados, ha creado una montaña rusa con continuos vaivenes de antojos y cambios de energía: un factor clave tanto en la generación como en la permanencia de los estados tóxicos propios del mundo moderno. Suelo preguntarles a mis pacientes si saben lo que significa la frase "Eres lo que comes". La mayoría contesta que sí: la calidad de los alimentos que comemos se refleja directamente en la calidad de nuestro cuerpo. Dicho de otra manera, los alimentos que ingieres se convierten en los ladrillos de tu arquitectura; los compuestos que el cuerpo fabrica a partir de los alimentos son utilizados para construir huesos, músculos, tejidos e incluso las moléculas y enzimas que propician los procesos químicos. Eres literalmente lo que comes.

Andrés, un querido amigo y paciente, una vez me sorprendió. "Doctor —me dijo—, lo contrario también es cierto. Comes lo que eres. Cuando me sentía hinchado, lento y emocionalmente apagado por la toxicidad, se me antojaban alimentos que me daban una sacudida inicial de energía, un impulso. Pero después de la carrera venía el choque y el ciclo empezaba de nuevo. Después de seguir el programa Clean, siempre me dan ganas de comer alimentos verdaderamente saludables".

Le dije a Andrés que el antojo de alimentos tóxicos es una señal clásica de un estado tóxico. Las toxinas que continúan en el sistema circulatorio, al no ser tratadas de inmediato, son atrapadas entre los tejidos y cubiertas de mucosidad. Es la manera que tienen las células de defenderse. La mucosidad es densa y pegajosa; atrae y está en resonancia con pensamientos y emociones densos y tóxicos. Lo contrario también es cierto: los pensamientos y las emociones densas promueven la producción de mucosidad en los tejidos.

En cambio, al seguir el programa Clean, potenciarás la eliminación de la mucosidad y así impedirás que se te antojen los alimentos que la perpetúan. Al aportar los nutrientes que tus células están pidiendo desesperadamente, tu capacidad natural para regenerarte y curarte se reactiva, y tu fuerza suprarrenal se restaura. En lugar de alimentos densos, "muertos" o procesados, verás que te apetecen y te gustan más los alimentos vivos que aún contienen la energía de la vida. Esa fue la experiencia de Andrés al finalizar su tercera semana en Clean.

La dieta en Estados Unidos: De las modas pasajeras a la triste dieta estándar

Vaya donde vaya, tan pronto como la gente se entera de mi profesión, siempre me preguntan, "Doctor, ¿qué debería comer?". Los norteamericanos están obsesionados con encontrar la fórmula de la dieta adecuada. Desde que me mudé a Nueva York en 1990, he sido testigo de muchas teorías y modas que se han extendido por el país, han reformado la industria ¡y hasta víctimas han dejado a su paso!

Primero fue la guerra contra la grasa. La lucha frontal y total contra la grasa redefinió por completo la vida en Estados Unidos. Con el consenso de los médicos y los medios de comunicación, la población se convenció de que la grasa era un arma oculta de destrucción masiva, y fue eliminada de todos y cada uno de los productos del supermercado. La industria de alimentos estaba de fiesta. Los supermercados se inundaron con todo tipo de productos libres de grasa. Todos los imaginables. Incluso los imposibles: ¡mantequilla sin grasa aprobada por cardiólogos! El vacío de calorías dejado por las grasas se llenó con carbohidratos. "Delgado" se convirtió en la palabra de moda, pero no en el resultado de aquel cambio. Por el contrario, los norteamericanos se convirtieron en las personas más gordas del mundo.

Durante mi especialización en el Hospital Lenox Hill, las víctimas de esta guerra mantuvieron nuestro laboratorio de cateterización cardiaca abierto 24 horas al día, 7 días a la semana. Teníamos que reabrir arterias coronarias con catéteres de balón y stents para abortar o evitar ataques cardiacos. Durante una de aquellas largas noches, caminando al lado de una camilla desde la sala de emergencia hasta la de angioplastia, mi paciente empezó a reír tan fuerte que su máscara de oxígeno salió volando. Antes de ponérsela de nuevo, le pregunté qué era tan gracioso. "Acabo de cambiar mi frase favorita, 'No puedo creer que no sea mantequilla', por '¡Ojalá hubiera sido mantequilla!'", me dijo. Encontrar humor en la tragedia me ayudó muchas veces a sobrellevar las largas noches de guardia. También me recordó que creer en el producto más reciente puede ser peligroso, incluso si está aprobado por la FDA (Administración de Alimentos y Drogas de Estados Unidos) y avalado por los cardiólogos.

Antes de que la ola de ataques al corazón disminuyera, Estados Unidos halló un nuevo enemigo: los carbohidratos. Otra vez la guerra, igual de salvaje y apoyada por la mayoría de las autoridades. Para estar más delgado no había que comer alimentos sin grasa, como antes se pensaba; ahora se trataba de tomar alimentos "sin azúcar". Las calorías perdidas al eliminar los carbohidratos fueron sustituidas por proteínas, y no precisamente por accidente. Las dietas altas en proteínas y bajas en carbohidratos habían estado a la orden del día en Estados Unidos por mucho tiempo. Los físio-culturistas ya se habían dado cuenta de que si uno se alimenta principalmente con proteínas, los músculos crecen más y más rápido. Los físio-culturistas son las personas con menos grasa, pero no por nacimiento sino por elección: mucho esfuerzo y toneladas de proteínas. Así que para imitarlos, los norteamericanos entraron en una espiral de consumo de pescado, pollo, carne, huevos y requesón (bajo en grasa).

Años atrás, cuando comencé mi búsqueda para superar la depresión, sólo una cosa tenía segura: estar en forma ayuda. Antes de mudarme a Nueva York, estaba en excelentes condiciones pues era competidor de taekwondo y recordé claramente que todo era mejor en ese entonces. Así que decidí obligarme a correr y al cabo de un mes ya estaba corriendo una hora al día. Evité postres y dulces y bebí más agua que nunca antes en mi vida. Adelgacé rápidamente pero, excepto en las piernas, mis músculos habían desaparecido y mi piel estaba floja. Quería tener los músculos tonificados y bien definidos. Quería tener una tabla de lavar por abdominales, así que contraté a un entrenador personal, que conocía las técnicas de los físio-culturistas. Me recomendó libros, revistas y todos los productos para ayudar al cuerpo a construir músculo y quemar grasa. Levantábamos pesas cuatro días a la semana, hacíamos aeróbicos dos y descansábamos uno. Una vez cada quince días, tenía permiso para atiborrarme de pizzas y helados. Puse tanto ahínco que me anticipé en un mes a su predicción sobre cuándo empezaría a lucir como él. Y, en una especie de ritual de graduación, me pasó su arma secreta: *La dieta opus*. El libro estaba escrito por el culturista Dan Duchaine, que se había percatado de que una dieta rica en proteínas y baja en carbohidratos no era suficiente: siempre quedaba una pequeña reserva de grasa que parecía imposible de quemar. En las competiciones de físio-culturismo, gana el que tiene la menor cantidad de grasa. Duchaine, decidido a lograrlo, estudió fisiología, endocrinología y metabolismo con tanta pasión que se convirtió en una autoridad en esas materias.

Hizo su mayor descubrimiento observando a gente enferma. Los diabéticos que no se cuidan desarrollan una afección conocida en medicina como cetoacidosis. La falta de insulina evita que la glucosa de la sangre entre en las células para ser utilizada como combustible energético. Para esos casos, el cuerpo tiene un truco temporal de supervivencia que le permite ganar tiempo: convertir la grasa en cuerpos cetónicos, que, al igual que la glucosa, sirven como combustible para las células, pero su composición molecular es similar al alcohol. Se trata sólo de una solución temporal porque con el tiempo la sangre se vuelve tan ácida que resulta mortal. La cetoacidosis es una situación médica de emergencia que pone en peligro la vida.

Los pacientes que habían desarrollado la cetoacidosis en repetidas ocasiones resultaron ser las personas con menos porcentaje de grasa corporal que Duchaine jamás había visto, así que intentó replicar las condiciones de dicha afección. Su formula mágica consistió en comer únicamente proteínas y grasas, ningún carbohidrato. Mantendría esta dieta tanto tiempo como pudiese permitiendo que su cuerpo convirtiera la grasa en cuerpos cetónicos. Antes de llegar al límite y entrar en un estado crítico, tomaría algunos carbohidratos para estabilizar la acidez de la sangre. Una vez estabilizada, repetiría el proceso. Funcionó.

Duchaine sabía que corría un riesgo de muerte al alimentarse de esa manera. Era muy consciente de lo que estaba haciendo y estaba dispuesto a aceptar las consecuencias. Pero cuando la dieta Atkins explotó en todo el mundo, no creo que la mayoría de sus seguidores supieran en qué se estaban metiendo. Y siguen sin saberlo. La dieta Atkins funciona: garantiza que el traje de baño te quedará bien cuando llegue el momento de ir a la playa, pero no que estés vivo para disfrutarlo. Con cetoacidosis o sin ella, una dieta con alto contenido de proteína animal acidifica la sangre, contribuye a la inflamación en general y, en particular, a enfermedades cardiovasculares, cáncer, insuficiencia renal, gota y osteoporosis.

Después de esta experiencia, cada vez que la gente me pregunta qué debe comer, antes de contestarles, les pregunto: "¿Para qué estás comiendo?". Si comes para adelgazar rápido, la dieta Atkins es tu mejor opción. Pero es la peor elección para obtener buena salud y longevidad.

Cuando por fin nos dimos cuenta de que eliminar una de las tres categorías básicas de alimentos (carbohidratos, proteínas, grasas) no funcionaba, surgieron otras modas pasajeras más razonables y seguras (la dieta de La Zona, la dieta de South Beach, el programa Body for Life) que llegaron y se fueron sin tanta publicidad como sus predecesores. Mientras iban sucediéndose estas modas pasajeras, en un discreto segundo plano y como fingiendo no encontrarse allí, estaba la pirámide de alimentos del gobierno de Estados Unidos. En ella se muestran los diferentes grupos de alimentos y las raciones diarias que se consideran saludables. Sólo una cosa tengo que decir al respecto: todo es parte de una gran mentira.

Las modas van y vienen; a menudo no sobreviven porque carecen de verdadero valor. Sin embargo, algunas de las tendencias dietéticas, sobre todo las que se basan en información sólida y poseen un valor duradero, se convierten en movimientos. Suelen nacer de la experiencia de alguien que desea inspirar a otros y compartir los beneficios de sus descubrimientos. De esta forma se generan lazos y nacen las comunidades. Existen muchas comunidades en la Web que apoyan estos movimientos; organizan encuentros, conferencias y convenciones; venden productos y servicios. Los movimientos pueden afectar a la economía de un país tanto como las modas. Vale la pena que conozcamos algunos de ellos.

El movimiento crudista sostiene que no es saludable cocinar los alimentos. La cocción destruye las enzimas necesarias para la digestión. Las teorías que sustentan este movimiento se ganaron mi respeto cuando me enteré de un famoso experimento que se llevó a cabo en California. A principios de 1900, el Dr. Francis Pottage mantuvo separados a dos grupos de gatos, en idénticas condiciones ambientales, con una sola diferencia. Uno de los grupos fue alimentado con carne y leche crudas. El otro grupo fue alimentado con el mismo tipo y la misma cantidad de carne y de leche, pero cocinadas. Después de algún tiempo, los gatos de la comida cruda estaban sanos y fuertes. Pero los gatos de la comida cocinada habían desarrollado diversas enfermedades, que se dan a menudo en los seres humanos, como cáncer, artritis y diabetes.

Según mi experiencia personal, comer sólo alimentos crudos durante algún período es una muy buena manera de detoxificarse, sin tanta intensidad como los ayunos de jugos o de agua. Pero después de algún tiempo, la comida cocinada, que siempre me había hecho sentir mejor, me atrajo con fuerza de nuevo y no pude resistir. Lo que sí les recomiendo a todos mis pacientes es que aumenten el porcentaje de alimentos crudos en su dieta diaria. Está demostrado que pequeños aumentos en este porcentaje ayudan significativamente a bajar de forma natural la presión arterial y el colesterol. Los principios del movimiento crudista se presentan como la solución para lograr un cuerpo y un planeta sanos. Sus seguidores sostienen que cambiar nuestros hábitos de comida hacia los alimentos crudos implicaría un rediseño total de la vida tal como la conocemos: resolvería el calentamiento, la toxicidad y las hambrunas globales, y muchos otros problemas de la vida moderna.

El movimiento de dieta viva lleva las ideas del crudismo a otro nivel. No basta con que los alimentos estén crudos, la comida debe ser portadora de la energía de la vida. No se puede dejar que pase mucho tiempo desde la recolección de los alimentos hasta su ingesta, pues de lo contrario perderían su energía vital. Las semillas y los frutos secos deben remojarse para que se inicie el proceso de germinación, sin el cual estos alimentos quedan inertes, sin ningún tipo de energía vital.

El vegetarianismo es un caso raro: un movimiento dietético al que mucha gente se adhiere por todo tipo de razones, religiosas o políticas, por ejemplo, que poco tienen que ver con la comida. Sin embargo, cualquiera que sea su motivación, los vegetarianos se refuerzan mutuamente y su número va en aumento. Comen verduras tanto crudas como cocidas, y algunos tienen que dejarlo después de algún tiempo, porque empiezan a verse realmente enfermizos. En su libro

Alimentación consciente, el Dr. Gabriel Cousens explica que convertirse en un vegetariano saludable no es tan simple como comerse una ensalada en el almuerzo y otra en la cena. Ciertos nutrientes, como las vitaminas B, son más difíciles de obtener a partir de las plantas. Existen maneras de suplir esta deficiencia, como incluir alimentos fermentados, de manera que se obtengan todos los nutrientes necesarios con una dieta vegetariana. También aclara que muchas de las personas que quieren cambiarse al vegetarianismo deberían hacerlo gradualmente. El Dr. Dean Ornish fue el primer cardiólogo en demostrar que las obstrucciones de las arterias coronarias desaparecen cuando se adopta una dieta vegetariana y se practica la meditación. Este médico abrió la puerta para que la medicina moderna empezara a darle a la alimentación la importancia que realmente tiene.

En lo referente a la dieta, Estados Unidos está atrapado en el salvaje oeste. Hay miles de teorías que no se califican como modas o movimientos, pero que contribuyen a crear confusión en la gente a la hora de algo tan básico como elegir la comida. Se habla mucho sobre la dieta estándar norteamericana, pero la realidad es que tiene poca calidad. Las dietas en Estados Unidos suelen ser deficientes porque carecen de nutrientes esenciales, debido al empobrecimiento del suelo, las condiciones poco naturales de los cultivos y la toxicidad global. En cambio, los norteamericanos están comiendo demasiados alimentos procesados, cargados de productos químicos, carbohidratos simples y grasas diseñadas en laboratorios.

Mark, un alto ejecutivo de la industria del entretenimiento, cercano a los cuarenta, me planteó un verdadero acertijo. Aparentemente estaba en buena forma; había sido atleta de primera división en la universidad y todavía iba al gimnasio al menos tres días a la semana. Pero sufría altibajos emocionales y de energía casi todos los días, no dormía bien, padecía ataques de pereza, nerviosismo, indigestión y, esporádicamente, acidez estomacal. Y lo peor de todo: un examen médico reciente revelaba presión arterial alta y elevados niveles de colesterol y mercurio. El contraste entre su buen estado de forma y su bajo estado de bienestar lo confundían. Para empezar, le pregunté qué estaba comiendo. Su desayuno consistía en un expreso doble con medio sobre de azúcar. "No es exactamente el desayuno de los campeones", reconoció; pero me dijo que le daba fuerzas para afrontar un ambiente de trabajo muy estresante. Sus almuerzos y cenas seguían anclados en la época de la universidad. A menudo incluían pizzas, helados, gaseosas, carne con papas fritas, galletas, dulces y hamburguesas.

Aunque Mark admitía que necesitaba un cambio, se mostró escéptico a la hora de seguir un tratamiento de limpieza. Lo asociaba con los severos productos para el lavado de colón que había visto a la venta en la tienda de vitaminas que frecuentaba. Le sugerí que se lo planteara como si estuviera emprendiendo un negocio: un resultado incierto, pero un riesgo que vale la pena tomar. Su dieta, a base de cafeína y almidones, contribuía a que su energía y sus estados de ánimo se hubieran convertido en una montaña rusa. También tomaba muchos productos lácteos, carnes y azúcar, muy acidificantes, que propician la indigestión y la acidez estomacal. Pero, además, su dieta carecía de algunos nutrientes esenciales, como el magnesio, que ayuda a combatir el estrés y le hubiera servido para mantener la estabilidad, o los alimentos probióticos, altamente beneficiosos a todos los niveles. Durante el tiempo en que Mark siguió el programa Clean, le obligué a abandonar sus alimentos habituales; tenía especial interés en ver qué sucedería al suprimir el azúcar y los almidones.

Cuando Mark regresó a verme después de su tercera semana de Clean, se veía estupendo. Había perdido siete libras y una pulgada de su cintura, pero conservaba intacta toda su fuerza muscular. Y lo más importante: consiguió bajarse de la montaña rusa emocional inducida por los carbohidratos. "Tengo más energía, duermo bien y no tengo antojos de malos alimentos ni altibajos en el estado de ánimo", me informó. Y añadió que ya no se sentía dependiente de la cafeína. "Mi cerebro funciona con mayor claridad que en cualquier otro momento de mi vida", me dijo. Para su sorpresa, su paladar se había reiniciado. "Ahora que me siento mejor que nunca, sólo quiero comer mejor". El escéptico se había convertido a una vida libre de comida basura y Starbucks.

El problema de no saber qué comer es más antiguo que cualquier teoría que se haya inventado para corregirlo. Todo comenzó cuando el hombre empezó a pensar en la comida. Los animales silvestres no piensan en qué van a almorzar, simplemente comen. Los seres humanos perdimos el contacto con los instintos, y ahora tenemos que estudiar libros gordos antes de preparar una comida con seguridad. El único libro en el que confío para una decisión tan importante es el de la naturaleza. Cuando los animales viven en su entorno natural, de la forma diseñada por la naturaleza, no se enferman. Pero, incluso, si observando la naturaleza no pudiésemos averiguar exactamente qué deberíamos comer, una cosa queda clara: nuestra relación actual con la comida no es natural. Los animales comen plantas, semillas, nueces, y se comen entre sí, siempre crudos. Ningún animal silvestre come siempre tres veces al día, ni se come a todas las especies vivas del planeta, ni se atiborra de comida por diversión o por tristeza, ni padece obesidad. Ningún otro mamífero continúa bebiendo leche una vez finalizada la lactancia. Y las enfermedades apenas les afectan; de hecho, sus dolencias son casi siempre resultado de la intoxicación química que nosotros hemos producido en el planeta.

Hay muchas otras preguntas que te ayudarán a obtener un panorama más completo del actual dilema de alimentar a nuestras familias y a nosotros mismos.

¿Cuánto y con qué frecuencia debemos comer? Le deducción "si la comida nos hace bien, tener acceso a ella todo el tiempo nos hará más felices", es peligrosa. Si nos la creemos, comenzaremos a rodearnos de alimentos y a asegurarnos de que nuestros vientres estén llenos la mayor parte del día. Inventaremos formas de cultivar en masa y a buen precio. En un momento dado, dimos por sentado que debemos tomar tres comidas diarias, aunque eso no es más que una construcción social, como leerás en un capítulo posterior. Comer constantemente sin dar descanso al sistema digestivo puede ser la

causa primordial de nuestra incapacidad para detoxificarnos de manera natural.

¿Dónde debemos comprar los alimentos? La mejor fuente posible de alimentos es el mercado local. Allí te venderán los alimentos de temporada, que son los que comen los animales en su hábitat natural. La siguiente opción sería comprar alimentos orgánicos en el supermercado. A veces, puede resultar un poco complicado: existe cierta confusión con el etiquetado porque la palabra "orgánico" todavía significa diferentes cosas. Pero si compras comida realmente orgánica, evitarás muchos de los productos químicos tóxicos que he descrito. En mi tienda de la esquina de Nueva York, en febrero, consigo sandía de México, arándanos de Chile, manzanas de Colombia, plátanos de Venezuela y naranjas de California. Estos productos tuvieron que ser transportados miles de millas durante varios días. Para que estas frutas no se echaran a perder en ese tiempo, los agricultores tuvieron que recogerlas antes de que maduraran, es decir, antes de que completaran su reserva de nutrientes. Ahí tienes una de las razones de la escasez de nutrientes en nuestras dietas.

¿Qué alimentos comió nuestra comida? El problema de la escasez de nutrientes comienza al principio de la cadena alimenticia. Las plantas se cultivan en suelos pobres en minerales. La producción en masa de alimentos conduce al abuso de la tierra y los fertilizantes no logran cumplir su promesa. Alimentos vitales, como frutas y verduras, se vuelven nutricionalmente inertes porque son deficientes en minerales que antes abundaban en suelos saludables y ricos. La degradación del suelo es una de las crisis silenciosas de nuestro planeta. Sólo ahora se está empezando a prestarle atención, pero lo cierto es que poco a poco se está degradando la capacidad de cultivar alimentos en la Tierra. Si te parece exagerado, lee con atención los siguientes datos: la vitamina A de los tomates ha bajado un 43 por ciento en las últimas seis décadas y la vitamina C de las papas se ha reducido un 57 por ciento. A menos que hayas comprado las verduras y frutas en un mercado de agricultores, lo más probable es que las hayan cosechado mucho antes de la

madurez (lo cual las priva de nutrientes esenciales que tus células necesitan para hacer sus funciones químicas), y, a menos que tengas constancia de lo contrario, tu compra proviene, casi con seguridad, de suelos bajos en nutrientes.

Como te explicaré con detalle en un capítulo posterior, el proceso de detoxificación se aminora significativamente cuando faltan los nutrientes necesarios para efectuar las reacciones químicas. El fertilizante más popular, el NPK, ofrece sólo tres (sodio, fósforo, potasio) de los más de cincuenta minerales necesarios para la buena salud de las plantas. Por lo tanto, las plantas de suelos tratados únicamente con NPK desarrollarán un sistema inmunológico débil. Cuando las plantas se ven agredidas por insectos o productos químicos como los insecticidas, tienen una reacción inflamatoria: aumentan el contenido de ácidos grasos omega-6, un nutriente pro-inflamatorio, y disminuyen la producción de ácidos grasos omega-3, un potente anti-inflamatorio. Cuando los animales no son alimentados de forma natural, tienden a enfermarse. Los peces de piscifactoría tienen menos aceite de pescado (ácidos grasos omega-3). Las vacas alimentadas con maíz desarrollan gastritis, inflamaciones e infecciones que deben ser tratadas con antibióticos. Así, cuando nos comemos esas plantas, pescados y vacas, estamos comiendo inflamación, y nos volvemos más propensos a padecer alteraciones coronarias (obstrucciones en las arterias que generan ataques al corazón), cáncer y otras enfermedades crónicas.

¿Quiénes tienen vidas más largas y saludables en este planeta? Hay algunas comunidades donde la esperanza de vida es mucho mayor que la del resto del mundo. Sus habitantes no sólo viven más tiempo, sino que sus vidas son más activas y productivas, y, en última instancia, más satisfactorias. Viven en las llamadas zonas azules. Hay una al sur del Ecuador, una en las islas al sur de Italia y otra en el desierto del sur de California. Cuando se estudiaron éstas y otras zonas azules, se observó que sus habitantes compartían hábitos similares. Hábitos muy simples, por cierto. Cultivaban todo lo que comían, utilizando únicamente abono, agua y sol (sin productos químicos). Su dieta se basaba

sobre todo en verduras, casi siempre crudas y siempre de temporada. Sus animales se alimentaban y criaban de forma natural. Se tomaban más tiempo para preparar o cocinar sus alimentos, y lo hacían más como un ritual que como una tarea. Masticaban sus alimentos diez veces más que nosotros. Además, pasaban tiempo al sol y se movían mucho. También disfrutaban de comidas ricas y, ocasionalmente, de vino. Todos ellos tenían fuertes lazos familiares y cuidaban sus amistades. Las comidas se efectuaban sentados a la mesa entre familiares y amigos. Y vivían la vida con un fuerte sentido de propósito y de pertenencia a la comunidad.

No se puede discutir con el éxito. Cuando respondo como médico a la frecuente pregunta sobre qué se debe comer para tener una vida larga y saludable, los pacientes que siguen mi consejo empiezan a comer igual que la gente de las zonas azules. Mis recomendaciones están orientadas a crear las condiciones para que el sistema digestivo alcance un reposo relativo y facilite al sistema de detoxificación del organismo el despertar de su estado de hibernación. De esta manera, los órganos y sistemas implicados en el proceso de limpieza de nuestro interior logran tener todo lo que necesitan cuando lo necesitan, para completar su trabajo. En eso consiste Clean.

5

Cómo afectan las toxinas a tu salud

Cada molécula tóxica crea una cascada de reacciones que se expanden como las ondas formadas por una gota de agua sobre la superficie de un lago en calma. Estas ondas se pueden seguir con la mirada hasta donde alcanza la vista. De la misma forma, es posible rastrear la huella química de una toxina mucho después de haber desencadenado toda la cadena de acontecimientos. Pero una tormenta tropical en ese mismo lago cambiaría mucho la situación: millones de gotas provocando ondas que chocan entre sí. Ningún observador sería capaz de seguir el rastro de una de ellas. De hecho, cuando la tormenta se hace muy intensa, desaparecen las ondas, y toda la superficie del agua aparece con un aspecto completamente nuevo.

La gota

Las toxinas interfieren en la fisiología normal de la vida de muchas maneras. Algunas bloquean una enzima necesaria para una función importante del cuerpo, como el arsénico, un veneno mortal que causa la asfixia al bloquear el uso del oxígeno, imprescindible para el metabolismo de la glucosa. Otras estimulan una determinada función de una manera tan persistente que llega a provocar daños. La cafeína, por ejemplo, cuando se consume muchas veces al día, estimula las glándulas suprarrenales, y produce un reflejo "pelea o escape", donde el cuerpo se prepara para una acción intensa, aumenta la frecuencia cardiaca, la presión arterial, el estado de alerta y la temperatura. Por eso, el abuso prolongado de cafeína deja exhausto al sistema suprarrenal y provoca agotamiento, sin que nadie parezca relacionar ambas cosas. De hecho, cuando se les pide a los pacientes dejar por completo la cafeína al iniciar el programa Clean, la mayoría se quejan porque están convencidos de que sólo con una dosis conveniente de cafeína consiguen ponerse en marcha por las mañanas. Otras toxinas matan a las bacterias buenas del tracto intestinal, bloquean el paso del oxígeno a los glóbulos rojos de la sangre, interfieren con la síntesis del ADN al cambiar los genes de encendido y apagado o bloquean la absorción de vitaminas.

Las moléculas con carga eléctrica producen irritación y facilitan la

Exposición excesiva a metales pesados

Durante los últimos ocho años, Sara ha estado sufriendo dolores en las articulaciones, sobre todo en la espalda y las caderas. Tiene treinta y ocho años y ha ido a muchos médicos y especialistas. Le encontraron un subtipo de anticuerpos, denominado anti-Ro, que atacan los núcleos de las células. Aunque el especialista no supo decirle la causa de la enfermedad, le diagnosticó espondilitis anquilosante, una forma de artritis autoinmune. Los analgésicos, los anti-inflamatorios y las inyecciones de esteroides para controlar el dolor se convirtieron en parte de su vida. Por último, le recomendaron un tratamiento de quimioterapia para desactivar el confuso sistema inmunológico de su cuerpo. Su "instinto natural" rechazaba esa idea y, por la recomendación de un amigo, llegó a mi consulta en busca de ayuda.

Le hice una pregunta que la desconcertó: ¿Tenía empastes de amalgama de plata en la boca? Los tenía. También averigüé que comía mucho sushi. Dos motivos para pensar en un alto contenido de metales pesados. Le pedí que se hiciera una prueba de provocación en la orina con DMSA y encontré que tenía niveles tóxicos de mercurio y arsénico. No sabemos por qué unas personas son más susceptibles que otras, pero era evidente que Sara necesitaba corregir su problema. Aunque no le pedí que abandonara la quimioterapia, sí le sugerí que la detuviera algunos meses: llevaba ya ocho años de dolor y se merecía un enfoque diferente. Estuvo de acuerdo.

nociva oxidación. Se trata de los tan conocidos "oxidantes". El proceso es similar al que experimentan los metales cuando se oxidan. Para neutralizarlos, es necesario ingerir la cantidad adecuada de anti-oxidantes, abundantes en frutas y verduras crudas. También hay toxinas que dificultan la absorción de los nutrientes necesarios, como los medicamentos que figuran en el apéndice "Medicamentos de prescripción médica y reducción nutricional".

Completó tres semanas del programa Clean y luego siguió un tratamiento de quelación oral, un proceso con un agente químico, llamado DMSA, que se une a los metales pesados y los extrae del cuerpo. Se trata de un tratamiento a largo plazo; debe realizarse bajo supervisión profesional y siguiendo un plan que garantice el restablecimiento de los minerales beneficiosos que también se extraen durante el proceso. Cuando iba por la mitad del tratamiento, su tono de piel habitualmente grisáceo se volvió rosado y el dolor en las articulaciones comenzó a disminuir. Recuperó el optimismo y se veía y se sentía mucho más saludable. En el momento de escribir esto, seguimos a la espera de saber si, una vez finalice su detoxificación de los metales pesados, se observará una reversión en la producción de anticuerpos.

Si sufres de una enfermedad crónica que desconcierta a tu médico de cabecera, no responde a ningún tratamiento, o sí responde pero inmediatamente surgen otros síntomas, busca a un profesional de la salud que esté entrenado en Medicina Funcional para ayudarte a obtener el análisis correcto. El mercurio o cualquier otro metal tóxico puede ser un visitante diario de tu vida sin que lo sepas. Consulta las posibles fuentes de metales tóxicos en el cuadro del Apéndice "Fuentes habituales de exposición inesperada a metales pesados".

El mercurio es un metal pesado tóxico, conocido como el "gran imitador". Su toxicidad está más que demostrada y provoca los más variados síntomas cuando su presencia en el organismo sobrepasa determinado nivel. De hecho, pone en marcha una cadena de reacciones que terminan causando problemas como desequilibrios psiquiátricos, cáncer, enfermedades autoinmunes o anemia, por nombrar sólo unos pocos.

Los ejemplos anteriores describen cómo un tipo de molécula tóxica interfiere en nuestra capacidad de mantener el equilibrio necesario para una vida sana. Estamos en condiciones de describir el mecanismo individual de cualquiera de las muchas toxinas mencionadas hasta ahora en el libro. Incluso es posible que los científicos lleguen algún día a entender cómo cada una de ellas altera nuestros procesos químicos. Pero lo que resulta imposible es llegar a comprender en detalle la forma en que interactúan cuando se juntan muchas en el mismo organismo.

La tormenta

En el ejercicio de mi profesión, siempre he intentado enfocar el tema de la toxicidad de una manera que ayudase a mis pacientes. En este sentido, el estudio de cada toxina para tratar de aislar sus ondas químicas de las de las demás, resultaba demasiado confuso. Una vez más, cuando di un paso atrás y pasé del nivel del detalle de las moléculas individuales a la perspectiva más amplia de la persona como un todo, se formó en mi mente una imagen mucho más nítida. La tormenta de toxinas en el lago del cuerpo humano comenzó a crear patrones similares a los síntomas de enfermedades que ya conocía bastante bien.

Hinchazón

Cuando Ari vino a verme, me describió los efectos secundarios de llevar ocho años de vida matrimonial con niños pequeños en casa. Su nevera había sufrido un cambio de imagen espectacular y siempre estaba llena de tentaciones: Coca-Cola Light, bizcochos y chocolates. El resultado era bastante perceptible en el volumen de su barriga. "Por primera vez me siento como una persona vieja y cansada; y en la playa ya nadie se fija en mí", me dijo, al borde de la risa. Al principio, se resistió bastante a la idea de reemplazar dos comidas al día por líquidos, pero finalmente logró completar con éxito el programa Clean. Durante las dos primeras semanas perdió varias libras. Y en la tercera semana notó algo sorprendente. No sólo se había quitado las once libras de más que lo acompañaban desde hacía años, sino que su piel parecía más firme y tersa. "Mientras me afeitaba esta mañana, me di cuenta de que la cara que me miraba desde el espejo era diferente. Parecía diez años más joven", me dijo.

La medicina oriental, en general, se refiere a la mucosidad como un residuo tóxico, presente en muchos lugares del cuerpo. Es una manera de entenderla muy diferente de la que tenemos en Occidente, donde se empela el término casi en exclusiva para designar el goteo nasal. Cuando oí por primera vez a un doctor de medicina china diciendo que la mucosidad estaba presente por todo el sistema, me sonó ridículo. Recuerdo que pensé: "¿De qué está hablando?" Así que, sin más preámbulos, le pregunté, "¿Dónde está esa 'mucosidad'?" El Dr. William So, un acupuntor coreano perteneciente a una familia que venía dedicándose a la sanación durante generaciones, me respondió: "En todas partes: en las células, alrededor de ellas, en la sangre, en las tripas. Está incluso en tus pensamientos". El doctor So me ha enseñado mucho sobre medicina china desde entonces.

La tradición Ayurvédica de la India llama *amma* a esta pesada sustancia tóxica que se acumula en el cuerpo y cuyo origen puede ser físico o mental. Sostiene esta tradición que todos los factores de estrés en el sistema, desde los alimentos tóxicos hasta los pensamientos tóxicos, se manifiestan en forma de pesadez mucosa en diversas partes del cuerpo y constituye la primera etapa de la enfermedad. Cuando se está entrenado para verla, se detecta su presencia de inmediato, a través de su señal clínica, a la que yo llamo "hinchazón". Se trata de un síntoma para el que la medicina occidental ni siquiera tiene un nombre y que se suele pasar por alto incluso cuando lo observamos fijamente. Digamos de paso que ésta es una de las limitaciones del modelo occidental de la medicina: si una afección no tiene un nombre, los médicos ni siquiera la ven.

Pero si miras a tu alrededor con un poco de atención, verás que casi todo el mundo está "hinchado" hasta cierto punto. He aquí los síntomas:

1. La piel tiene un aspecto fláccido, en lugar de firme y terso. Presencia de ojeras al despertar.

2. Todo el cuerpo está abultado y, a veces, con unas libras de más que se resisten a desaparecer, aunque la persona haga ejercicio y cuide las calorías que ingiere. La ropa se siente apretada y la barriga parece inflada incluso cuando la persona es delgada. Suele haber turgencia, sobre todo en los intestinos, donde el movimiento se bloquea y provoca estreñimiento.

3. Por la mañana puede aparecer una capa blanca en la parte posterior de la lengua. Si es el caso, debe eliminarse con un raspador. Si la cantidad es significativa, puede indicar que se ha estado comiendo y bebiendo hasta altas horas de la noche, cuando el sistema digestivo debería haber estado descansando.

4. Puede aparecer pesadez o torpeza en el sistema, que a veces se manifiesta como falta de claridad o de alegría.

Incluso las personas que se consideran a sí mismas saludables y en buena forma, están familiarizadas con este estado de hinchazón. En general, se experimenta unos días más que otros, dependiendo de lo saludable que se haya estado comiendo y bebiendo.

La mucosidad es una respuesta natural de defensa contra la irritación. Cuando inhalas un poco de pimienta de cayena mientras estás cocinando, la nariz se pone a moquear porque trata de expulsar la irritación. El moco rodea a la partícula de pimienta para que no queme el revestimiento sensible de la nariz y luego facilita su expulsión por deslizamiento.

El exceso de toxinas provenientes de una alimentación incorrecta o del medio ambiente también causan irritación. Pero, en este caso, todo ocurre en el interior del cuerpo, y no se ve ni se siente. Las toxinas irritan la pared sensible de los intestinos. Cuando las células de esta pared se irritan, se defienden y protegen igual que las de la nariz, creando un tapón de mucosidad pegajosa, que las separa de las partículas tóxicas. Así puede comenzar, por ejemplo, un periodo de estreñimiento, que suele empeorar si la flora intestinal se encuentra degradada.

A continuación, las toxinas irritantes son absorbidas por el revestimiento de los intestinos y llegan a los vasos sanguíneos, que también se irritan. De esa forma, las toxinas viajan por el torrente sanguíneo provocando irritación por donde quiera que pasan. Y, para protegerse de ella, se genera, dentro y alrededor de las células de los músculos y tejidos, una mucosidad ácida, que aumenta el ya de por sí alarmante estado de acidez del cuerpo. Por otra parte, esta mucosidad actúa como una esponja absorbiendo agua, por lo que infla las células y produce lo que he denominado "hinchazón". Y uno se ve, y se siente, lerdo e hinchado.

Es fácil expulsar un moco producido por la nariz. Basta con sonarse con cierta energía para ayudarlo a moverse y en seguida sale. Pero cuando la mucosidad se crea en un lugar más profundo dentro del cuerpo, se queda atascada. Por supuesto, existe una forma de expulsarla: retirarla de las células, llevarla por la sangre de vuelta a la pared intestinal y trasladarla al lumen de los intestinos donde finalmente podrá ser eliminada. Pero este proceso necesita no pocos recursos y, si el volumen de las toxinas invasoras es alto, la economía del sector energético del cuerpo se inclinará hacia contener el ataque. Y estará tan ocupado rodeando con moco a los agentes irritantes, que no podrá efectuar la tarea de expulsarlos. Es como si todos los recogedores de basura de la ciudad se dedicaran a llenar las bolsas y no quedara ninguno para llevarlas al vertedero. Añade a esto que la digestión y el metabolismo de los alimentos también consumen energía, por lo que, en realidad, queda muy poca para llevar a cabo una detoxificación completa. Mientras más comamos y bebamos, menos energía quedará disponible para sacar la basura. Así que la mucosidad se forma, pero no se expulsa. Las obstinadas libras de sobrepeso permanecen en el cuerpo, la hinchazón de la cara no se reduce ni siquiera después de una dieta y, de hecho, nada cambiará hasta que no se inicie un periodo intensivo de detoxificación.

Afortunadamente, lo contrario también es cierto. Cuando se come con moderación, se ingieren nutrientes que promueven la detoxificación y, además, se hace ejercicio, uno se "des-hincha". Si abandonas los malos hábitos alimenticios a tu manera y por tu propia cuenta, es posible que experimentes lo anterior al cabo de unos días. Pero los efectos son mucho más profundos si sigues durante varios días un programa efectivo de detoxificación y limpieza. A medida que la mucosidad va siendo expulsada de los distintos rincones del cuerpo, las toxinas se ven despojadas de su capa de moco y regresan al torrente sanguíneo para ser neutralizadas y eliminadas. Es una especie de "desagüe" natural: el exceso de peso, causado por el agua y la mucosidad, empieza a derretirse. Como le ocurrió a Ari, el cuerpo se auto-corrige. Los ojos se vuelven más blancos y brillantes, y la piel se pone tan firme y tersa que las pacientes femeninas suelen decir que sus amigas les preguntan si se han hecho un lifting.

No debería causar sorpresa que, después de una limpieza, las personas recuperen una sensación de claridad y luminosidad no sólo a nivel físico, sino también mental. Aunque la medicina occidental ha separado históricamente el cuerpo de la mente, la medicina oriental siempre los ha considerado dos aspectos de un mismo todo. *Amma* se refiere tanto a la congestión de mucosidad creada por la toxicidad, como a los pensamientos y emociones lerdos y apagados que nos mantienen "atrapados" en una actitud mental negativa. Ambos aspectos se consideran de naturaleza densa, y se atraen entre sí por el fenómeno de la resonancia. Alimentos vitales y frescos van de la mano con pensamientos edificantes e inspirados. Ambos se atraen entre sí. Demasiadas emociones o pensamientos negativos provocarán antojos de alimentos que generan mucosidad, y te conducirán a un estilo de vida perezoso, donde hacer ejercicio esté "mal visto", lo que pondrá en marcha el círculo vicioso: acumulación de mucosidad, irritación, bloqueo de las funciones corporales, hinchazón, et cétera. El circuito también puede activarse en la otra dirección: un exceso de mucosidad provocado por alimentos pobres causará irritación y estancamiento del cuerpo, lo que facilitará sobremanera la aparición de emociones y pensamientos negativos. Dicho de otra manera: "Comemos lo que somos".

La cara: La primera señal

La cara es probablemente la parte del cuerpo que más te miras. También es el lugar donde los signos de toxicidad son más evidentes si sabes identificarlos. La piel tensa que regresa inmediatamente a su sitio después de estirarla es saludable; mientras menos elástica sea, más "hinchado" o mucoso te encontrarás. La flaccidez de la piel, que se suele considerar un signo "natural y normal" del envejecimiento, no lo es necesariamente. Muchos ancianos de comunidades que se alimentan con dietas tradicionales y limpias tienen, hasta el final de sus días, una piel tersa. Los granos y las ojeras también son una señal de acumulación tóxica. Observa tu piel con un espejo de aumento. ¿Hay poros por todas partes? Si observas pequeñas depresiones en la superficie, como las de la piel de una naranja, es porque hay una acumulación de agua y mucosidad, que produce inflamación alrededor de los poros, por lo que éstos se ven más pronunciados.

Estreñimiento

Annabelle, una chica alta y esbelta de veintiséis años, tenía un estilo de vida verdaderamente saludable. Rara vez comía alimentos procesados; por regla general, se preparaba en su casa comidas frescas y orgánicas. Hacía ejercicio y no bebía ni fumaba. Para sus amigos, era la viva imagen de la salud. Pero ellos desconocían la batalla interna que se libraba en sus intestinos. Le resultaba imposible hacer deposiciones regulares. Lo intentó todo para estimular la evacuación: cafeína, laxantes herbales y, algunas veces, laxantes de libre venta en las farmacias. Le disgustaba su trastorno. Se sentía hinchada la mayor parte del tiempo, cansada y con cada vez menos capacidad de concentración. Y todo esto estaba empezando a desgastarla psicológicamente.

Durante su primer programa Clean, abandonó los alimentos primarios irritantes, evitó comer después de la cena y corrigió su flora intestinal. Las dos primeras semanas fueron difíciles: el estreñimiento persistió hasta que empezó a tomar un fuerte laxante herbal. También se sometió a unos cuantos tratamientos de hidroterapia colónica. La tercera semana, su cuerpo empezó a entrar en acción. Las funciones intestinales fueron recuperando la normalidad, aliviadas de ciertos alimentos, de la cafeína, y con tiempo suficiente para recuperarse. Annabelle, asombrada, me informó de que sus deposiciones diarias eran mucho más frecuentes que nuca antes en su vida, sobre todo hacia el final del programa. Le dije que estaba evacuando parte de la toxicidad que albergaba entre las células y los tejidos. Sus niveles de energía aumentaron y empezó a sentir que su capacidad de concentración y su claridad mental se agudizaban como nunca.

Después de Clean, entabló una relación diferente con la comida: tenía hambre y disfrutaba comiendo, pues los alimentos ya no impedían sus deposiciones. Pero su nueva condición mejorada requería de un cierto mantenimiento. Cuando retomó ingredientes de su antigua dieta, como el queso o la pasta, sus evacuaciones se desaceleraron de nuevo. Annabelle tuvo que aprender a conocer sus límites y volver a mantener una dieta Clean para que sus intestinos trabajasen en las mejores condiciones posibles.

El estreñimiento es una de las quejas de salud más frecuentes en el mundo occidental. Los laxantes suponen un gran negocio en Estados Unidos y muchas personas gastan mucho esfuerzo, tiempo y dinero tratando de controlar este síntoma. Unos lo intentan con métodos naturales y pequeños cambios en la dieta, como añadir más fruta, que pueden o no mejorar la situación. Pero hasta que no se restaura la integridad intestinal y se eliminan definitivamente ciertos alimentos, las soluciones no son del todo eficaces. Por ejemplo, un exceso de fruta puede aumentar el nivel de azúcar y provocar una disbiosis, o presencia de levaduras o bacterias nocivas en el intestino. La situación es mucho peor de lo que comúnmente se piensa porque lo que la mayoría de la gente considera "normal", resulta ser un estreñimiento atroz si se considera a la luz del bienestar total. Una deposición después de cada comida es lo más cercano al estado natural del cuerpo, pero no es, desde luego, lo más común hoy en día.

No toda la mucosidad es nociva. En la pared intestinal, hay una delgada capa de mucosidad beneficiosa, con propiedades anti-microbianas para defenderse de las bacterias nocivas. En ella vive la flora intestinal. Pero, si se comen muchos carbohidratos y productos lácteos, difíciles de digerir, se promueve la formación de una mucosidad más pegajosa donde se almacena la irritación. Esta mucosidad más densa bloquea parcialmente la absorción de alimentos y desacelera las deposiciones. De nuevo el círculo vicioso: los alimentos parcialmente digeridos se instalan en los intestinos, y las levaduras y las malas bacterias tienen mucho más tiempo para alimentarse. Con el tiempo, florecen y emiten sus residuos tóxicos, que adormecen los nervios y debilitan los músculos, provocando aún más estancamiento en el colon y retrasando la liberación de las heces. Cuando las heces permanecen demasiado tiempo dentro del colon, sus toxinas son reabsorbidas de nuevo por el cuerpo y producen los dolores de cabeza y de cuerpo que suelen acompañar al estreñimiento. Si esta situación se convierte en habitual, el estreñimiento se hace crónico, en gran parte porque las bacterias buenas mueren mientras las nocivas florecen. Y las buenas bacterias van de la mano con las deposiciones regulares.

Un programa de detoxificación completo ayuda a corregir el estreñimiento mediante la eliminación de las toxinas irritantes que causan la acumulación de mucosidad. Cada persona se ve afectada de una manera diferente, pero los alimentos más comunes que forman mucosidad son el trigo, los productos lácteos, los azúcares refinados y el exceso de carne roja. Una detoxificación completa, además de eliminar las bacterias nocivas, repone y fortalece las buenas. Y pone en marcha el proceso de restauración de los nutrientes esenciales para lograr un intestino sano; por ejemplo, el yodo, esencial para la correcta función tiroidea y por tanto beneficioso para los intestinos, y el magnesio, necesario para la contracción muscular de los intestinos. Por eso, el programa Clean es muy completo: repone los nutrientes, elimina la exposición a tóxicos y potencia la neutralización y eliminación de las moléculas perjudiciales así como la mucosidad formada para amortiguar su irritación. Sus beneficios van mucho más allá de lo que comúnmente se entiende como una limpieza.

Calmar la mente a través de la meditación diaria puede tener beneficios muy significativos en el estado general de una persona, y en el estreñimiento en particular. Si, como afirman las tradiciones más antiguas de curación y bienestar, la ira, la codicia y otras emociones negativas son la causa inicial del estreñimiento, deberemos mirar más allá del mundo físico para buscar la raíz de esta dolencia tan persistente. Descargar las toxinas estresantes que congestionan el cuerpo es tan importante como tomar los alimentos apropiados. En el mundo moderno, rara vez encontramos tiempo para restarle poder a los pensamientos tóxicos, como sí lo hacían nuestros antepasados con las prácticas de la meditación y la contemplación. Tal vez si fuéramos capaces de encontrar ese tiempo, no se venderían tantos laxantes en las farmacias. A veces, la verdadera naturaleza de un problema impide que éste se resuelva únicamente con suplementos y dieta.

Existen tantas conexiones entre la nutrición y la salud intestinal que resulta prácticamente imposible indicar con exactitud matemática lo que cada persona necesita. Precisamente, el tratar de cubrir todas las posibles necesidades sin sobrecargar al paciente es el sello distintivo de un programa de detoxificación sólido como Clean.

Alergias

Tony, un hombre de negocios, tenía un buen control de su salud. Practicaba yoga y hacía ejercicio regularmente, cocinaba con ingredientes orgánicos de alta calidad y cuando salía, comía en buenos restaurantes. Pero, tras cumplir los cuarenta, notó una caída brusca en su nivel de energía. Durante tres años, padeció dolores de cabeza con bastante mayor frecuencia que cuando era más joven. Tampoco estaba tan delgado como esperaba después de tanto yoga; los rollos de la cintura se resistían a irse. Pero el cambio más pronunciado fueron las alergias estacionales, que empeoraban cada año. Llegó a sentirse tan mal que empezó a tomar medicamentos de prescripción. Había oído que en las actuales condiciones de "suciedad" del medio ambiente, las alergias se ponían cada vez peor. Y tenía la esperanza de que un programa de detoxificación resolviera su problema y lo liberara de la medicación.

Al interrogarlo con detalle sobre su estilo de vida, descubrí que Tony comía pan y pasta con frecuencia, y que adoraba el helado. Le expliqué que más que en el ambiente sucio en que vivía, probablemente la causa principal de su problema estaba en su dieta. El trigo es un detonador clásico de respuestas alérgicas. También lo son los productos lácteos y los azúcares refinados. Todos ellos irritan y erosionan las paredes intestinales, produciendo un "intestino permeable" que está en el origen de muchas respuestas alérgicas inadecuadas. La disbiosis intestinal también contribuye a exagerar ese tipo de respuestas. Le sugerí que siguiera una dieta de eliminación durante un par de semanas, abandonando los alimentos dulces, los lácteos y el trigo. Lo convencí de que, de esa forma, sanaría cualquier daño que tuviese en la pared intestinal. Luego le recomendé seguir una limpieza de tres semanas para repoblar todo su intestino con bacterias buenas y restaurar así un ambiente intestinal sano.

Tony siguió las instrucciones con la dedicación de un verdadero yogui, aunque admitió que su primera semana sin helado fue horrible. Después de tres semanas, muy extrañado me informó de que había perdido veintidós libras. No entendía de donde salían esas libras, ya que nunca se había considerado con sobrepeso. Estaba más delgado, aunque no en exceso, y seguía con los músculos tonificados y la buena forma general que le proporcionaba el yoga. Los rollitos habían desaparecido casi por completo y su piel se puso firme y tersa. También me dijo que había recuperado la energía que tenía con veinte años. Pero el cambio más importante se manifestó al año siguiente: las alergias estacionales desaparecieron por completo. Al extirpar de raíz la causa de la alergia, la pared intestinal dañada, que estimulaba excesivamente al tejido linfático asociado al intestino (GALT, por sus siglas en inglés), había permitido la verdadera curación. No sólo había eliminado la mucosidad acumulada; su pared intestinal había comenzado a sanar.

Las alergias son uno de los síntomas más comunes de toxicidad. Pero detectar sus causas no es tan fácil como mantenerse alejado de las cosas que te hacen estornudar. Las respuestas alérgicas a los alimentos no se manifiestan necesariamente como una obvia reacción de causa-efecto. No es como si tomaras leche y de inmediato tuvieses urticaria o calambres en el estómago. Los efectos pueden retrasarse y aparecer en forma de diarrea o dolores de cabeza horas más tarde. Otras veces, lo que parece desencadenar el ataque es sólo la "gota que colmó el vaso", como ocurrió en el caso de Tony. La verdadera raíz de su problema y de la crisis de su sistema no era el polen que respiraba durante el cambio de estaciones; la auténtica causa estaba en los alimentos irritantes y los productos químicos tóxicos, que habían generado una permeabilidad en su intestino, y mantenido a su sistema inmunológico en modo de alerta máxima durante todo el año. Una mirada superficial a los problemas de alergias conduce a menudo a una identificación incorrecta de la fuente. Evitar los árboles y las plantas no habría curado a Tony, pues, con toda probabilidad, algún otro gatillo le habría disparado la picazón en la nariz y los ojos.

Tal como Tony aprendió, si la pared intestinal está intacta y su flora viva, el tejido linfático asociado al intestino se mantendrá despierto pero calmado. Si la pared intestinal se daña, el tejido linfático se volverá hiperactivo y siempre dispuesto a causar estragos, incluso si el cuerpo alérgeno entra en contacto con el interior del organismo en un punto muy alejado, como ocurre con el polen inhalado. Cuando los invasores llegan, el cuerpo recibe el mensaje e inicia una respuesta de defensa: genera mucosidad y llama tu atención con la picazón. Durante el programa Clean, el primer paso para restaurar el orden en el cuerpo y resolver las alergias consiste en eliminar los alimentos irritantes de la dieta. Pero como el helado, el trigo o cualquier otro alimento parecen ser tan ajenos a los estornudos, su eliminación de la dieta no siempre es el paso obvio a seguir. Pasan los años y seguimos comiendo alimentos irritantes mientras padecemos sus síntomas convencidos de que son causados por cualquier cosa menos la alimentación.

Cada persona tiene un punto más débil en su constitución, que muchas veces se pone de manifiesto por un problema en los intestinos. Tony no tenía ningún síntoma de estreñimiento o hinchazón, sin embargo, su dañado entorno intestinal se manifestaba en el punto más débil de su constitución: la irritación nasal y bronquial. Otros se doblarían de dolor por calambres en el estómago debidos al exceso de gases, otros podrían sentirse cansados sin haber realizado ningún esfuerzo aparente y otros, en fin, entrarían en un periodo de confusión mental o pérdida de la capacidad de concentración. Caben tantas manifestaciones como personas: depende del punto débil de cada uno.

Depresión

Kate, a sus treinta años, se sentía cada vez más deprimida. Consultó a un psiquiatra que, como un eco de mi propio caso, le diagnosticó un "desequilibrio químico". Le recetó un antidepresivo cuya dosis debía incrementar cuando no le resultara suficiente para mejorar el estado de ánimo. Estas dosis altas preocupaban a Kate, que, por otra parte, confesó sentirse incómoda tomando cualquier clase de medicación para la tristeza. Sí reconoció que, al menos, el dolor en su corazón y la ansiedad que le dificultaba la respiración se habían calmado por momentos. Lo que la llevó hasta mí fue un problema secundario pero igualmente preocupante: durante el periodo de medicación antidepresiva, había ganado veinticinco libras de peso, y la vergüenza que esto le producía comenzaba a ser tan dolorosa como la tristeza que el antidepresivo había mejorado.

Informé a Kate de que su antidepresivo formaba parte de un grupo de medicamentos llamados inhibidores selectivos de la recaptación de la serotonina (ISRS). Están diseñados para aliviar casos de bajos niveles de serotonina, no mediante el aumento de la cantidad producida sino permitiendo que las cantidades disponibles permanezcan más tiempo en el cuerpo antes de ser desactivadas. Aunque en los casos de depresión moderada pueden resultar muy beneficiosos para impulsarnos hacia una situación más estable, a veces enmascaran el verdadero problema: algo va mal en la fábrica de los intestinos, donde se produce la mayoría de la serotonina.

Con el propósito de evitar que Kate dependiera de por vida siempre de una fuente externa para producir algo que por naturaleza debería producir su propio cuerpo, pusimos en énfasis tratar de corregir la causa de la insuficiente producción de los neurotransmisores. Por otra parte, le dejé claro que uno de los problemas más comunes entre las mujeres de su edad que vienen a consultarme, es que su glándula tiroides se muestra muy "perezosa", debido generalmente al estrés mental, las alergias y una alimentación inadecuada. Este problema influye en el aumento de peso y en la depresión. Al recargar el cuerpo y "reiniciarlo" con una limpieza profunda, la producción interna de serotonina mejora y la tiroides pasa a tener de nuevo un nivel de plena actividad, lo que ayuda a regular el peso. Kate acabó haciendo seis semanas de Clean porque se sentía tan bien que no quería cambiar nada. Perdió treinta libras y se veía mejor que nunca. También trabajé junto con su psiquiatra para que, poco a poco, fuera dejando el antidepresivo.

Cuando tu entorno intestinal está dañado e inflamado, se produce una lenta reducción en los niveles de serotonina natural, ya que gran parte de la serotonina se produce en las neuronas (células nerviosas) alrededor de los intestinos, pero sólo cuando se dan las condiciones adecuadas. Pero cuando el nivel de producción de serotonina es excepcionalmente bajo, cambia la forma en que recibes las señales sobre cómo sentirte y reaccionar frente al mundo. Los estados de ánimo y los sentimientos en general se vuelven más negativos, y te conducen a un estado de apatía, donde te sientes medio anestesiado y apagado, e incluso puedes experimentar serios bajones de entusiasmo y energía vital. Esta explicación podría verse como una comprensión moderna y científica del letargo anímico producido por el *amma*. Y la causa profunda está en la toxicidad.

Como sabe cualquier persona con una comprensión más compleja de la psique y la fisiología, el cuadro de la depresión es mucho más intrincado. Por un lado, hay muchos otros neurotransmisores que también podrían estar fuera de equilibrio, ya sea por falta de nutrientes o por desequilibrios más sutiles en otras partes del cuerpo. Si añadimos las toxinas de los problemas del corazón y del alma que escapan a un examen físico, podemos concluir que resulta imposible decir que existe una sola causa de la depresión. Nunca me hubiera atrevido a decirle a Kate si la raíz de su sufrimiento comenzó en el cuerpo (que la baja producción de neurotransmisores era la causa de su bajo estado anímico) o en el alma (que su espíritu estaba generando un síntoma físico para llamar su atención).

Sin embargo, sí podemos trabajar con los niveles de serotonina y optimizarlos. En todos los casos, y como mínimo, servirá de ayuda. Una y otra vez, he sido testigo de cómo la restauración de la integridad intestinal reactiva la importante fábrica de serotonina en los intestinos, y cómo esto, a su vez, provoca la desaparición de la niebla mental, la tristeza o la angustia. Podría tratarse del primer gran paso hacia la curación real del alma. Como Kate experimentó en carne propia, un paciente que restaura su capacidad natural de autocuración, aunque ya esté bajo los efectos de un antidepresivo, es perfectamente capaz de reducir la dosis y, con frecuencia, dejar de tomarlo por completo. Aunque debe quedar muy claro que esto siempre debe hacerse bajo la supervisión del médico, y nunca por cuenta propia.

Los antidepresivos, utilizados correctamente, a menudo contribuyen a un importante propósito. En los casos de depresión moderada o aguda, pueden ser el "puente" que ayuda a los pacientes a moverse de un lugar donde luchan por mantenerse a flote a otro donde sienten algo de terreno sólido bajo sus pies. Por otra parte, y como cualquier otro medicamento, los antidepresivos se suman a la carga tóxica del organismo y deben ser neutralizados y eliminados por el hígado. A veces, constituyen una eficaz herramienta para utilizar durante y después de un programa de detoxificación, mientras se repara la flora intestinal. Puesto que el cerebro es "plástico", es decir, siempre está cambiando y modificándose, los antidepresivos pueden ayudar a crear nuevas vías neuronales a través de las cuales se procesa la experiencia personal del mundo. Durante los meses que dure de restauración de la flora, hasta que los intestinos fabriquen de nuevo su propia serotonina, el paciente estará creando una memoria nueva y mejorada sobre lo que significa sentirse mejor, restableciendo de esta forma las vías para una percepción más feliz del mundo.

La mayoría de los antidepresivos sólo funcionan por un tiempo, y muchas personas desarrollan tolerancia al cabo de seis meses o un año, por lo que resulta un tanto negligente tratar la depresión sin restaurar las condiciones adecuadas en el cuerpo. A menudo, a los pacientes simplemente se les prescriben dosis más altas o se les cambia el antidepresivo. Confiar en ellos como único curso de acción a largo plazo es como fustigar a un caballo débil para que galope. Es posible que pueda galopar un poco, pero, después de un tiempo, se derrumbará.

Mientras tanto, con toda probabilidad, se irán acumulando los efectos secundarios: disminución de la libido, impotencia, insomnio, aumento o pérdida de peso, sequedad en la boca y muchos más. El efecto secundario más trágico es el suicidio, muy poco tratado en el mundo de la medicina. Sin embargo, cuando los pacientes aumentan la producción de serotonina de forma natural, es como si trajésemos un centenar de caballos nuevos para la carrera y dejáramos al débil ir a pastar y disfrutar de la hierba.

La fábrica de felicidad

La producción de serotonina está muy influenciada por la dieta. Como todo en el cuerpo, la serotonina se construye a partir de los nutrientes que obtenemos de los alimentos. Utiliza ciertos aminoácidos como material de construcción, especialmente el triptófano, que proviene de alimentos ricos en proteínas. Los niveles de triptófano han disminuido enormemente en la dieta moderna. Cuando comíamos animales silvestres que se alimentaban de hierbas y otras plantas, obteníamos mucho más triptófano. Los animales alimentados a base de maíz y granos tienen mucho menos, igual que tienen menos ácidos grasos omega-3. Además, la producción natural de la serotonina se inhibe con la cafeína, el alcohol y el aspartamo, la falta de luz solar y la falta de ejercicio. Después de reparar el entorno intestinal, la creación de un Plan de Bienestar con una dieta equilibrada en nutrientes y, posiblemente, un régimen de suplementos con probióticos (alimentos que suministran bacterias intestinales beneficiosas) constituye un paso importante para mantener más estables los niveles de serotonina.

Síndrome del intestino irritable

Se estima que entre un 10 y 15 por ciento de los norteamericanos padece el síndrome del intestino irritable, que representa el 12 por ciento de las consultas al médico de cabecera. La palabra "síndrome" incluye todo tipo de síntomas, desde hinchazón a dolor de vientre, pero en general el SII describe una situación en la que los intestinos parecen actuar según sus propios criterios y tienen reacciones extremas imprevisibles, como la alternancia entre estreñimiento y diarrea. Se podría decir que el SII es una especie de "depresión de los intestinos", pues, al igual que la depresión psicológica, aparece vinculado a cantidades reducidas de serotonina. Las células nerviosas en el intestino orquestan la digestión y hacen que el músculo de esta parte del organismo se contraiga. Cuando los niveles de serotonina no son los adecuados, el intestino sufre una perturbación, y aparecen episodios alternos de demasiada y muy poca actividad, o un acusado malestar general, síntomas que se ven agravados por el estreñimiento crónico. Cuando los residuos tóxicos se asientan en el colon, el sistema nervioso del intestino puede alternar su respuesta entre el pánico primario, produciendo diarrea para deshacerse de las toxinas, y la parálisis, provocando estreñimiento e hinchazón.

La posibilidad de sanar naturalmente el SII, mediante la restauración de la producción de serotonina y la eliminación de la toxicidad, no se debate abiertamente. Y no deja de resultar irónico pues la medicina moderna fue pionera en la idea de tratar con antidepresivos a los pacientes del SII. El protocolo se desarrolló casi por casualidad, al observar que muchos pacientes con depresión que estaban siendo tratados con ISRS, se sentían inesperadamente aliviados del SII. Pero esto no es de extrañar, por lo que sabemos acerca de los neurotransmisores y el alcance del sufrimiento, que en los casos más extremos produce una alta tasa de cirugías innecesarias como colecistectomías, histerectomías, apendicectomías y cirugías de espalda. La medicación para tratar los síntomas "psicológicos" aliviaba tanto las dolencias intestinales que este tratamiento terminó por convertirse en un protocolo estándar para el SII, tanto si el paciente está deprimido como si no. Pero, a pesar de todo, se ha debatido muy poco sobre por qué los ISRS ayudan realmente a mejorar el SII.

Cómo se diagnostica la toxicidad

¿Cómo averiguas si la toxicidad te está afectando? Los síntomas varían de persona a persona pero las pistas siempre concuerdan si estás entrenado para verlas. Yo siempre les echo un buen vistazo a mis pacientes a través de mis gafas de la detoxificación.

¿Recuerdas el cansancio y las alergias de Tony? ¿La depresión y el aumento de peso de Kate? Robert, de unos sesenta años, sufre de intestinos impredecibles lo que no hace sino añadir estrés a su trabajo, ya de por sí muy estresante. Cuando le dijeron que tenía el SII, asumió que era algo con lo que tenía que vivir y que no podía remediar por sí mismo.

Los síntomas de Tony, Kate y Robert son muy comunes entre pacientes que trabajan duro y andan siempre muy ocupados. También lo son los problemas de la piel y la sinusitis, la fatiga y la hinchazón después de comer, el estreñimiento, los dolores de cabeza, el dolor muscular o de las articulaciones, la propensión a la artritis y dolencias similares, así como un difuso estado de malestar emocional.

Estas diferentes reacciones muestran por qué, en general, los médicos y pacientes hoy en día están ciegos ante la detoxificación. ¿Cómo podríamos saber que un único protocolo de reversión del estado tóxico aliviaría muchos problemas en apariencia tan diferentes? La respuesta del cuerpo a la toxicidad está constituida por una compleja red de posibles reacciones. Nunca se trata de una reacción única que se constata y se siente igual para todo el mundo.

En un primer nivel, la toxicidad va de la mano con la acumulación de lo que las tradiciones orientales llaman *amma* y nosotros simplemente "mucosidad". Esta *amma* es la responsable de que, como es tan común hoy en día, cuerpo y alma se sientan hinchados, pesados o apagados. En el siguiente nivel, la irritación tóxica llega a zonas más profundas, y provoca reacciones alérgicas a las cosas cotidianas. Y en otro nivel más, estimula al sistema inmunológico del cuerpo para que se vuelva hiperactivo y se equivoque de enemigo: ataca a las células y los tejidos del propio cuerpo, y causa trastornos autoinmunes, desde la intolerancia al gluten hasta la artritis y otras enfermedades.

¿Qué se esconde de común detrás de los diferentes casos? Todos estos síntomas de disfunción tienen como causa fundamental la formación excesiva de mucosidad e irritación. Y todos comienzan a resolverse cuando eliminamos las condiciones que causan la irritación y facilitamos la eliminación de la mucosidad.

Cambios globales en el clima interior: El tiempo en la televisión toxicidad

Nuestros cuerpos son mecanismos milagrosos. Piensa en los billones de reacciones químicas que se suceden instante tras instante y cuya suma total conforman nuestra experiencia vital. Resulta imposible afectar a una sola de esas reacciones químicas sin afectar a muchas otras. Sin embargo, la medicina moderna ha evolucionado en la dirección contraria, y se aleja de la idea de considerar a todos los agentes equilibrantes relacionados con una imagen única. Como fruto de esta actitud, la medicina occidental ha llegado a valorar más a los súper-especialistas que a los generalistas. Un médico examina y entiende casi exclusivamente la garganta; otro, los pulmones; otro se ocupa de tu corazón; y así sucesivamente. Pero yo estoy convencido de que debemos dirigir nuestra atención hacia la imagen panorámica, y crear las condiciones para que incluso la reacción química aparentemente más insignificante suceda tal y como debe ser. El programa Clean hace precisamente eso. Pienso en él como en una especie de acupuntura molecular, una comparación que salió de la mente de Jeffrey Bland, el padre de la Medicina Funcional: una pequeña acción en un lugar determinado, como restablecer el correcto equilibrio entre las grasas pro y anti-inflamatorias, o cambiar la tasa ácido-base del cuerpo, desencadena una cascada de efectos positivos por todo el organismo.

Cuando una mariposa bate sus alas en Japón, la cadena de causa y efecto bien puede terminar manifestándose como un tornado en

Argentina. De la misma manera, una reacción química fallida que involucra a algunas moléculas del hígado podría aparecer tiempo después como un tumor en el cerebro. Todo está conectado. Un pequeño punto en el espacio y el tiempo puede desencadenar una cascada de reacciones que afecten río abajo a un sistema mucho más grande, de cuyo delicado equilibrio depende la vida.

La razón de que muchos de estos problemas persistan y empeoren con el tiempo es que la medicina moderna tiende a centrarse en establecer un diagnóstico, en lugar de mirar lo que hay detrás de él. ¿Cuál es el diagnóstico detrás de todos los diagnósticos?

Hace muchos años, empezamos a darnos cuenta de que los desastres ambientales iban en aumento: tormentas, huracanes, inundaciones, incendios, derretimiento de las capas de hielo. Al principio parecían accidentes aislados, sin relación alguna entre sí. Poco a poco, se ataron los cabos. Todos estos desastres estaban relacionados y tenían algo en común: el calentamiento global.

Una crisis similar se está gestando dentro de nuestros cuerpos. La carga masiva de toxinas a la que estamos expuestos cambia nuestro clima interior del mismo modo que los gases de efecto invernadero cambian la atmósfera de la Tierra.

Lluvia ácida

En un acuario o en un lago de agua dulce, el grado de acidez debe mantenerse cuidadosamente para que los peces sobrevivan, y, de la misma forma, el ambiente dentro de nuestras arterias necesita mantener la relación ácido-base dentro de cierto rango o de lo contrario las células que circulan en su interior morirán. Los productos de desecho del metabolismo normal son casi exclusivamente ácidos, por lo que el cuerpo, como parte de su vida cotidiana, está constantemente neutralizando ácidos. La naturaleza es el principal proveedor de moléculas alcalinas, a través de alimentos como los vegetales de hojas verdes. Pero los modernos "alimentos básicos" como el azúcar, los lácteos, la carne, el café y la comida basura son acidificantes. También lo son los medicamentos. Y el estrés, porque las tasas más elevadas de metabolismo, así como la adrenalina y el cortisol, que se producen cuando estamos estresados, aceleran los procesos de acidificación. Por esta razón, prácticas como la meditación ayudan a controlar la excesiva producción de ácidos. No es un eufemismo decir que la vida moderna es un proceso de formación de ácidos.

La acidez excesiva corroe nuestro ambiente interior de forma lenta pero segura, hasta causar daños permanentes. La acidez corroe las arterias, y provoca ataques cardiacos o derrames cerebrales. También puede corroer las articulaciones y causar la artritis. Sin duda, fomenta el mal funcionamiento de procesos claves, como el intercambio de oxígeno en los glóbulos rojos, la inflamación, la coagulación de la sangre, la producción de hormonas y la conductividad de las células nerviosas. De hecho, no se me ocurre ninguna reacción química en el cuerpo que no se vea afectada por la acidez. Durante el programa Clean, reducirás la acidez eliminando los alimentos acidificantes, reduciendo el estrés y aumentando la detoxificación.

Sequía

El fenómeno moderno de la deficiencia nutricional resulta devastador para nuestra salud. Dentro del organismo, todo sucede a través de reacciones químicas. La digestión, la curación y la comunicación entre las células se realizan a través de pequeñas reacciones químicas que necesitan el suministro de determinados ingredientes de origen natural. Estamos diseñados para obtener la mayoría de estos micro-nutrientes a partir de los alimentos. Si llegan a faltar, las reacciones químicas no se realizan, se producen desequilibrios, aparece el malestar y, con el tiempo, se desarrollan las enfermedades. Muchos ya saben que necesitan complementar su dieta con ácidos grasos omega-3 (aceites de pescado), pero hay tres deficiencias recientemente identificadas que pronto serán igualmente conocidas.

MAGNESIO

El magnesio es un mineral que calma y estabiliza el sistema nervioso y relaja los músculos. Resulta difícil de absorber —sólo el 10 por ciento del magnesio ingerido— pero su escasez es uno de los factores que contribuye a las epidemias modernas de estrés, ansiedad, presión arterial alta, depresión, edema, pérdida de memoria, irritabilidad y debilidad.

VITAMINA D

La vitamina D está involucrada en una multitud de procesos vitales. Ayuda a depositar el calcio en los huesos y regula el sistema inmunológico, de manera que su ausencia contribuye a las enfermedades óseas y causa predisposición a las infecciones. Desempeña un papel importante en los procesos químicos que regulan el estado anímico y resulta crucial para la salud del corazón. Se trata de una vitamina que necesita la luz solar para su activación, y, como nos hemos escudado del sol dentro de edificios y automóviles, y cubrimos cada pulgada de nuestra piel con ropa y cremas de protección solar, hay una nueva epidemia mundial de deficiencia de vitamina D. Es de esperar que, muy pronto, multitud de enfermedades estén relacionadas con la falta de esta maravillosa vitamina.

YODO

La deficiencia de yodo es la más reciente de las que soy consciente en el momento de escribir este libro. Es el componente principal para la producción de hormonas tiroideas, responsables de mantener en funcionamiento la caldera de nuestro metabolismo. Sin cantidades suficientes de estas hormonas, el aumento de peso se convierte en un problema serio. Y aunque se trata sólo una de las consecuencias de la deficiente producción de la tiroides por la insuficiencia de yodo, resulta crucial porque la obesidad es ya un problema importante que afecta a millones de niños. La ciencia moderna está empezando a relacionar la falta de yodo con muchas otras dolencias, como el cáncer, las enfermedades del corazón y la depresión. También está implicada en una oleada casi epidémica de deficiencia tiroidea, que observo hoy en día sobre todo entre las mujeres, y que constituye uno de los componentes de lo que mi colega, el Dr. Frank Lipman, ha diagnosticado y tratado brillantemente como un síndrome invisible para la medicina moderna: el "Agotamiento", que se describe en el capítulo siete.

Los procesos de detoxificación dependen de productos químicos que nuestro cuerpo solía obtener de una dieta equilibrada a base de alimentos ricos en nutrientes. El hígado es el órgano que lleva a cabo la mayor parte de los procesos químicos de detoxificación. Y, para ello, necesita adquirir una lista completa de ingredientes naturales, como las vitaminas y minerales que se encuentran en los alimentos integrales, y una buena reserva de antioxidantes. Es algo así como tener un armario bien abastecido de suministros de limpieza, para que tu casa esté siempre en perfectas condiciones higiénicas. Pero, como venimos comentando, existe hoy en día una fuerte deficiencia nutricional, y el hígado pasa apuros para cumplir su función de detoxificación, y muchas veces ni siquiera lo consigue . El programa Clean restaura tus provisiones al añadirle a tu alimentación nutrientes específicos que podrían estar faltando. Además, corrige la falta de antioxidantes de la dieta estándar norteamericana.

El 70 por ciento de la superficie de la Tierra es agua; nuestros cuerpos también son agua en idéntico porcentaje. Sin duda, se trata de uno los elementos esenciales de la vida. Si no hay suficiente agua, las células no pueden funcionar correctamente. El agua es esencial para la detoxificación porque nuestros cuerpos eliminan la mayoría de los desechos con su ayuda: en la orina; en las heces, que necesitan una hidratación suficiente para moverse, y en el sudor. Hoy en día, la mayoría de la gente vive deshidratada no sólo porque no bebe suficiente agua, sino porque muchos alimentos y bebidas, especialmente las cafeinadas, los refrescos y el alcohol, tienen un efecto deshidratante.

La otra materia prima básica que falta en la dieta moderna es la fibra. La fibra de las plantas, en lugar de ser absorbida como nutriente,

Ahorrar millones para obtener un centavo

La desnutrición crónica contribuye, paradójicamente, a otra de las crisis de nuestro tiempo: la obesidad. Cuando el cuerpo se está muriendo de hambre por un oligoelemento que necesita, interfiere con las señales normales que te indican cuándo debes parar de comer. Y lo hace para que consumas más alimentos con la esperanza de conseguir los nutrientes que faltan. El exceso de comida tiene que ir a alguna parte, y normalmente se almacena como grasa. Si la dieta es deficiente en zinc, por ejemplo, lo cual es muy común hoy en día, el cuerpo no te dará una señal de "satisfecho" hasta que no encuentre lo que necesita. Aunque eso implique comer tres kilos de alimentos para obtener un microgramo de zinc. He visto informes médicos donde se habla de un síndrome curioso en el que las personas con deficiencia de hierro sufren un impulso por comer pintura. Sus cuerpos están desesperados por conseguir metales y se lanzan a una acción muy poco natural, que, además, resulta altamente tóxico, pues causa envenenamiento por plomo.

se dedica a "secuestrar" o sacar las toxinas del intestino grueso (colon) para eliminarlas una vez procesadas por el hígado. Sin una cantidad adecuada de fibra, las toxinas se asientan en los intestinos, provocando irritación, y además pueden ser reabsorbidas de nuevo por el cuerpo.

Incendios descontrolados

Aunque "inflamación" es la palabra de moda en los libros de dietas y las revistas de salud, la mayoría de la gente sólo llega a entenderla en parte. Se suele pensar en ella como un área localizada, hinchada, enrojecida, dolorida y más caliente que las zonas a su alrededor. Pero, en realidad, la inflamación es un mecanismo de supervivencia de gran complejidad. Se produce cuando se activa un conjunto de productos químicos en la sangre, por la presencia de algún cuerpo extraño o porque algún elemento está dañado. Estos productos químicos atraen células de defensa que protegen a los tejidos de los agresores, desde una espina hasta un microbio. El sistema de reparación también se activa y requiere la presencia de diferentes células para que arreglen el daño. Normalmente, la inflamación se auto-regula, lo que significa que, tan pronto como se activa, comienza a producir reacciones para impedir que se siga produciendo. Sin embargo, si el cuerpo está constantemente expuesto a sustancias irritantes, la respuesta inflamatoria está siempre activada, y no sólo en pequeñas áreas muy localizadas sino de manera sistemática en todo el cuerpo, incluida la sangre. Esto es lo que ocurre cuando la exposición a las toxinas es elevada: los seres humanos modernos sufren de inflamación crónica. La inflamación (que viene del latín *inflatio,* "prender fuego") es para el medio ambiente del cuerpo lo que los incendios descontrolados son para el planeta.

El cuerpo está diseñado para trabajar en armonía con la naturaleza, y esto implica que la inflamación se mantenga controlada. Absorbe de forma natural ciertos nutrientes de los alimentos para que la inflamación cambie del modo encendido a apagado y viceversa. Un ejemplo de nutriente que enciende la inflamación: los ácidos grasos omega-6; un ejemplo de uno que la apaga: los ácidos grasos omega-3. Estos nutrientes están diseñados por la naturaleza para existir en una relación equilibrada en nuestros alimentos y dentro de nosotros mismos. Por eso, no se trata de que la inflamación deba quedar "encendida" por mucho tiempo, sino más bien permanecer en estado neutro, y siempre lista por si es necesaria. Otros anti-inflamatorios esenciales como los polifenoles, la curcumina y el metilsulfonilmetano (MSM) deberían estar más presentes en nuestra dieta.

Una posible solución a esta cuestión podría ser una dieta cargada de nutrientes anti-inflamatorios, incluso ante el volumen de toxinas a que nos expone la vida moderna, y que desencadenan la respuesta inflamatoria. Sin una dieta de este tipo, la inflamación estaría constantemente "encendida", y no tardaría en propagarse por todo el cuerpo como las ondas expansivas de una bomba. Puede convertirse en crónica y, en lugar de reparar lesiones, colaborar a la degradación de los tejidos. Este hecho sienta las bases para dolencias como el cáncer, la diabetes y, sobre todo, las enfermedades cardiovasculares. Clean está diseñado para darles un empujón a tus nutrientes anti-inflamatorios, al tiempo que reduce los factores desencadenantes de la inflamación.

La inflamación y la dieta

"Aceite de pescado" es uno de los nombres con que se conoce hoy en día a las esenciales grasas omega-3. Pero no sólo existen en el pescado, están presentes en casi todos los organismos vivos. Las vacas tienen un montón de estas grasas cuando viven de forma natural, deambulando libremente y pastando. Pero cuando están confinadas en espacios pequeños y las alimentan con maíz, se inflaman, y generan cantidades excesivas de grasas omega-6. Los dos tipos de grasas omega, junto con otros nutrientes, son necesarias en la proporción adecuada para mantener el equilibrio de la vida.

Esta proporción adecuada existe en la naturaleza; las vacas que se alimentan de pasto tienen las proporciones equilibradas en el organismo, porque comen exactamente como manda la naturaleza. Pero esa relación equilibrada ya no existe en los alimentos que comemos, y, por tanto, tampoco en nosotros. Los animales criados artificialmente están inflamados. Incluso el consumo humano de alimentos de origen vegetal ha contribuido a este problema. Ten en cuenta que los fertilizantes están hechos principalmente de tres componentes: nitrógeno, fósforo y potasio. Faltan muchísimos: selenio, zinc, magnesio y manganeso, por nombrar sólo algunos de los cincuenta y dos minerales que las plantas necesitan para crecer sanas. Dicho de otra manera: las plantas también están desnutridas. Sus sistemas inmunológicos crecen débiles. Cuando los insectos las atacan, responden con su propio mecanismo de defensa, y se inflaman. Hemos creado una sociedad inflamada porque consumimos plantas inflamadas, y animales y peces inflamados. Cuando tomamos los alimentos que producimos, estamos comiendo inflamación y nos estamos inflamando nosotros mismos.

Témpanos en deshielo

Cuando los órganos de detoxificación y eliminación están sobrecargados y poco respaldados por los nutrientes esenciales, no pueden cumplir con su trabajo, lo que afectará al resto del cuerpo. Dependiendo de las células u órganos más afectados, se manifestarán diferentes disfunciones: artritis, cáncer, dolencias del corazón, y así sucesivamente. Algunas enfermedades se producen cuando un órgano con una reducida capacidad de detoxificación recluta a otros sistemas para que le ayuden en tareas que podríamos denominar secundarias y de emergencia, en un mecanismo que forma parte de su diseño para sobrevivir. Consideremos la osteoporosis, por ejemplo. Cuando la acidez se hace crónica por una mala dieta, los huesos son reclutados para ayudar. El control de la acidez es más urgente para el cuerpo que la formación ósea, porque una elevada acidez es más letal que la osteoporosis. Así, los huesos liberan algunas de sus sales naturalmente alcalinas, como el calcio y el fósforo, para amortiguar la acidez en la sangre.

Un especialista podría prescribir entonces un costoso medicamento para estimular los osteoblastos (las células que "fabrican" hueso), o grandes dosis de calcio para estimular el fortalecimiento de los huesos. Pero nada de esto tiene sentido si, al mismo tiempo, no se reduce la acidez de la sangre, pues, si ésta carece de la adecuada alcalinidad, ese calcio no se asimilará al hueso y podría terminar alojándose en las arterias coronarias o en las articulaciones. Por otra parte, el calcio no se deposita en los huesos sin los niveles adecuados de vitamina D, y el examen de esta vitamina es una prueba que rara vez ordenan los médicos de cabecera. Por esta razón, ahora muchos consideran que el consumo de leche es la peor manera de combatir la osteoporosis. La leche genera acidez, que a la larga provoca pérdida ósea, y no formación ósea, como las industria lecheras pretenden hacernos creer. Pero demos un paso atrás, situémonos en algún momento antes del tratamiento y comencemos por preguntarnos: "¿Por qué tiene acidez el paciente?"

Toxinas cuánticas

La toxicidad no se limita al ámbito de los alimentos y los productos químicos. Hay otro tipo de toxicidad igual de influyente y muy generalizada en la salud moderna, aunque resulta más difícil de medir o aislar. Los pensamientos tóxicos, las relaciones tóxicas, el trasfondo de ansiedad —casi un subproducto automático de vivir en el mundo norteamericano moderno— son contaminantes en tanto que perturban la paz y el normal funcionamiento del cuerpo. Aunque no aparece entre los peligros medioambientales en la lista de la EPA (Agencia Estadounidense de Protección Ambiental) y todavía no está plenamente reconocido por muchos médicos muy ocupados en sus hospitales, como revela la falta de tratamientos adecuados, el estrés de la vida moderna es tan tóxico como los productos químicos presentes en el agua, el aire y los alimentos.

Hoy en día, nuestra capacidad de atención sufre un acoso constante, que mantiene a la mente en permanente posición de "encendida". Circula más información ahora que en ningún otro momento de la historia de la humanidad. Incluso los noticieros de televisión ya no se limitan a presentar a un locutor sentado en un escritorio, ahora aparecen además tres líneas de teletipo circulando constantemente con información por la parte de abajo de la pantalla. Nuestra atención está literal y obligatoriamente dividida. A eso hay que añadirle el hecho de que todos estamos disponibles para la comunicación en todo momento, y en todas las zonas horarias, a través de teléfonos celulares, auriculares Bluetooth, e-mails, mensajes de texto, faxes, etc., hasta el punto de que desconectarse se ha convertido casi en un tabú. Y encima de todo, estamos siempre ocupadísimos, en un esfuerzo constante por lograr grandes carreras, buenas relaciones, hijos magníficos, casas estupendas. La presión del éxito nunca había sido tan alta y nuestras vidas se han convertido en un constante planear, trabajar e intentar. Toda esta energía empleada en tareas cerebrales no está disponible donde el cuerpo verdaderamente la necesita. De hecho, en la sociedad actual, apenas somos conscientes de nuestros cuerpos, que muy bien pueden estar sufriendo y desbaratándose ante nuestras narices mientras seguimos preocupados por los mil detalles de la vida cotidiana.

Precisamente fueron mis incesantes pensamientos negativos y temerosos los que me llevaron a iniciar el viaje de auto-sanación. De alguna manera, había conseguido hacer frente a las alergias, al aumento de peso y al colon irritable, pero me di cuenta de que no era capaz de parar mis pensamientos tóxicos. No tuve más remedio que detenerme en seco para tratar de buscar una comprensión más profunda de mi estado. Me encontraba lleno de miedos y frustraciones, comía alimentos tóxicos, trabajaba en horarios tóxicos y en el ambiente tóxico del hospital, en una de las ciudades más tóxicas del mundo. Demasiadas cosas para que mi cuerpo no pagara la factura. Pero no me puse a buscar una solución diferente hasta que la preocupación constante me generó tal dolor en el pecho que llegué a preguntarme si estaría sufriendo un ataque al corazón. La primera experiencia con la meditación alimentó mi esperanza y me dejó muy claro un objetivo: silenciar la mente. Todo lo demás quedó en segundo lugar en ese momento, y me metí en una avión hacia la India.

Todavía sigo trabajando en ese objetivo. No sé hasta dónde he avanzado realmente en ese camino, pero sí puedo constatar que ahora mi mente me permite reconocer en mis pacientes un nivel similar de distracción al que yo tenía, y el bucle constante de pensamiento y preocupación. Un tipo de pensamiento improductivo, que prolifera en la vida moderna, nos gobierna y controla nuestras vidas. En general, estamos estancados no sólo en hábitos de comida que nos hacen daño y disminuyen el aporte de la energía necesaria para las necesidades del cuerpo; también somos prisioneros de ese pensamiento incesante, torturador e improductivo. Que, por cierto, también nos drena la energía y nos deja cansados, desgastados y con el cuerpo físico privado de los recursos que necesita para curarse. He llamado "toxinas cuánticas" a los efectos negativos del estrés porque están fuera del alcance de los ins-

trumentos de medición de los médicos. El estrés encuentra muchas formas de manifestarse en el cuerpo, el comportamiento y el semblante,
influencia los patrones de alimentación, las adicciones y la confianza en
nuestro propio potencial para sentirnos bien o mal. La toxicidad cuántica es sin duda uno de los mayores obstáculos para lograr un bienestar
verdadero. ¿Cómo lo ha conseguido?

La toxicidad cuántica no es nueva. De hecho, miles de años antes
de que los humanos inventaran y utilizaran conservantes, antibióticos,
hormonas, fertilizantes o productos químicos de cualquier otra naturaleza, la detoxificación era el tema principal para algunas personas
muy influyentes en nuestro planeta. El budismo, una de las sendas
espirituales más antiguas, fue descrito como un camino de detoxificación por el propio Buda. Robert Thurman, profesor de budismo
tibetano en la Universidad de Columbia, es un querido amigo y uno
de mis maestros. Una vez me lo explicó de esta manera:

*La Rueda Budista de la Vida tiene un círculo en el centro en el que hay
tres animales cogidos por la cola: un cerdo, un gallo y una serpiente. El
cerdo significa la vana ilusión o la ignorancia que dice: "¡Yo soy la verdadera cosa, el centro del universo, el ser más importante, y todos los
demás están separados de mí!" Esta convicción profunda del ser ego-
ísta lo sitúa en confrontación con el universo, en una situación en la
que no puede ganar y en la que tarde o temprano tendrá que perder.
Basándose en esta perspectiva, el ser quiere consumir gran parte del
universo para convertirla en él mismo, o ella misma; esto se llama avaricia y está representada por el gallo. Si fuera posible, el ser lo devoraría
todo y entonces no tendría ya nada a qué temerle. Pero el universo es
infinito, con lo cual eso nunca sucede. Basándose en la misma perspectiva, el ser teme que los demás quieran devorarlo, o devorarla, y entonces
cae en la paranoia y busca repelerlos a todos; esto se llama ira y odio y
está simbolizado por la serpiente.*

*Estos son los tres venenos o toxinas (Sanskrit trivisha) que hacen
que el mundo ignorante gire: el samsara del sufrimiento sin fin. En la*

medicina indo-tibetana se corresponden, en lo que respecta al mundo físico, con la flema, el viento y la bilis (los tipos de cuerpo kapha, vata y pitta), o más generalmente, con la cohesión, el movimiento y el calor. La salud, para una persona no iluminada, es el equilibrio de estos venenos y energías, pues es lo mejor que se puede lograr. Pero la salud verdadera, duradera y feliz, proviene de la detoxificación, eliminación de los venenos por medio de la sabiduría, de la comprensión de la verdadera naturaleza de la realidad, de la experiencia del ser convertido en uno con el universo, lleno de energía y felicidad, sin necesidad de ser codicioso, sin temer ni odiar a nadie, felizmente compasivo con los demás, a quienes considera iguales a sí mismo y hermosos en su diferencia relativa, tal como uno ve a un hijo bienamado, o al amante o a un buen amigo. Esta es la verdadera salud de la iluminación.

La iluminación como verdadera salud puede parecer inalcanzable, pero deshacerse de los venenos de los que habló Buda podría ser, desde este punto de vista, más urgente que cualquier otra cosa al nivel de la alimentación, la bebida y los productos de limpieza. Sólo cuando estemos libres de la ilusión vana, de la avaricia y la ira, podremos volver a un estado de iluminación en el que viviremos con el conocimiento de que ya tenemos todo lo que necesitamos. Sólo así se puede detener el consumo desenfrenado y la locura humana de la vida moderna.

Como parte de Clean, se te invitará a iniciar una práctica diaria de meditación, y, con ella, concederte una oportunidad para liberar parte de esta carga mental y explorar el verdadero inicio de lo que "la salud verdadera, duradera y feliz" signifique para ti.

6

La raíz común de la disfunción: Escarbar en busca de respuestas

Cuando las hojas de una planta se ven enfermas, los jardineros sabios desentierran su raíz para echarle un vistazo. A pesar de estar enterrada en el suelo y oculta a la vista, los jardineros saben que deben ir a la raíz para buscar el comienzo de la mayoría de las enfermedades de las plantas. No les sorprende que los primeros síntomas aparezcan en las hojas, muy lejos de la raíz. Saben que las hojas saludables reciben los nutrientes de las raíces, que a su vez los absorben de la tierra. Esto lo aprendí de niño viendo a los jardineros en mi jardín.

Mientras buscaba respuestas y soluciones a mis problemas de salud, mi viaje también me transformó, y pasé de ser un especialista formado en occidente a convertirme en un médico de mente abierta. Cuando empecé a estudiar otras tradiciones de curación, en seguida constaté que en la mayoría de ellas surgía una y otra vez el mismo concepto: la salud y la enfermedad empiezan en los intestinos. En esta idea matriz, que en un principio no entendí, estaba la llave de la puerta que buscaba. Los intestinos están ocultos, como las raíces, y absorben los nutrientes de los alimentos, que son nuestro suelo. La salud intestinal juega un papel muy importante a la hora de determinar si nos alimentamos bien. Toxicidad, depresión, síndrome del intestino irritable, falta de nutrientes, mucosidad, acidez, producción de serotonina: piezas sueltas de un rompecabezas que se conectaron en una matriz de múltiples niveles y dieron respuesta a mis preguntas sobre cómo y por qué.

La mayoría de la gente subestima la importancia de la salud intestinal. Otros órganos, como el corazón (el "rey de los órganos"), tienden a ser los protagonistas. Sin embargo, la información sobre el sistema intestinal resultó ser el eslabón perdido entre mi síndrome del intestino irritable y mi depresión.

El intestino humano es similar a la raíz de una planta: ambos están ocultos, ambos absorben agua y nutrientes y, cuando están enfermos, ambos muestran los síntomas en órganos lejanos, como las hojas y las ramas o la piel y el pelo. Pero escondido en esta raíz se encuentra uno de los sistemas más importantes para la vida humana: una máquina de alta precisión con capacidades y funciones que no sólo nos permiten obtener los ladrillos y productos químicos que construirán nuestros cuerpos, sino también detectar en quién podemos confiar en la vida. Una máquina muy delicada que necesita un conjunto de condiciones muy específicas para funcionar de forma equilibrada. La naturaleza diseñó la máquina y le proporcionó las condiciones perfectas. Cuando nos apartamos de la naturaleza, las condiciones para una óptima función intestinal se deterioran. Cuando los intestinos están en apuros, son más que probables las deficiencias en nutrientes. Pero también puede sufrir tu intuición. Tu "instinto visceral" puede confundirse. El cerebro que permite tu instinto está en el abdomen. Las alergias estacionales pueden volver para vengarse. Puede que te deprimas, que te dé estreñimiento o que ganes peso a pesar de "no comer". Puede que empieces a tener reacciones a alimentos contra los cuales nunca antes habías reaccionado. Cada órgano o función en el cuerpo tiene un enlace directo con los intestinos.

La toxicidad suele afectar al intestino antes que a cualquier otro órgano. Aunque tal y como nos referimos a él aquí, el intestino no es un solo órgano, sino un sistema que lleva a cabo funciones importantes, diversas y casi mágicas. Una breve descripción de los cuatro principales componentes del sistema intestinal te ayudará a entender cómo es posible que esté en él la raíz del problema para enfermedades totalmente diferentes.

La flora intestinal

Héroes silenciosos de la salud, las bacterias beneficiosas que viven en nuestros intestinos son tan importantes que algunas tradiciones curativas las llaman "el órgano invisible". Es cierto que viven fuera de la vista, pero resultan esenciales para mantener la integridad intestinal. Un intestino sano contiene cerca de dos libras de bacterias útiles. Como una especie de selva interior, los intestinos albergan una pujante masa de microorganismos diminutos. Estos huéspedes ocupan viviendas de primera, exclusivas y acogedoras, situadas dentro de los pliegues de la mucosa intestinal, nuestra primera piel. El alquiler es alto y lo pagan con trabajo duro. Ayudan en la digestión permitiendo la absorción de los nutrientes que de otro modo no serían capaces de atravesar la pared intestinal para entrar en el sistema circulatorio. La reducción de la flora intestinal sana conduce a un agotamiento de los nutrientes y, en consecuencia, a un mal funcionamiento del sistema. También nos protegen de las infecciones. Ocupan todas las viviendas de las paredes intestinales, e impiden que otros organismos como la flora patógena (bacterias que causan enfermedades), los virus y los parásitos, logren asentarse. Desde su privilegiada ubicación, la flora beneficiosa funciona como un primer filtro de toxinas, que neutraliza cerca de una cuarta parte antes de que entren en el torrente sanguíneo. Su presencia también acelera el tránsito de los desechos tóxicos (heces) por el colon para que no permanezcan allí demasiado tiempo, impidiendo así que sean reabsorbidos por el torrente sanguíneo.

Resulta inevitable que siempre haya unas cuantas bacterias patógenas o malas en esta mezcla. Pero la vida moderna ha alterado este equilibrio. Con el tiempo, los productos químicos tóxicos, los medicamentos, especialmente los antibióticos —medicinas diseñadas específicamente para matar "biota", o pequeñas formas de vida— acaban con la flora buena. El alcohol y el estrés también contribuyen. Los microbios patógenos, resistentes a la mezcla química que mató a los buenos, encuentran la forma de sobrevivir y terminan por asumir el control, provocando una situación que se denomina disbiosis. Las levaduras, por ejemplo, son organismos que crecen en exceso a la primera oportunidad. Progresan con fuerza entre los alimentos dulces y los productos lácteos que consumimos y, al expulsar sus residuos, emiten una nube tóxica que nos hace sentir hinchados a *nosotros*, con gases e irritados. La disbiosis nos afecta a todos en alguna medida, incluso a los que comen alimentos integrales y toman probióticos, ya que todos estamos expuestos a la toxicidad.

Numerosos estudios demuestran la importancia de la buena flora intestinal en todos los aspectos de la salud. Las madres que toman probióticos dan a luz niños sanos, que apenas se enferman y que, años más tarde, se desenvuelven mejor en la escuela. Los atletas con flora intestinal sana se recuperan más rápidamente de una lesión. En cambio, tomar antibióticos durante la infancia se relaciona significativamente con el padecimiento de todo tipo de enfermedades más adelante. En el libro de la toxicidad, la flora ocupa un capítulo tan importante que embarcarse en un programa de detoxificación sin restaurar las bacterias buenas y eliminar las malas resulta casi inútil. Reconstruir, inocular y restaurar la flora intestinal es una parte esencial del programa Clean.

No deja de ser irónico que otros cardiólogos me miren perplejos cuando receto probióticos. En ninguno de los hospitales donde he trabajado tenían una reserva apropiada de estos productos, y tampoco vi que los prescribieran en otros departamentos, aunque posiblemente sea en los hospitales donde más se necesitan. Incluso los gastroenterólogos, especialistas en los órganos digestivos, sólo muy recientemente están empezando a considerar que los probióticos ayudan de manera efectiva a sus pacientes. Se piensa muy poco en las condiciones de la población biológica perteneciente a esta "selva interior".

La industria farmacéutica está desarrollando nuevas marcas de probióticos de grado médico, dirigidas a personas con distensión abdominal, estreñimiento o el síndrome del intestino irritable. Aunque, sin duda, supone un paso en la dirección correcta, los probióticos todavía se fabrican y comercializan con la misma mentalidad que los medicamentos tradicionales: una cura mágica para un problema complejo. Su mercadotecnia sugiere que el daño de la flora intestinal puede arreglarse con un solo producto probiótico, y los cambios en la dieta o los programas de detoxificación no solo no se aconsejan, sino que ni siquiera se mencionan.

Este enfoque de "ventanilla única" suena atractivo porque sugiere que no tenemos que sacrificar ni cambiar nada para recuperar la salud. Pero resulta contraproducente. La flora intestinal sólo se puede reconstruir con éxito cuando se eliminan las comidas que alimentan las bacterias patógenas, se utilizan alimentos antimicrobianos naturales o complementos para asustarlas y se incorporan bacterias vivas de las cepas adecuadas y en la cantidad correcta. Tomar un medicamento probiótico sin dejar de tomar café y comer bizcochos es como lanzarle un caramelo a un elefante que te embiste.

La flora intestinal también ayuda en la defensa interior de nuestro cuerpo. La primera piel intestinal es nuestra frontera más visitada por extraños, que tratan desesperadamente de pasar *adentro*, así que el sistema inmunológico ha construido muchas bases militares en la misma pared intestinal, con periscopios apuntando hacia el tubo intestinal, donde las bacterias buenas luchan y completan su trabajo. Las bacterias buenas mantienen a los guardias, por tomarles el pelo, lo suficientemente alerta como para reconocer amenazas reales, pero no tanto como para generar un estado de emergencia, que requeriría reclutar a todos los servicios del ejército inmunológico repartidos por el cuerpo. Alrededor del tubo intestinal, hay tantos campos de operaciones del sistema inmunológico que todos juntos componen el 80 por ciento del ejército inmunológico del organismo. Reciben el nombre de tejido linfático asociado al intestino, o GALT (por sus siglas en inglés). Mi pronóstico es que encontraremos muchas más funciones asociadas al GALT cuando los investigadores empiecen a interesarse verdaderamente en él.

Sobrecarga de antibióticos

La ciencia ha hecho un gran trabajo con el estudio de las bacterias tóxicas. Ha logrado desarrollar poderosas armas para matarlas —los antibióticos—, que han salvado muchas vidas. Pero ha ignorado el hecho de que al matar las bacterias malas también se mata la flora buena que necesitamos para mantenernos sanos. El uso indiscriminado de antibióticos diezma nuestra primera línea de defensa, y destruye la flora intestinal, por lo que contribuye a la mala detoxificación y sus secuelas, desde desnutrición y depresión hasta infecciones. Por otra parte, la mutación de algunas bacterias malas en peligrosísimas superbacterias, como la "superbacteria de hospital" MRSA (*Staphylococcus aureus* resistente a la meticilina), que mata a los pacientes en el lugar donde iban a ser curados, es el resultado de un uso excesivo de antibióticos.

La pared intestinal

Para introducirse en el torrente sanguíneo, todo extraño tiene que pasar una frontera, una barrera que separa el interior del cuerpo del exterior. La primera piel, ya sea mirando hacia afuera (la piel) o mirando hacia adentro (pared intestinal), debe estar intacta para cumplir su propósito de protección y filtro de todo lo que entra. Cualquier cosa que pase al interior debe ser elegida y transportada a propósito —absorbida— por las células de la pared intestinal, los "ladrillos" de la pared. En un intestino sano, la pared no tiene fisuras entre los ladrillos, sino que mantienen lo que se denomina "uniones estrechas". Esa "estrechez" se ve claramente en el microscopio y tiene una función muy importante: que no ingrese *nada* no deseado.

Voy a tratar de explicar de una forma simple un asunto muy complejo: nuestro cuerpo está diseñado para proteger su interior de todo lo extraño que viene de fuera; para ello, existe un ejército completo con diferentes batallones y una gran cantidad de armas. Uno de los aspectos más delicados de esta operación tan complicada es la identificación precisa de lo "propio" y lo "extraño". Todo organismo viviente está constituido por tres clases básicas de ladrillos: carbohidratos, proteínas y grasas, más otras cuantas cosas como agua, metales, sales y minerales. Éstos, a su vez, están hechos de aminoácidos (proteínas), carbono y agua (carbohidratos) y ácidos grasos (grasas). El universo entero es como un juego de Lego. Con diferentes combinaciones y cantidades de sólo un puñado de piezas, es posible crear miles de millones de cosas tan diferentes que resulta difícil imaginar que sus bloques constituyentes sean los mismos.

Cuando nos comemos un muslo de pollo, el sistema digestivo se pone a trabajar. Su tarea consiste en desmontarlo en sus componentes individuales, que son lo suficientemente pequeños como para pasar a la sangre a través de la pared intestinal. Una vez en la sangre, estos componentes no serán detenidos. A la policía secreta del sistema inmunológico le resulta imposible saber si un componente individual proviene de una gallina, de una nuez o de una barra energética. Muy pronto se utilizarán para construir algo, posiblemente un músculo.

Pero cuando un grupo de componentes —que siguen pegados (incompletamente digeridos), y forman un cuerpo lo suficientemente grande como para ser reconocido como una pieza de pollo—, logra pasar a través de la pared, la alarma salta casi instantáneamente y se lanza una respuesta de "asombro y pavor". Un tipo de célula inmune (linfocitos) dispara un pegamento (anticuerpos) que impacta en el extraño (antígeno) y lo aturde. Se reclutan entonces células asesinas que se adhieren al extraño y liberan sobre él jugos ácidos tan corrosivos que disuelven cualquier cosa que entre en contacto con ellos.

La toxicidad está en la raíz de la cadena de acontecimientos que culmina con una pared intestinal dañada, con agujeros, de manera que deja de ser impermeable a los trozos de alimentos. Cuando llega a ese estado, se le llama "intestino permeable" y al conjunto de síntomas y problemas que de él se derivan, se le denomina "síndrome del intestino permeable". La primera piel está renovándose constantemente y trata de reparar cualquier hueco, lesión o daño haciendo crecer las células y el tejido conectivo mucho más rápido de lo habitual. Pero los ladrillos utilizados para construir la pared intestinal (glutamina) no son tan fáciles de obtener, y en un entorno como el que da lugar a un intestino permeable es probable que los daños nunca lleguen a repararse. He diseñado el programa Clean precisamente con el objetivo de crear las condiciones adecuadas para que tus intestinos obtengan los ladrillos para efectuar las reparaciones que necesitan.

El tejido linfático asociado al intestino (GALT)

Una de las familias de dolencias más desconcertantes para el mundo de la medicina occidental es la de las denominadas enfermedades autoinmunes. En ellas, el sistema inmunológico ataca zonas del propio cuerpo, en un acto de auto-destrucción. ¿Cómo y por qué un sistema diseñado exclusivamente para distinguir entre lo "propio" y lo "extraño" llega a confundirse tanto como para ordenarle a su ejército abrir fuego contra sí mismo?

Cuando la flora intestinal beneficiosa es asesinada por una mezcla de antibióticos, café, conservantes y alcohol, otras bacterias más agresivas, resistentes y dañinas ocupan su espacio. Provocado por estas bacterias y las sustancias tóxicas de los alimentos, el GALT prepara entonces todo tipo de respuestas (alérgica, defensiva, inflamatoria, reparatoria). Pero cuando el intestino tiene fugas que permiten el paso de trozos identificados sin digerir, el sistema inmunológico se fuerza al máximo. Nunca antes había sufrido un ataque tan intenso. Carece de un programa para seleccionar las batallas. Cada trozo sin digerir desencadena un ataque del ejército completo.

Imagina un ejército de soldados entrenados únicamente para una o dos batallas simultáneas. De pronto, recibe millones de llamadas desde diferentes lugares. Los soldados corren enloquecidos de un lado para otro y acaban disparándole a todo lo que se asemeje a un trozo de comida. Si el trozo atacado es parte del músculo de un pollo, es muy posible que los soldados terminen disparándole al músculo del cuerpo que supuestamente deben defender porque los músculos de pollos y de humanos son similares. Por supuesto que se trata de un escenario imaginario: nunca he sabido de un músculo de pollo que haya provocado un ataque inmunológico sobre un músculo humano debido a un intestino permeable.

Pero no es imaginario en absoluto el hecho de que las enfermedades autoinmunes no hacen más que aumentar. Una de las primeras y más comunes es la fiebre reumática. Un estreptococo en la garganta genera un despliegue masivo del ejército. Las moléculas del estreptococo tienen una superficie similar a la de las válvulas del corazón, especialmente la válvula mitral, y también a la de las grandes articulaciones. El ejército confunde las articulaciones y las válvulas del corazón con el estreptococo y dirige el ataque hacia ellas. Las articulaciones se recuperan, pero las válvulas del corazón quedan dañadas de por vida. Probablemente se hará necesaria, décadas después, una operación a corazón abierto para repararlas o reemplazarlas.

Por la exposición constante a la dieta norteamericana estándar, nuestro GALT tiende a vivir en un alto estado de alerta, que le obliga a iniciar constantemente respuestas inmunológicas. Ese estado tiene consecuencias: roba sutilmente energía de la economía del cuerpo, con lo que queda menos energía disponible para curar, detoxificar y realizar otras funciones importantes. Este vaciado de las reservas de energía se puede sentir de muchas maneras sutiles, empezando, claro está, por el cansancio diario.

Cuando la integridad intestinal se pierde, el GALT se expone a visitantes que nunca hubiesen aparecido en condiciones naturales. Alimentos que nunca antes representaron un problema se convierten, en condiciones de toxicidad, en potenciales alergenos. El ejército de respuesta alérgica entra en alerta roja y envía señales a otras partes del cuerpo.

Cuando le permitimos al cuerpo reparar la pared intestinal, replantar buenas bacterias y calmar a los ejércitos inmuno-inflamatorios con nutrientes específicos, podemos regresar a los tiempos en que leer el menú de un restaurante no se percibía como caminar sobre un campo minado. Nunca se sabe en qué momento se va a detonar la explosión.

Vivir en estado de alerta roja

La flora de la mucosa intestinal vive en armonía con el GALT. Mantiene al tejido del sistema inmunológico estimulado y listo para actuar en todo momento, sin hacerlo saltar continuamente al modo de defensa. Por esta razón, una flora intestinal saludable resulta clave para una inmunidad vigorosa, que por supuesto incluye la defensa ordinaria contra todo tipo de invasores. Cuando la flora intestinal está muy dañada, una de las primeras cosas que se notan es un incremento de los resfriados comunes y procesos mucho más largos de dolores de garganta y gripe, algo que la mayoría considera "normal" en las ahora denominadas "temporadas de gripe" (principalmente porque la mercadotecnia de los medicamentos las ha llamado así). Pero no es normal. Una persona con un sistema inmunológico en pleno funcionamiento, apoyado por una flora intestinal sana, rara vez contrae estas enfermedades. Por otro lado, los que tienen los intestinos colonizados por bacterias malas se encuentran en un constante estado de guerra porque el GALT detecta los agentes patógenos que viven justo encima. Y siempre serán personas mucho más propensas a tener alergias e inflamaciones por todo el cuerpo.

Nuestro segundo cerebro

"Haz lo que te digan tus entrañas" nos dicen nuestros sabios consejeros. El instantáneo "instinto visceral" pocas veces se equivoca con las situaciones y las personas. Es nuestra mente pensante la que tiende a confundir las cosas y nos lleva a terminar haciendo lo que nuestras tripas nos habían dicho con claridad que no hiciéramos. "Debí escuchar a mis entrañas", nos lamentamos después. Tal vez esa función ayudó a los primeros hombres y mujeres a sobrevivir.

Alrededor de los intestinos y del GALT hay un secreto muy bien guardado: la existencia de millones de células nerviosas, tantas como en el cerebro o incluso más. Esto significa que tienen la capacidad de procesar información sobre lo que está pasando y de poner en marcha una respuesta, sin depender del cerebro ni del sistema nervioso central. Si es necesario, los intestinos pueden controlar sus funciones con independencia del cerebro. Y cuando se trata de las decisiones más importantes en la vida, en especial las de vida o muerte, preferiríamos depender de la inteligencia de los intestinos que del pensamiento siempre inseguro e indeciso del cerebro.

Los intestinos también pueden tomar medidas de emergencia por su cuenta: todo el mundo sabe cómo el miedo provoca una contracción explosiva de la maquinaria peristáltica, provocando, a veces, incluso diarrea. Este reflejo probablemente está destinado a establecer las prioridades en el uso de la energía en situaciones de emergencia. Si te encuentras con un león, parece que tu cuerpo decide no gastar energía en la digestión. Lo que quiere es reunir inmediatamente toda la energía disponible para luchar o huir. Así que sencillamente descarga todos los alimentos que lo mantenían ocupado.

Las células nerviosas de los intestinos se comunican entre sí lo mismo que las neuronas del cerebro, a través de sustancias químicas llamadas neurotransmisores. Hay muchos tipos de neurotransmisores. Algunos se involucran en respuestas de estimulación, otros en respuestas inhibitorias. Uno de los más conocidos, la serotonina, se cree que es responsable de la sensación de felicidad y bienestar. La creencia popular es que se fabrica en el cerebro, ya que determina nuestro estado de ánimo y nuestras emociones. Pero a mí personalmente, no me resultó nada extraño descubrir que aproximadamente un 90 por ciento de la cantidad total de serotonina del organismo es producida por las células nerviosas de los intestinos. El sistema intestinal desempeña cuatro funciones básicas: obtener información del mundo exterior, absorber los componentes que se utilizarán en la construcción de los órganos y tejidos, albergar las neuronas que encienden el reino de la intuición y hacer la labor de patrulla fronteriza.

Cuando la toxicidad daña al sistema intestinal, toda la economía del cuerpo cambia. La atención se centra en combatir los agentes patógenos y en generar respuestas inflamatorias e inmunológicas. Mientras tanto, las malas bacterias y las levaduras compiten por los nutrientes necesarios para la fabricación de los neurotransmisores y de otras sustancias esenciales para el buen funcionamiento del cuerpo, incluida la serotonina. Es una batalla por los recursos. Cuando las materias pri-

Huéspedes especiales: Parásitos

Eric, actor de cine con mucho éxito, vino a verme con dos problemas no muy bien vistos en Hollywood. En un lado de la cara tenía eczema, o piel irritada y escamosa, que ningún medicamento o crema terminaba de remediar. También estaba "hinchado" con algunas libras de más. Durante su limpieza, Eric perdió cerca de doce libras y comenzó a sentirse mucho mejor. El eczema se calmó pero hacia el final del programa volvió con toda su fuerza. Desconcertado, le sugerí un examen de heces para buscar pistas. La experiencia me ha demostrado que, cuando una persona sana sigue teniendo síntomas extraños después de completar el programa Clean —ya sean problemas de piel, náuseas, cansancio, hinchazón constante o un estado general debilitado— hay que dar un paso más: buscar el bicho.

Los parásitos son organismos que viven en los intestinos, roban los nutrientes y degradan significativamente el bienestar de la persona que los acoge. Se introducen sobre todo a través de los alimentos y del agua, a menudo en restaurantes, donde hay más vías de contaminación. De hecho, son mucho más frecuentes en personas que suelen comer fuera. (No es que los contraigas en algún viaje al extranjero, como la mayoría de la gente piensa). La señal típica de la presencia de parásitos es la alta inflamación, ya que el sistema inmunológico se ve agredido por su presencia y empieza a combatirlos. Los análisis de

mas escasean, los niveles de serotonina bajan. Y cobran protagonismo otros neurotransmisores, como los que provocan las respuestas al estrés (adrenalina, noradrenalina). Como leerás más adelante, la serotonina no sólo afecta a los estados de ánimo psicológicos, sino que también afecta al "humor" de los intestinos, por lo que una interrupción en la producción de serotonina contribuye a la depresión ... y a tener un intestino irritable.

sangre de Eric mostraron una PCR (Proteína C reactiva) elevada, uno de los indicadores de la inflamación, así que le sugerí que consultara a un experto en parásitos. El especialista utilizó hisopos rectales para confirmar su presencia.

Existen remedios naturales contra los parásitos que se pueden hacer en casa y utilizar durante y después del programa Clean. Algunos son muy efectivos, como, por ejemplo, tomar semillas molidas de papaya todos los días, pero Eric requería un enfoque más agresivo. En este caso, el tratamiento más eficaz es a base de antibióticos y antiparasitarios. Hablamos sobre el hecho de que estos medicamentos podrían dañar su saludable flora intestinal, y que después tendría que trabajar duro para repoblarla con probióticos y una buena dieta. El tratamiento duró diez días, y finalmente los síntomas desaparecieron para siempre de la piel de Eric. Con la eliminación de los parásitos, descendió el nivel de inflamación y se esfumó la irritación de la piel, que era la manera en que su cuerpo le indicaba que algo andaba mal. Además, ya sin invasores, se restableció el equilibrio en su ecosistema intestinal y éste pudo florecer de nuevo. El programa Clean no trata directamente los parásitos, pero sí es relevante para tu propia búsqueda de equilibrio, si persisten problemas específicos.

Cava el pozo antes de tener sed

La medicina china considera al ser humano como parte del Tao, o totalidad. Y siempre se ha esforzado en proteger el equilibrio del ecosistema interno con dietas, hierbas y modalidades diversas, como la acupuntura, para que el organismo preserve el orden y la enfermedad tenga menos oportunidades de establecerse en él. Un famoso texto escrito en el siglo II AC dice, "Curar la enfermedad después de que haya aparecido es como cavar un pozo cuando ya se tiene sed o forjar las armas cuando la guerra ya ha comenzado". Nuestro actual modus operandi en Occidente consiste en cavar una gran cantidad de pozos cuando ya estamos sedientos. Y no está funcionando para mantenernos realmente bien.

Fuera de la medicina, en los mercados, se ha producido un gran cambio. La industria de los alimentos naturales se ha disparado. La difusión del estilo de vida orgánico, más allá de la comida, ha generado productos innovadores para todas las habitaciones de la casa, con la intención de convertirla en un hogar más verde y limpio. Puedes obtener filtros de agua para la casa y filtros de aire para el automóvil, llenar la despensa con hierbas medicinales y suplementos alimenticios y guardar productos verdes de limpieza debajo del fregadero.

Estas medidas son importantes. Reducir la exposición hoy es el primer paso para construir la salud de mañana. Pero, por desgracia, estas innovaciones por sí solas no son suficientes. Incluso los que escogen un buen estilo de vida, siguen bañándose con el agua de la ciudad, comiendo alimentos preparados en restaurantes y entrando en edificios limpiados y fumigados con productos químicos tóxicos. Probablemente hacen lo mejor que pueden, pero siguen exponiéndose a las toxinas en muchas áreas que están fuera de su control.

Las medidas preventivas y los productos ecológicos bien diseñados mejoran el presente y el futuro, pero no se pueden deshacer del pasado. La obstinación de ciertas toxinas fabricadas por los humanos, que tienden a quedarse dentro del cuerpo durante años, es tan grande que el daño interior ya está hecho o a punto de producirse.

Vivimos una época en que las enfermedades del corazón, que en realidad son casi totalmente evitables, constituyen la primera causa de muerte en nuestro país; en que una parte asombrosa del PIB estadounidense se utiliza para pagar los medicamentos y tratamientos de las llamadas enfermedades de la civilización; en que el porcentaje de hombres y mujeres que consumen diariamente medicamentos de prescripción es altísimo y creciente, especialmente entre los mayores y los de mediana edad. Ante semejante panorama, sólo podemos vislumbrar un futuro donde la salud irá cada vez peor y la sensación de bienestar irá en disminución. ¿Por qué no elegir un futuro diferente, cavando el pozo ahora, antes de sentirte demasiado débil, cuando aún tienes fuerza para ahondar?

Ese pozo es Clean, una herramienta para limpiar el ambiente interior contaminado, ralentizar el ritmo del envejecimiento y liberar la sobrecarga tóxica que bloquea el óptimo funcionamiento de tu cuerpo, ahora y en el futuro. Los programas de detoxificación no son la panacea para todos los males, pero ayudan a crear un mejor estado de salud y te devuelven el poder sobre tu propio bienestar.

¿Son tus genes tu "destino"?

Nuestros genes contienen toda la información que necesitamos para vivir. Al igual que el software de tu computadora, tu programa genético tiene las instrucciones paso a paso para fabricar proteínas, hormonas y cualquier otra cosa que tu cuerpo necesite para construirse y repararse a sí mismo, así como para adaptarse a los cambios del entorno y las circunstancias. La percepción actual de la gente es que se puede hacer muy poco cuando se heredan "malos genes".

Algunos genes tienen un efecto fijo, como los que determinan el color de los ojos, pero muchos otros se pueden activar o desactivar. La palabra clave es "expresión". Los genes pueden expresarse o no expresarse. La mecánica es más o menos como sigue. Sabemos que en nuestros genes hay mucha más información de la que se utiliza en un momento dado. Pasa como con el software de la computadora, algunos programas se están ejecutando todo el tiempo mientras otros permanecen en reposo y se ejecutan sólo cuando es necesario, o cuando hacemos clic sobre ellos y los abrimos para un propósito específico. Algunos genes contienen una información exactamente contraria a la de sus vecinos. Nuestras células han desarrollado una manera de mantener estos genes latentes, inactivos, no expresados, mientras ponen en funcionamiento a otros. Cuando las circunstancias lo requieran, los genes activos pueden ser apagados y los inactivos pueden activarse o "expresarse". Las funciones que rigen pueden ser necesarias sólo en ciertos momentos, de manera que, cuando no se necesitan, quedan en modo de espera.

La expresión de los genes

¿Qué determina cuándo y por qué un gen se expresa? Se cree que las condiciones del ambiente interno, el clima interior, ejercen una influencia importante sobre la activación o supresión de genes que pueden causar enfermedades. Los genes se encuentran en el núcleo de las células. El citoplasma de la célula rodea al núcleo, desde donde los genes dirigen la sinfonía de la vida. El microclima en el citoplasma afecta a los genes. ¿Y qué influye sobre el citoplasma de la célula? La sangre que lo rodea. ¿Qué influye sobre la composición de la sangre? Los alimentos, las emociones, los pensamientos y las toxinas que se acumulan. Todas estas diferentes influencias pueden activar y desactivar los genes. Se ha demostrado que los estados mentales o emocionales, las influencias medioambientales como el calor, la humedad, la luz, el sonido y otros, la radiación, e incluso la percepción de un ambiente acogedor o amenazante, influyen sobre cuáles genes se activan y cuáles no. El impacto de los alimentos en nuestro ambiente químico interno es la más íntima de las influencias. Después de todo, introducimos los alimentos en nuestra sangre. La ciencia que estudia cómo afecta la comida a la forma en que se expresan los genes se llama nutrigenómica.

Si utilizamos lo que sabemos sobre nuestros genes, podremos elegir una dieta y un estilo de vida que maximice la expresión de nuestro potencial y que reduzca al mínimo la expresión de los genes que nos hacen más vulnerables. Por ejemplo, investigadores de la Universidad John Hopkins han descubierto recientemente que el sulforafano, un compuesto de azufre que se encuentra en las semillas de brócoli, disminuye la expresión de ciertos genes del cáncer. Extrajeron este compuesto de las semillas de brócoli y lo convirtieron en un suplemento alimenticio que se ha convertido en una gran promesa en la prevención del cáncer.

La nutrigenómica muestra que los alimentos no sólo "se convierten en lo que eres" al proporcionar los componentes básicos de la arquitectura de tu cuerpo, sino que también dirigen muy de cerca cuáles productos de tu metabolismo se incrementan, cuáles se reducen y cuáles se detienen por completo. O sea, los alimentos pueden afectar la expresión genética para bien o para mal. Por tanto, parece que, además de decir "somos lo que comemos", tenemos que añadir "nuestras células se comportan como les indican nuestros alimentos". La comida lleva información sobre nuestro entorno hasta las puertas de nuestro Pentágono interior, el GALT. Si nuestro entorno está inflamado, tal vez la comida informará a los intestinos de que deben prepararse contra el agresor.

La nutrigenómica proporciona una esperanza a las personas que perciben los genes como un destino inexorable. Sabemos desde hace mucho tiempo que una vida saludable puede neutralizar los efectos de ciertos genes heredados de los antepasados. Una mayor predisposición genética para una enfermedad no garantiza necesariamente que se sufrirá esa enfermedad. La nutrigenómica nos ofrece una forma muy poderosa de cambiar nuestro propio futuro.

Los médicos pueden identificar ciertas tendencias genéticas por medio de una sencilla recopilación de información; por ejemplo, si tu padre o tu madre sufrieron un ataque al corazón antes de llegar a los cincuenta, tú serás mucho más propenso a sufrir uno. Pero, con un estilo de vida adecuado, minimizarás las probabilidades de que esto ocurra. La activación y desactivación de genes toma demasiado tiempo para salvarte vida si ya estás teniendo ataques al corazón. En este caso, se necesitarán resultados más inmediatos. Con medicamentos, procedimientos y exámenes lograrás mantenerte con vida en el corto plazo. Pero si buscas una solución a largo plazo, al final tendrás que desactivar determinados genes. Un programa sensato de detoxificación es una muy buena manera de iniciar este proceso.

Con el programa Clean optimizarás tu expresión genética de una forma sencilla y eficaz. Al cambiar el metabolismo y reducir la acidez de la sangre, los niveles de inflamación y estrés y la exposición a las toxinas, mejorarás el entorno esencial de las células que determinan la expresión genética.

Tus genes pueden decirle a tu médico cómo escribirte las prescripciones

La genética de cada uno es tan específica que la prescripción de medicamentos siguiendo el actual enfoque de "una dosis para todos" resulta inútil la mitad de las veces y peligrosa la otra mitad. Hay componentes muy pequeños de la cadena de ADN, los nucleótidos, que desempeñan un trabajo decisivo. Un cierto tipo de nucleótido, cuando está presente en el gen, da la señal para producir una enzima hepática que acelera el metabolismo de ciertos medicamentos de prescripción. La presencia o ausencia de esta variedad de nucleótido explica por qué, frente a la misma dosis de un inhibidor de la coagulación, algunas personas sangran hasta la muerte mientras otras desarrollan coágulos.

Cuando ese tipo de nucleótido está ausente, el tiempo de eliminación de un mismo medicamento puede ser hasta diez veces mayor, lo que, de manera muy evidente, aumenta las posibilidades de sobredosificación. Dependiendo del medicamento de que se trate, la sobredosificación puede llegar a ser mortal. Esas minúsculas diferencias en los genes de las personas se llama *polimorfismo de un solo nucleótido* (SNP, por sus siglas en inglés). Si se logra descifrar su mensaje, resulta posible plantear un enfoque personalizado y un tratamiento médico individualizado. Los exámenes genéticos que revelan esta información ya se hacen disponibles, pero no están cubiertos por las pólizas de los seguros de salud. Sin embargo, esta dirección de la medicina se verá muy reforzada cuando se confirme la tendencia a la baja del alto costo actual de las pruebas de ADN.

7

El programa Clean

En la primera cita con un nuevo paciente siempre pasamos al menos una hora hablando de su actual estado de salud. Con frecuencia, los pacientes me cuentan que les han diagnosticado una enfermedad y les han recetado medicamentos para aliviar los síntomas. Antes de mostrarme de acuerdo con cualquier diagnóstico, les digo que los síntomas son la forma en que sus cuerpos y mentes les avisan de que las cosas no están funcionando bien. Algo que han estado haciendo, comiendo o pensando, ha creado un desequilibrio y el cuerpo les está gritando que eso tiene que cambiar. Estamos diseñados por la naturaleza para sobrevivir y procrear, y hemos evolucionado durante milenios para hacerlo increíblemente bien. Así que los síntomas forman parte de la fuerza más poderosa y sofisticada que impulsa a la evolución: la supervivencia. Eliminar los síntomas sin cambiar las condiciones que los han causado es un insulto a la inteligencia del cuerpo.

Algunos síntomas apuntan directamente a situaciones de vida o muerte, en cuyo caso es necesario adoptar medidas de emergencia para preservar la vida. La medicina moderna ha desarrollado tecnologías casi milagrosas para salvar la vida en situaciones extremas. Como cardiólogo, sé que un dolor en el pecho que se extiende hacia el brazo izquierdo, por regla general ocurre cuando un coágulo impide que la sangre fluya por las arterias que alimentan al corazón. En este escenario de emergencia, se introducen catéteres en las arterias, guiándolos desde la ingle hasta el corazón, para confirmar el diagnóstico y permitir a los médicos romper el coágulo al inflar globos dentro de las arterias para mantenerlas abiertas. No hay nada en la ciencia ficción más impresionante que un laboratorio moderno de cateterización cardiaca, donde salvar vidas forma parte de la rutina diaria.

Pero la mayoría de las veces, los pacientes me exponen síntomas que no indican que algo esté realmente "roto" o que sus vidas estén en peligro. Por regla general, los síntomas físicos apuntan a problemas que tardarían muchísimo tiempo en causar la muerte, relacionados con las enfermedades crónicas que, según las estadísticas, la mayoría de los norteamericanos padecerán tarde o temprano en menor o mayor grado. Se trata de dolencias que causan mucho sufrimiento y cuestan mucho dinero a muchísima gente. La medicina moderna tiene poco que ofrecer para este tipo de dolencias. Las cirugías y los milagrosos productos químicos, tan eficaces en situaciones de emergencia, suelen empeorar el sufrimiento o incluso causar la muerte cuando se utilizan para silenciar los síntomas a largo plazo.

Estoy convencido de que sea cual sea el problema de salud que afecte a un paciente, su cuerpo es increíblemente inteligente y tratará de sobrevivir. Y, a veces, los mecanismos que pone en marcha para lograrlo se confunden con la enfermedad. Los síntomas funcionan como el sistema de alarma que nos hace tomar conciencia de la situación y nos exige intentar algo diferente de lo que estamos haciendo. Esperar resultados diferentes de seguir haciendo lo mismo es una buena definición de la locura.

En lugar de bloquear los síntomas con medicamentos, siempre trato de responder a una pregunta: "¿Qué es lo que mi paciente está tratando de sobrevivir?" Algo no cuadra. Hemos dividido el átomo y descifrado el código genético, y sin embargo, nuestra sociedad está más enferma que nunca. ¿Qué es lo que nos falta?

La capacidad natural para sanar

El cuerpo humano tiene una asombrosa capacidad natural para defenderse, repararse, sanarse y hasta rejuvenecerse a sí mismo. Si mirases una película aumentada y a alta velocidad de un corte en tu piel, contemplarías esa magia. Verías que la hemorragia se detiene cuando grupos de células que parecen corchos, las plaquetas, se aglutinan y sellan los vasos sanguíneos únicamente allí donde se cortaron. Luego, como guiadas por una mano invisible, en cada borde del corte las células de la piel comienzan a dividirse y a rellenar la brecha, hasta que toda la superficie queda cubierta y el corte se desvanece por completo, dejando sólo una cicatriz como recuerdo.

Yo les digo a mis pacientes que, aunque no lo puedan ver, el proceso de curación bajo la piel, bien profundo en el interior de su cuerpo, es exactamente igual. Cuando se produce un daño dentro de un cuerpo sano, se desencadena una serie de mecanismos perfectamente diseñados para detener la agresión y reparar el daño, siempre y cuando se den las condiciones necesarias para completar el trabajo. Si estas condiciones no se dan, el proceso de curación falla y los síntomas persisten o empeoran.

Dos problemas básicos suelen ser los responsables de la pérdida de esta capacidad, que provoca la aparición de la enfermedad crónica:

1. Los obstáculos que bloquean el funcionamiento de las células y las reacciones químicas

2. La falta de los ingredientes necesarios para que ocurran los procesos naturales del organismo.

El punto ciego de la medicina moderna

Cuando examino a un paciente, me hago las siguientes preguntas:

¿Cuál fue la agresión original que causó la irritación o la lesión?

¿Cuáles son los obstáculos que impiden que el cuerpo se cure?

¿Qué elementos necesarios faltan para reparar las cosas?

La respuesta a las dos primeras preguntas es a menudo la misma: la sobrecarga tóxica a la que estamos expuestos en nuestra vida diaria. El aire que respiramos, el agua que bebemos y con la cual nos duchamos, los edificios donde vivimos y trabajamos, los cosméticos que usamos y los alimentos que comemos están cargados de productos químicos que, solos o en combinación, causan daño a nuestros cuerpos y a cualquier ser viviente en este planeta. Y los productos químicos que prescribimos, en realidad empeoran esa carga tóxica que intentamos corregir.

La toxicidad irrita los tejidos, daña nuestras propias células y mata a otras células que habitan en armonía dentro de nosotros y que necesitamos para mantener y restaurar la salud. Cuando el cuerpo trata de defenderse y de reparar los daños, suelen ser las toxinas los obstáculos que lo impiden. Además, las toxinas se unen a los productos químicos útiles y les impiden hacer su trabajo. Irritan persistentemente a las células, obligando a los mecanismos de inflamación, alergia y defensa, a actuar durante más tiempo y de manera más intensa.

Los minerales, las vitaminas y otros nutrientes, presentes o no en nuestros alimentos, constituyen la respuesta a la tercera pregunta. Todos los productos necesarios para la química y la arquitectura del cuerpo nos los proporcionaría la naturaleza si respetásemos sus leyes. El afán de confort y la avaricia nos llevaron a cambiar el diseño de la naturaleza para el cultivo de plantas y la cría de animales, generando una grave reducción de los nutrientes que el cuerpo necesita para su normal funcionamiento. La agricultura masiva en suelos agotados produce plantas empobrecidas. Luego las irradiamos, las enceramos y las condimentamos con todo tipo de productos cargados de toxinas, como conservantes y aditivos. La cría de ganado, pollos y peces a escala industrial también no ha hecho sino incrementar esta toxicidad masiva.

Por todas esas razones, la comida carece de los nutrientes esenciales y se convierte en la mayor fuente de productos químicos tóxicos. Cuando le agregamos los otros miles de productos químicos de la vida moderna, más las influencias tóxicas invisibles (pensamientos, emociones, radiación), obtenemos la receta perfecta para las enfermedades crónicas.

Saber si la toxicidad es la causa primaria o secundaria del malestar parece ser una parte integral de la ecuación de la enfermedad, ya que nadie es capaz de escapar por completo de ella. Todo está conectado de una manera tan compleja, con tantos puntos intermedios entre la causa primaria y el efecto final, que resulta imposible trazar el mapa de cada reacción. Ha llegado el momento de despertar ante una alarmante verdad. Nos estamos matando con las mismas sustancias químicas que inventamos para hacer la vida más fácil. Esto nunca ha sido tan relevante y cierto como en la vida moderna, y, sin embargo, ha permanecido fuera del radar de nuestra conciencia colectiva. Hasta ahora.

¿Qué es un programa détox?

Una limpieza-détox es el proceso de aumentar la intensidad y la eficacia del sistema natural de detoxificación. Y de apoyar ese proceso con los nutrientes adecuados para conseguir una limpieza segura. La esencia de Clean es ir aún más allá para promover también la reparación del sistema intestinal.

Es cierto que los programas de limpieza y de detoxificación se están haciendo muy populares hoy en día, pero ciertamente no son nuevos para los humanos. Todos los sistemas de cuidado sanitario se ocupaban regularmente de los sistemas de detoxificación del cuerpo y se aseguraban de que las líneas de defensa del organismo trabajaban adecuadamente. Y eso, siglos antes de que los productos químicos industriales llenaran el aire. Los seres humanos siempre han sabido instintivamente que un período regular de descanso y recarga del cuerpo permite eliminar las toxinas y los materiales de desecho que tienden a acumularse en nuestro interior por el simple hecho de vivir. Además, esos periodos de calma impulsan la curación cuando los sistemas muestran signos de estrés.

Todas las criaturas en la naturaleza alternan ciclos de crecimiento y actividad con ciclos de descanso, como la hibernación. Así se mantienen las cosas en equilibrio. Los animales dejan de consumir alimentos cuando se enferman. Le dan descanso al sistema digestivo, para desviar la energía hacia la defensa y la curación.

Durante mi estancia en la India, aprendí que la palabra sánscrita "Ayurveda" se puede traducir como la ciencia de la longevidad. Su filosofía central concibe la salud como un estado en el cual el cuerpo se encuentra libre de toxinas, la mente está asentada, las emociones son gratas, los desechos se eliminan y los órganos funcionan de manera eficiente. Para lograr este objetivo, los médicos ayurvédicos recetan hierbas y dietas equilibradas como parte del tratamiento. Pero también prescriben períodos regulares de detoxificación más profunda, conocidos como *panchakarma*, durante los cuales los pacientes siguen un programa de limpieza de varias semanas, a la vez que reciben tratamientos de imposición de manos para sacar las toxinas de los tejidos y calmar la mente. Todas estas técnicas fueron desarrolladas milenios antes de que las chimeneas y los camiones diesel entraran en escena. El Ayurveda entiende que una parte de la experiencia humana es la tendencia a acumular residuos y a acrecentar el estrés, por lo que, si no dedicamos algún tiempo a remediar esto de forma profunda, nuestros sistemas y órganos se fatigan y permiten la aparición de la enfermedad.

Los médicos chinos, igualmente sabios, someten a sus pacientes a un programa a base de tés, tónicos y tratamientos varios para ayudarlos a deshacerse de las toxinas y de la fatiga mental que se acumulan sólo por el hecho de comer, respirar y satisfacer las necesidades diarias. Los nativos norteamericanos, así como otras culturas indígenas de todo el mundo, han utilizado el ayuno y las cabañas de sudor para purificar el cuerpo, la mente y el espíritu. La experiencia de las cabañas de sudor, cuando se hace periódicamente, devuelve a los participantes a un camino de claridad en todos los niveles. Y también se utiliza de manera estratégica para curar las enfermedades.

Todas estas tradiciones saben que la simple experiencia de ser un humano conlleva la necesidad de centrarse periódicamente en la limpieza y la detoxificación. Si tenemos en cuenta el nivel de carga tóxica de la vida moderna y las enormes facturas que les pasa a nuestros ambientes interiores, un periodo de detoxificación se convierte prácticamente en obligatorio.

Es importante distinguir entre un programa de detoxificación (una limpieza) y la práctica generalizada, y mucho más lenta, de "limpiar nuestros actos" con una dieta gradual o un cambio de estilo de vida durante varios meses. Una limpieza es un programa concreto y diferenciado, realizado durante un corto periodo de tiempo, que sintoniza al cuerpo en un modo más intenso de detoxificación. Tiene una fecha de inicio, una fecha final y un propósito bien definido.

Este tipo de programas también se han considerado siempre como una oportunidad para que la mente regrese a un centro de paz. En tiempos antiguos, el proceso de limpieza a través del ayuno fue utilizado como una herramienta para la claridad espiritual. La limpieza del *amma* no consistía sólo en hacer dieta; también era un proceso de limpiar el espíritu de sentimientos y pensamientos tóxicos que causan sufrimiento en el corazón y en el alma. Jesús ayunó durante cuarenta días y cuarenta noches; Mahoma, Gandhi y Buda también ayunaron. El ayuno como medio para lograr la máxima claridad sobre la naturaleza de la vida forma parte de muchas tradiciones espirituales y se ha arraigado en los seres humanos durante miles de años.

La mayoría de las personas, hoy en día, viven muy ocupadas, y su principal motivación para someterse a una limpieza y detoxificarse es eliminar la pesadez, la niebla o la falta de energía provocadas por el estrés y el estilo de vida contemporáneo. Pero, si ahondamos un poco más, encontraremos un deseo subyacente de eliminar los excesos por un período de tiempo, de ganar un poco de espacio y darse una nueva oportunidad para despedirse de algunos viejos hábitos incrustados. Aunque el objetivo declarado de la limpieza sea más bien físico, como realzar la belleza, estimular la pérdida de peso o verse más joven, también se produce un inevitable despertar de la mente y las emociones.

En el siglo XXI, la atención sanitaria está en proceso de reinventarse radicalmente. Los antiguos métodos de proteger y preservar el cuerpo y la mente se están integrando poco a poco con los nuevos descubrimientos de la física cuántica y la bioquímica. Estamos en los albores de una nueva era de los programas de detoxificación. Clean marca la pauta, pues su diseño abarca los dos ingredientes básicos de una buena práctica de limpieza: la eliminación de las toxinas y la reparación del intestino.

Así funciona Clean

Por todas partes observo hoy en día una creciente curiosidad por los programas de limpieza. La gente intercambia información, se publican en línea multitud de artículos y consejos sobre los diferentes métodos de detoxificación. Tanta y tan variada información llega a ser abrumadora, y la confusión crece de manera exponencial. Las descripciones de los programas extremos disuaden a muchas personas de iniciarlos. Por otro lado, mucha gente tiende a desilusionarse a los pocos días porque el programa seleccionado resulta ser incompatible con sus necesidades, o simplemente incómodo. Y a veces, se emprenden programas que son incluso peligrosos.

Si entendemos bien que un programa de limpieza es una forma de aprovechar la inteligencia natural del cuerpo, comprenderemos que estamos en condiciones de manejarlo de manera muy específica. Y es importante que a la hora de escoger uno determinado valoraremos si permite ajustar la intensidad y la velocidad de la detoxificación para que se adapte mejor a nuestras características personales y nuestro estilo de vida. Clean es un programa integral diseñado para las necesidades diarias de la ajetreada vida moderna. Algunos beneficios suceden de forma rápida, lo que te animará a esforzarte de la mejor manera posible. Incluso si, por alguna razón, al primer intento sólo logras completar una semana de programa, verás y sentirás la diferencia. Tal vez al siguiente intento llegues a las dos semanas, o incluso completes el programa íntegro.

Evaluar los diferentes métodos de limpieza supone un reto bastante complejo. Te resultará más fácil si tienes en cuenta tres factores fundamentales:

1. ¿Con qué intensidad pone el programa a tu cuerpo en modo de detoxificación?

2. ¿Qué apoyo nutricional te ofrece mientras dura el proceso de detoxificación?

3. ¿Crea las condiciones necesarias para reparar los intestinos?

Aunque no necesitas un título avanzado en medicina para seguir adelante, te resultará útil entender lo que sucede durante el programa Clean. Para ello, es importante comprender cómo funciona la detoxificación y cómo se aprovecha e impulsa este mecanismo natural durante el programa.

La función de detoxificación es una empresa conjunta de muchos órganos y sistemas que trabajan en armonía para neutralizar y eliminar las toxinas, tanto "interiores", subproductos del metabolismo normal, como "exteriores", las toxinas que comemos, respiramos y absorbemos a través de la piel y los intestinos. Esta función involucra al hígado, los intestinos, los riñones, los pulmones, la piel y los sistemas circulatorios sanguíneo y linfático. Se trata, como resulta fácil entender, de un sistema extraordinario de gran complejidad y brillante diseño.

La detoxificación: Una actividad diaria

Aunque tal vez nunca te hayas parado a pensarlo, tus células respiran, trabajan y generan residuos en cada momento del día. Forma parte de la fórmula básica de la vida: cada instante de tu existencia, tu cuerpo está realizando un número inimaginable de funciones.

Cada una de los trillones de células que componen el cuerpo es como una fábrica en miniatura que produce hormonas, cartílagos, pelo, enzimas, proteínas, serotonina y muchas cosas más. El azúcar de los alimentos y el oxígeno del aire entran en combustión para generar la energía que utiliza cada fábrica celular, y en ese proceso se generan residuos que deben ser expulsados. Los residuos se liberan en el sistema circulatorio y a continuación son capturados, aguas abajo, por otras células cuya función es neutralizarlos y hacerlos solubles en agua. El proceso de neutralización consigue que estas moléculas resi-

La red de los desechos

Los residuos internos son eliminados constantemente para asegurar la supervivencia. Es probable que ya sepas que:

Si no te deshaces del dióxido de carbono, te asfixias.

Si no te deshaces del ácido úrico, padecerás enfermedades cardíacas y gota.

Si no te deshaces de la homocisteína, obtenida de la descomposición de ciertos aminoácidos, puede que sufras enfermedades cardiacas y el mal de Alzheimer.

Si las toxinas en general no se manejan de manera oportuna, tu sistema inflamatorio funcionará a toda velocidad.

Si no te deshaces de los desechos de comida, padecerás enfermedades intestinales, o, en el mejor de los casos, estreñimiento.

A un nivel más sutil pero igualmente importante, si no te deshaces de la ira o de la ansiedad, puedes llegar a sufrir enfermedades cardíacas, cáncer y muchos otros tipos de lesiones.

La detoxificación en un ser humano sano supone una intrincada red de actividades dirigidas por la inteligencia natural.

duales ya no sean tóxicas y se puedan filtrar hacia afuera de forma segura a través de la piel (como sudor), los pulmones (como dióxido de carbono), los riñones (como orina), el hígado (que las mezcla con la bilis y las libera en el intestino) y los intestinos (como materia fecal). Deshacerse de los residuos es tan crucial para la vida como producir energía. De otra forma, los productos de desecho se acumularían y se harían tan tóxicos que terminarían con la vida. Por lo tanto, la detoxificación es una actividad permanente y el cuerpo está brillantemente diseñado para llevarla a cabo.

La economía energética del cuerpo

Para entender bien la detoxificación, debes familiarizarte con la economía energética del organismo. La energía es un recurso tan valioso para tu cuerpo como para el planeta. La suma total del gasto energético de cada célula se llama *metabolismo*. Cada célula consume combustible para producir energía y usa esa energía para cumplir con sus funciones. Así, el metabolismo es el *costo energético del mantenimiento de la vida*.

Algunas células tienen funciones más "costosas" que otras, es decir, requieren de más energía para funcionar. Al igual que una ciudad dispone de un presupuesto para distribuir entre muchos servicios, el cuerpo cuenta con un presupuesto de energía para cubrir sus gastos. Las reservas de energía son limitadas, por lo que el organismo debe establecer prioridades, segundo a segundo, en la distribución del capital energético. Si gasta demasiada energía en un área, debe recortarla en algún otro lugar para compensar. Pero, a diferencia de una municipalidad, el cuerpo no puede obtener préstamos de energía. Cuando sus reservas escasean, tiene que detener su actividad. De hecho, te sientes con sueño y cansado, porque, cuando descansas y dejas de mover los músculos, detienes una de las actividades más costosas en cuanto a la energía.

Reasignación del flujo de caja de la energía

A veces hay tantas demandas simultáneas de energía que los ajustes deben hacerse en fracciones de segundo a través de una compleja reasignación del presupuesto. La inteligencia del cuerpo suspenderá temporalmente ciertas funciones, ralentizará otras y permitirá que las más cruciales sigan gastando todo su "flujo de caja" energético. El músculo cardíaco y las neuronas del cerebro reciben la máxima prioridad. Cuando los diversos sistemas se van suspendiendo uno por uno, el corazón y el cerebro siempre quedan para el final. Sin ellos, la supervivencia resulta imposible.

Los procesos de detoxificación del cuerpo ocupan un lugar intermedio en esta lista de prioridades. Es muy frecuente que se suspenda temporalmente la detoxificación para reanudarla más tarde. Por ejemplo, durante periodos de ejercicio intensivo, la detoxificación entra en modo de espera. Al contraerse, los músculos queman azúcar en combustión con el oxígeno, generando dióxido de carbono como desecho. Este último se disuelve en la sangre como ácido carbónico, circula por el torrente sanguíneo y, cuando entra en los pulmones, se convierte en gas para ser exhalado como CO_2. Si el ácido carbónico no se eliminara como dióxido de carbono gaseoso, se acumularía en la sangre y sería tan tóxico que te mataría más rápido de lo que puedes imaginar.

Pero en el ámbito más exigente del ejercicio anaeróbico —cuando se quema el azúcar más rápido de lo que se toma el oxígeno—, se produce un desecho diferente: el ácido láctico. El ejercicio anaeróbico tiene un costo energético alto y anormal, ya que los músculos están trabajando tan duro que el cuerpo tiene que cambiar rápidamente su distribución de energía para poder financiarlo. De manera que la detoxificación entra en modo de espera y permite la acumulación de ácido láctico en los músculos. Como sabe que el ejercicio no va a durar mucho tiempo, el cuerpo deja que el ácido láctico repose durante un tiempo y se ahorra el gasto de detoxificarlo. Además, existe una ventaja adicional: en el caso de que los músculos se volvieran locos por algún motivo y quisieran seguir trabajando a ese nivel de intensidad, el mismo ácido láctico los irritaría tanto que el dolor los haría detenerse. El dolor muscular funcionaría en ese caso como otro mecanismo de supervivencia. Una vez que el ejercicio termina, la detoxificación se reanuda inmediatamente y el ácido láctico es procesado para su eliminación.

Esta pausa en la detoxificación para hacer frente a otras necesidades ocurre con naturalidad en los cuerpos sanos. Pero si a ese proceso natural, le añadimos el impacto de la sobrecarga tóxica de la vida moderna, con sus exotoxinas, resulta evidente por qué todos tenemos, en mayor o menor medida, una deuda de detoxificación.

La crisis económica interior

El gasto energético de eliminar las toxinas de la vida diaria, más los gastos adicionales impuestos por las toxinas modernas, generan una recalibración de la economía energética. Si todo quedara ahí, probablemente todo se compensaría con recortes en un pequeño movimiento muscular y en un par de otros gastos no tan vitales. Pero las exigencias son muy grandes. Recurrimos a nuestras reservas energéticas para financiar los horarios sobrecargados, el estrés mental y emocional y muchos más gastos "extra" impuestos por la vida moderna. El más grande de todos es la digestión de los alimentos. Aunque resulta de lo más común suponer que *obtenemos* energía de la comida, lo cierto es que la vida moderna ha convertido el procesamiento de alimentos en un negocio que representa el mayor drenaje energético. Estamos constantemente comiendo y picando. Cualquier cosa que entra en el organismo *tiene* que ser procesada, y eso es algo que no podemos detener. Pero la mayor parte de lo que ingerimos hoy en día tiene un valor nutritivo mínimo, por lo que toda la energía que invertimos en masticar, tragar, digerir y absorber genera un mínimo retorno frente a la inversión. Producimos menos de lo que gastamos.

El verdadero costo energético de la alimentación

La alimentación y los procesos relacionados con ella consumen una gran parte de nuestras reservas energéticas diarias. La digestión, la absorción, el transporte de los nutrientes a través de la sangre y su asimilación por las células son procesos muy costosos para el cuerpo. Por no hablar del cultivo, la cosecha y la preparación de los alimentos, o trabajar para ganar dinero y poder comprarlos. De hecho, quizá las funciones del cuerpo con mayor uso intensivo de energía sean las implicadas en convertir los alimentos en combustible y en los bloques o ladrillos de la arquitectura del cuerpo. A veces, gastamos más energía procesando alimentos de la que obtenemos de ellos.

El proceso de la digestión, de principio a fin, tiene uno de los más altos costos energéticos del cuerpo. Producir saliva cuesta energía. La producción de enzimas consume grandes cantidades de energía. (Durante el programa Clean, al comer muchos alimentos crudos, aumentarás la ingestión de enzimas, lo que te permitirá conservar esa energía y apoyar la digestión.) Los músculos necesitan energía para contraerse y empujar la comida hacia el estómago, que debe secretar jugos digestivos y empujar la mezcla hasta los intestinos. Mientras tanto, el páncreas y la vesícula producen sus sustancias distintivas: la insulina y el glucagón en el primer caso y la bilis en el segundo.

La activación de la señal: Cómo entramos en el modo de detoxificación

Ante esta enorme carga de exigencias, el cuerpo tiene que priorizar, redistribuir y reorganizar. Mientras la digestión está utilizando gran parte del presupuesto energético, la detoxificación sigue funcionando pero mucho más despacio. Una vez puestas en circulación y llegado a

Una vez que los alimentos han sido descompuestos en piezas lo suficientemente pequeñas, las moléculas deben ser absorbidas a través de la pared intestinal hacia el torrente sanguíneo. Luego viene el trabajo de transportar estos bloques constituyentes a diferentes sitios del cuerpo, donde podrán ser asimilados por las células y se utilizarán para construir tu arquitectura, financiar las reacciones químicas, etc. Esto explica por qué el simple acto de comer conlleva un alto costo energético.

Como la costumbre moderna es comer frecuentemente a lo largo del día, la necesidad de energía es constante, y nunca se detiene. El resultado es que muchas veces no queda energía para nada más. Piensa en las cenas de Acción de Gracias: la única actividad posible después de consumir tantos alimentos es echar una siesta. Todo el mundo parece tener una explicación diferente para tan acusado descenso energético: desde el triptófano en la carne de pavo que causa somnolencia, hasta las corrientes alcalinas de sangre que se generan con la producción excesiva de ácidos en el estómago. Pero lo cierto es que cualquier gran comilona te provocará ganas de dormir, porque digerir la comida requiere una gran cantidad de energía. Todas las especies animales comparten esta misma experiencia. Los leones duermen incluso varios días después de un gran festín.

los diferentes tejidos, las toxinas adicionales se quedan retenidas en el lugar donde se encuentren, al igual que el ácido láctico se queda en los músculos mientras continúa el trabajo muscular intenso. Como estas toxinas adicionales provocan irritación, las células las recubren con mucosidad para amortiguarla mientras esperan con ansiedad la señal del banco central del cuerpo. Cuando esta señal comunica la disponibilidad de energía y da luz verde al proceso de detoxificación, el mecanismo se pone en marcha y las toxinas son liberadas de vuelta al sistema circulatorio.

En el caso del ácido láctico acumulado durante la actividad anaeróbica intensa, la señal para iniciar la detoxificación se envía cuando el músculo para de funcionar. En el caso de las toxinas acumuladas en los tejidos, la señal de detoxificación se envía cuando se han completado los procesos de digestión, absorción y asimilación. Es la luz verde para que el cuerpo entre en modo détox.

Un programa de detoxificación está diseñado para activar esta señal más intensamente de lo normal, principalmente porque reduce la carga de trabajo del aparato digestivo. Si la digestión se detiene con la suficiente frecuencia y durante el tiempo suficiente, la señal de detoxificación se activará más a menudo y en la posición "alta". Esto dará inicio a la liberación de las toxinas acumuladas y de la mucosidad que las recubre. Pero ese es sólo el comienzo. Una vez que las toxinas son liberadas de los tejidos, circulan libremente por la sangre. La capa de mucosidad que las "cubría" cae y circula también. Tanto las toxinas como la mucosidad deben ser rápidamente neutralizadas y expulsadas, porque de lo contrario causarían un daño general en el organismo. Es evidente que las toxinas son perjudiciales cuando están recubiertas de mucosidad y asentadas en los tejidos, pero resultan aún más nocivas cuando son liberadas en masa y no son tratadas. Sería como liberar a cientos de prisioneros en las calles de la ciudad sin tener previsto ningún programa de rehabilitación.

Ecualización de la detoxificación

Los programas de limpieza y detoxificación aceleran y mejoran la eliminación de toxinas. Pero la aceleración de la primera acción (liberación de toxinas) no significa que la segunda (neutralización) se acelere de forma automática. Los dos procesos se llevan a cabo a través de mecanismos diferentes.

Por eso, un programa de detoxificación seguro y exitoso requiere que los dos procesos se lleven a cabo de forma equilibrada. Se necesitan conocimientos y experiencia para ecualizarlos y evitar molestias e incluso daños. El equilibrio entre la liberación y la neutralización es lo que distingue a los diferentes estilos de programas de detoxificación, así como la eficacia con la que el cuerpo repara los daños del sistema intestinal.

Mecánica básica de los programas de detoxificación

El trabajo de procesar los alimentos termina aproximadamente ocho horas después de la última comida. Sólo entonces podrá el cuerpo centrar su atención en "limpiar" no sólo el desorden diario, sino toda la basura acumulada para la que no ha tenido tiempo o energía durante semanas, meses, años e incluso décadas. Una vez terminada la digestión, se activa la señal para liberar las toxinas acumuladas en los tejidos y ponerlas en circulación en los torrentes sanguíneo y linfático. Pero hay que tener en cuenta que no todas las comidas son iguales: la cantidad y la calidad de los alimentos pueden adelantar la señal a las seis horas después de comer, o retrasarla hasta diez horas más tarde. Como regla general, cuanto más comas, más tardarás en procesar la comida y en activar la señal para iniciar la detoxificación intensiva. Los alimentos sólidos primero deben ser licuados para su digestión, lo cual requiere energía y tiempo. Los alimentos líquidos están prácticamente listos para la absorción, por lo que nos ahorran la necesidad de licuarlos y el gasto energético que ello conlleva.

Los alimentos cocinados retrasan aún más la señal de detoxificación, ya que al calentarlos por encima de los 118° Fahrenheit se destruyen las enzimas que contienen. Y las enzimas son de vital importancia para la digestión. Su fabricación consume tanta energía que la naturaleza las proporciona ya hechas. Los vegetales crudos, las frutas, los frutos secos y las semillas contienen las enzimas necesarias para su propia digestión. Cuando esos alimentos se cocinan, se pierde ese importante recurso y tenemos que fabricar a partir de cero nuestras propias enzimas, aumentando el costo energético de la alimentación y retrasando la posibilidad de financiación de la detoxificación.

También otros factores influyen sobre si entras o no en modo de detoxificación, así como cuándo y con qué nivel de eficiencia lo haces. Si ingerimos un alimento que provoca una respuesta alérgica, se ponen en movimiento una serie de procesos que consumen aún más energía y tiempo. Cuando las células inmunes que viven cerca de la pared intestinal (GALT) se irritan, comienzan a fabricar sustancias para mediar en la alergia —histaminas e inmunoglobulinas— que a su vez activan una serie de respuestas del sistema inflamatorio. Por lo tanto, los alimentos que causan alergias terminan activando tres sistemas en todo el cuerpo: el digestivo, el inmunológico y el alérgico, todos ellos grandes consumidores de energía. Se inicia así un efecto bola de nieve: cada reacción desencadena la siguiente, reclutando a otras células y causando efectos específicos como estornudos, comezón, vómitos, vasodilatación y muchos más. Además, al agotar gran parte del presupuesto energético del cuerpo, también provocan que la aceleración de la detoxificación se retrase aún más. Y al mismo tiempo causan perturbaciones por todo el organismo, con lo que agotan aún más recursos. El caos y la confusión causados por los alimentos irritantes terminan por agotar al cuerpo, al paciente y a los médicos, que normalmente nunca asocian los síntomas con los alimentos irritantes o el estado de erosión de los intestinos. Pero si logramos enfocar bien esta imagen, nos quedará muy claro que cada uno de nosotros, con el tiempo, termina con un rezago de toxinas dentro de los tejidos.

Pero no todo son malas noticias. Es cierto que algunos alimentos retrasan la señal para iniciar la eliminación de las toxinas, pero también lo es que otros la aceleran, apoyando y mejorando muchas de las etapas de la digestión y la absorción. Los alimentos ricos en magnesio promueven la motilidad y aceleran el tránsito intestinal. El aceite de oliva facilita el tránsito lubricando las paredes y activando la liberación de bilis de la vesícula biliar, que es esencial para una digestión efectiva. Los alimentos ricos en enzimas aceleran el proceso pues le suministran al organismo muchas de las enzimas necesarias. En realidad, la naturaleza nos proporciona lo que necesitamos para eliminar las toxinas de nuestros cuerpos, sólo tenemos que seguir sus reglas.

Esta comprensión es la base para una "Dieta de Eliminación". Evitar los alimentos difíciles de digerir y que causan alergias permitirá que el cuerpo entre en modo de detoxificación de forma efectiva y consistente. Cuando combinas comidas que siguen las directrices de la Dieta de Eliminación con comidas líquidas, como harás durante el programa Clean, lograrás reducir aún más la carga de trabajo de la digestión. Naturalmente esto ayudará a que el modo de detoxificación se inicie antes, dure más y, en consecuencia, limpie más profundamente.

Cómo se desarman las toxinas: El trabajo del hígado

Después de la activación del modo de detoxificación, las toxinas y la mucosidad liberadas en la circulación deben ser neutralizadas y eliminadas. ¿Por qué? Porque estas toxinas contienen radicales libres, moléculas cargadas de electricidad que corroen los tejidos y dañan las células. Además, las toxinas interfieren con distintas funciones como la división y la reproducción celular, el ensamblaje y la liberación de hormonas y la recepción sensorial. Y, tal como se describió anteriormente, pueden incluso afectar la expresión genética, alterando la forma en que los genes regulan el funcionamiento interno del cuerpo y cambiando literalmente el curso de nuestra expresión vital desde el puesto de mando. Por otra parte, ya que en general las toxinas son amantes de las grasas (lipofílicas), en particular las fabricadas por los humanos, si circulan el tiempo suficiente sin ser neutralizadas, terminarán encontrando tejido graso para alojarse en su interior. Y el cerebro, por su alto porcentaje de grasa, constituye un objetivo primordial. No resulta sorprendente, por tanto, que los trastornos neurológicos sean una consecuencia de la toxicidad acumulada.

Como la grasa es difícil de descargar —como todos bien sabemos—

las toxinas recién liberadas deben transformarse y pasar de moléculas solubles en grasa a moléculas solubles en agua, que se pueden excretar con más facilidad. El actor principal en esta parte de la historia es el hígado. Sus células contienen un grupo de enzimas, el sistema citocromo P450, diseñadas para provocar las reacciones químicas de este crucial proceso de neutralización. Las reacciones de detoxificación del hígado se llevan a cabo en dos fases. Durante la fase 1, se altera la estructura de la toxina que está siendo neutralizada convirtiéndola en un "metabolito intermedio". En algunos casos, este producto intermedio es aun más tóxico que la toxina de donde proviene. Por eso, hay que darse prisa en empujarlo por la fase 2 de detoxificación del hígado, en la que se neutraliza su propiedad tóxica y se transforma en un producto soluble en agua que puede ser lanzado de nuevo a la circulación, para llegar finalmente a los riñones a través de los vasos sanguíneos. Las células del riñón lo reconocerán y lo capturarán de la sangre para pasarlo a la uretra en forma de orina. Con esta eliminación a través de la orina se completa la jornada de detoxificación.

Este trabajo esencial del hígado necesita algunos requisitos importantes. Requiere energía, un suministro constante de antioxidantes para neutralizar los radicales libres, además de otros minerales, vitaminas y nutrientes para alimentar las reacciones químicas de las fases 1 y 2. Si todo esto está disponible, la detoxificación se lleva a cabo de forma segura. La transición entre la fase 1 y la fase 2 ocurre tan rápido que los compuestos intermedios no se derraman. Pero, si el hígado no recibe apoyo, la fase 2 se verá comprometida. Las toxinas parcialmente transformadas en metabolitos intermedios se derramarán del hígado y retornarán a los sistemas de circulación sanguíneo y linfático, por donde viajarán de regreso hacia las células y los tejidos, donde podrán causar daños importantes. Los demás órganos de la detoxificación pueden tratar de compensar, pero ninguno puede hacer el trabajo del hígado, aunque sí generar una cascada de tensiones en los diferentes sistemas, que causará aún más estrés en el organismo. Una vez sabido esto, empezarás a darte cuenta de por qué el ayuno por sí solo, aunque ayuda a acelerar la liberación de las toxinas en los tejidos, podría resultar perjudicial para la salud, pues, durante los periodos de ayuno, no se aportan los nutrientes necesarios para la etapa de procesamiento y neutralización.

El espectro de las limpiezas

Este conocimiento básico de la mecánica de la detoxificación ayuda a explicar por qué diferentes programas de detoxificación producen distintos efectos y resultados. Algunos están diseñados para liberar las toxinas deprisa, y otros para dejarlas salir lentamente. Pero todos varían según el éxito obtenido en "ecualizar" la intensidad del modo de detoxificación, con la intensidad del trabajo del hígado. En mi opinión, esto determina su grado de seguridad para la persona promedio. Con estas ideas en mente, te presento ahora una guía de los programas de detoxificación más populares del momento, y el lugar que ocupa Clean en relación con ellos.

El ayuno de agua

El ayuno de agua es el método más intenso de entrar en el modo de detoxificación y ha sido utilizado desde siempre por líderes espirituales, como Jesús y Buda. Como sólo se consume agua, una vez activada la señal para entrar en modo de detoxificación, los tejidos liberan las toxinas y la mucosidad en la circulación sanguínea y linfática. De hecho, la liberación se hace más intensa conforme pasan los días. En tiempos antiguos, cuando este método se utilizaba sobre todo por motivos espirituales, no había productos químicos en el medio ambiente y, por tanto, existían muchas menos toxinas acumuladas. Con nuestro actual nivel de toxicidad y nuestros organismos carentes de nutrientes, el ayuno de agua puede resultar peligroso. Se libera mucha más toxicidad con mucho menos apoyo de nutrientes para la detoxificación del hígado.

Durante varios años he sido testigo del proceso de muchas personas que intentaron este método. Todas se pusieron muy débiles, tenían siempre mucho sueño y no podían mantener el ayuno por mucho tiempo, con la excepción de un individuo que había seguido programas de limpieza constantemente durante veinticinco años y llevaba una vida muy sana entre programa y programa. Casi todos presentaron más problemas además de la fatiga, como dolores de cabeza, náuseas, vómitos, diarrea, erupciones cutáneas y otros síntomas. Aunque personalmente no fui testigo de los casos más graves, sé con certeza que sí se produjeron. Incluso conozco un caso en que un hombre murió al aplicar este método para curarse un cáncer. Resulta imposible decir qué lo mató, si el ayuno, el cáncer o una combinación de ambos. Sin embargo, también he visto, oído y leído de gente que se ha curado de enfermedades aparentemente "incurables" con este intenso y polémico método de ayuno.

La Limpieza Master

La Limpieza Master es un programa de detoxificación a base de líquidos, que recientemente ha ganado mucha popularidad. Durante el tiempo que se pueda aguantar, se bebe únicamente agua con limón, jarabe de arce grado B y pimienta de cayena. En general, se tolera bien, pero igual que en el caso del ayuno de agua, he sido testigo de casos en los que ha funcionado muy mal. Incluso si se tolera bien, la Limpieza Master es más provechosa para los que la realizan por motivos emocionales, mentales y espirituales que para los que la hacen por razones físicas. Ya sabemos que, una vez liberadas en la sangre, las toxinas y la mucosidad deben ser eliminadas del cuerpo. El método de la Limpieza Master mejora la eliminación únicamente a través de la irritación que produce la pimienta de cayena en la mucosa intestinal, pero no lo hace "atando" las toxinas a la fibra para expulsarlas y evitar su reabsorción. La razón principal por que la Limpieza Master resulta incompleta se debe a que no cumple con lo que considero el aspecto más importante de un programa de detoxificación en nuestro mundo moderno: la restauración de la flora y la integridad de la pared intestinal.

Ayuno de jugos

En un ayuno de jugos se consumen únicamente jugos recién hechos de frutas y verduras, junto con agua o tés de hierbas. Disminuye un poco la intensidad de la detoxificación observada en el ayuno de agua, pero no demasiado, por lo que se trata también de una detoxificación bastante intensa. Para que los jugos proporcionen los nutrientes necesarios para las dos fases de la detoxificación del hígado, tienen que ser principalmente jugos verdes (de verduras) con algunos pocos jugos de frutas dulces. En este sentido, la col verde es considerada la reina de las verduras.

Sin embargo, hay que tener un buen conocimiento de los nutrientes para beneficiarse de un ayuno de jugos. Es necesario añadir proteínas y minerales a través de suplementos alimenticios, y también son esenciales una buena cantidad y calidad de fibra, o los laxantes a base de hierbas, ya que no existe fibra en los jugos. Aunque el hambre tiende a disminuir naturalmente, la mayoría de la gente sostiene que el ayuno de jugos funciona mejor cuando es posible irse a un retiro a tomarse un descanso de las exigencias normales de la vida, aunque sólo sea porque se necesita una fuerte disciplina para evitar las tentaciones de la comida. Este tipo de limpieza también falla a la hora de reconstruir la flora intestinal y por lo tanto resulta incompleto, a menos que paralelamente se siga un programa de antimicrobianos herbales y probióticos.

Ayuno de licuados

El ayuno de licuados consiste en hacer licuados, en vez de jugos, con verduras y frutas. Como los licuados sí contienen fibras, uno se siente más lleno. Además, se pueden añadir emolientes, como el aguacate o el aceite de oliva, para aumentar la cantidad de grasa. Este método retrasa la liberación de toxinas y requiere mayor energía para la digestión. Sin embargo, presenta dos claras ventajas: por un lado, se siente menos hambre, y por otro, permite que la fibra atrape y se lleve las toxinas del lumen intestinal, evitando que sean reabsorbidas por el torrente sanguíneo. Se trata de un programa de detoxificación de intensidad media-alta. Por esta razón, los licuados y batidos constituyen una parte integral del programa Clean.

Alimentos crudos

Una dieta a base de alimentos crudos suele percibirse más como un estilo de vida que como un método de limpieza. No obstante, yo suelo utilizarla como herramienta de detoxificación en algunos pacientes porque combina bien los beneficios de los ayunos de jugos y licuados con una mayor solidez en la dieta diaria. Tal como suelen confirmar los devotos de las dietas crudas, el poder de los alimentos crudos ricos en enzimas ayuda tanto a la liberación de la toxicidad como a su tratamiento en el hígado. La desventaja es que para muchas personas que llevan una vida de ciudad muy ocupada, resulta difícil adquirir y preparar los productos.

Limpiezas nutricionales

Las limpiezas nutricionales han aparecido recientemente en el mundo de la detoxificación. En ellas, se beben batidos especialmente diseñados para proporcionar proteínas, grasas y algunos carbohidratos en forma líquida, junto con todos los nutrientes, antioxidantes, vitaminas y minerales que el hígado necesita. También se toman un número reducido de alimentos sólidos que no llegan a irritar o pasarle factura al sistema inmunológico. Este tipo de limpieza se hace a menudo utilizando los llamados alimentos medicinales: batidos de proteínas en polvo hechos con ingredientes naturales, y una serie de suplementos naturales. Durante varias semanas, las toxinas se liberan de forma consistente y con todo el apoyo nutricional necesario para neutralizarlas con éxito. Una gran ventaja de este método moderno es que proporciona proteínas, que atraen a algunas de las toxinas en circulación e impiden así que entren de nuevo en los tejidos. Saber esto es especialmente importante si se piensa seguir una limpieza especializada en metales pesados, pues este tipo de metales se unen a las proteínas, lo que evita que circulen hacia sus lugares preferidos, entre ellos el cerebro. El programa Clean es un tipo de limpieza nutricional.

Programas de detoxificación ayurvédica

Los programas de detoxificación ayurvédica son más lentos en su liberación tóxica que otras rutinas de limpieza porque utilizan alimentos cocinados. Pero lento no significa ineficaz. Muchas dolencias resultan mejor atendidas con métodos de detoxificación de más largo plazo y menor intensidad. Además, las antiguas técnicas *panchakarma* consiguen muchos de sus estupendos resultados porque tienen en cuenta la constitución individual del paciente (los tipos de cuerpo *kapha*, *vata* y *pitta* mencionados en la sección "Toxinas cuánticas" del capítulo cinco).

La Dieta de Eliminación

La Dieta de Eliminación consiste en suprimir de la dieta alimentos difíciles de digerir, que causan reacciones alérgicas o están cargados de toxinas. Se puede utilizar por sí sola como programa de detoxificación. Cuando se eliminan de la dieta alimentos difíciles de digerir y se toman principalmente verduras orgánicas, arroz integral, fríjoles, pescados o proteínas magras, frutas y frutos secos, se libera gran parte de la energía gastada en la iniciación y el mantenimiento de la respuesta inmune. Y esto, por sí solo, puede aliviar los síntomas de mucha gente, aunque tardará más tiempo que con limpiezas más enfocadas.

¿Por qué Clean?

No existe un único método "correcto" para construir y mantener una salud equilibrada. La gama de herramientas disponibles para promover la detoxificación es impresionante y, con experiencia, orientación y prestando la atención debida a algunos obstáculos, se pueden usar todos los métodos en diferentes momentos de la vida. Una amplia experiencia con todos ellos me ha demostrado que la mayoría de las personas obtiene los mejores resultados con una limpieza nutricional. Al provocar una liberación continua de toxicidad, respaldada por un suministro constante de nutrientes, logran en un tiempo relativamente corto, apenas tres semanas, el tipo de resultados que el ayuno de jugos podría lograr entre siete y diez días. El programa Clean, que seguirás en este libro, utiliza los principios de la limpieza nutricional para crear un sistema de detoxificación que podrás seguir fácilmente en casa, con comidas y bebidas recién hechas. (Una versión con alimentos medicinales también está disponible en un kit que encontrarás en www.cleanprogram.com). Es seguro y práctico, y ha sido probado extensamente en cientos de pacientes bajo mi supervisión médica.

Para diseñar Clean, recurrí al extenso conocimiento e investigación de la Medicina Funcional, un modelo de curación que integra el método de la ciencia occidental, basado en la evidencia científica, con un enfoque oriental holístico, para prestar una atención individualizada que realmente llegue a la raíz de la enfermedad. La Medicina Funcional se puede definir como una medicina de "mente abierta", que se beneficia de los conocimientos antiguos sobre la salud, al tiempo que utiliza la más avanzada tecnología cuando es necesario.

PRIMEROS PASOS

Clean está diseñado a medida para incorporar las cinco funciones esenciales de la detoxificación.

1. Reducir la carga de trabajo de la digestión. Las pequeñas pérdidas diarias de fondos energéticos debidas a respuestas alérgicas, aunque no se sientan de manera explícita, pasan factura y contribuyen al sentimiento de "embotamiento" que la mayoría de nosotros experimentamos día tras día. Al consumir menos alimentos sólidos y eliminar los irritantes, se favorece una redistribución de la energía a favor de los procesos de detoxificación.

2. Restaurar el intervalo de las doce horas. Una vez emitida la señal para entrar en modo de detoxificación, unas ocho horas después de la última comida, el cuerpo típico moderno necesita alrededor de cuatro horas para hacer una limpieza profunda. Hoy en día, pocos lo logramos porque seguimos picando y bebiendo hasta altas horas de la noche.

3. Reconstruir el medio ambiente interior. Se reduce la acidez, la flora intestinal se reequilibra a favor de las bacterias beneficiosas y la pared intestinal tiene la oportunidad de sanar. La creación de este entorno equilibrado y estable reduce los antojos de alimentos que causan toxicidad, y favorece el mantenimiento a largo plazo de un estado limpio.

4. Apoyar al hígado. Se proporcionan los nutrientes necesarios para garantizar que el hígado lleve a cabo eficientemente las funciones de las fases 1 y 2.

5. Mejorar la eliminación. Una vez que las toxinas se liberan y son neutralizadas, deben ser desechadas junto con su capa de mucosidad. Clean incorpora técnicas y suplementos alimenticios para asegurar que esto ocurra efectivamente.

La preparación para Clean se realiza en tres pasos:

Paso 1. Preparar tu mente: Facilita tu entrada al programa

Paso 2. Preparar tu vida: Tu agenda y tu casa

Paso 3. Preparar tu cuerpo: Elimina los irritantes

No tienes que esperar hasta que la toxicidad sea eliminada del planeta, porque puede ser demasiado tarde. No tienes que conformarte con controlar los síntomas y sus peligros.

No tienes que renunciar a la búsqueda de una poderosa manera de reparar el daño causado por vivir en un mundo tóxico.

Estás a punto de experimentar lo que ocurre cuando el cuerpo recupera las mágicas habilidades con las que nació.

El programa Clean es tu guía.

Personas de toda clase y condición lo han seguido con éxito.

Tú también puedes. ¡Límpiate con Clean!

Clean funciona mejor cuando se completan las tres semanas, pero también producirá resultados después de una o dos. Algunos de mis pacientes van por etapas, incrementando un poco cada vez, hasta completar las tres semanas seguidas; otros las completan al primer intento. Sea cual sea tu caso, recuerda que será importante cualquier cambio que consigas llevar a cabo.

Antes de empezar, por favor lee la siguiente sección, que describe la totalidad del programa. Contiene información que te ayudará a planificar, completar y beneficiarte de Clean de la forma más exitosa.

Antes de empezar Clean

Los programas de limpieza y detoxificación pueden ser seguidos prácticamente por cualquier persona. Sin embargo, hay algunas excepciones. Por favor, no sigas si en este momento te encuentras en una la de las situaciones siguientes:

____ Estás embarazada o en periodo de lactancia.

____ Tienes diabetes tipo 1 (insulino-dependiente)

____ Tienes cáncer avanzado y pierdes peso rápidamente.

____ Estás tomando un medicamento que necesita una concentración sanguínea estable, incluyendo los que previenen los coágulos de sangre (como Coumadin), antiarrítmicos (como Tikosyn) o anticonvulsivos (como Tegretol). Las concentraciones sanguíneas estables de los medicamentos pueden verse alteradas ya que las tasas de absorción cambian, haciendo que las dosis sean demasiado bajas o demasiado altas. Consulta con tu médico y no sigas ningún tipo de programa de detoxificación sin la supervisión de un experto.

___ Tienes cualquier otra enfermedad grave que requiera una estrecha vigilancia y pueda verse agravada por pequeños cambios en la química del cuerpo.

¿Estás agotado?

Hay otro grupo que no debería iniciar Clean o cualquier otro programa de detoxificación. Se trata de personas que presentan un cuadro clínico no reconocido por la mayoría de los médicos tradicionales, pero que ha sido identificado y tratado extensamente por mi colega, el Dr. Frank Lipman. Él lo ha llamado el síndrome Spent o del "Agotado", y se refiere a pacientes que se sienten exhaustos, tienen la presión arterial baja y una amplia variedad de otros síntomas atribuibles al debilitamiento del eje hipotalámico-hipofisario-suprarrenal, el sistema que regula el estrés en el cuerpo.

Los médicos convencionales rara vez diagnostican el debilitamiento del sistema suprarrenal (la condición de "Agotado"), en gran parte porque la mayoría de los análisis de sangre y otras pruebas de laboratorio dan resultados normales, a pesar de que los pacientes se sienten constantemente exhaustos. Esto significa que continúan con su vida sin ser tratados mientras el estrés les pasa factura, cuando lo indicado sería una reposición holística de la función suprarrenal. Junto con el Dr. Lipman, mi socio en el centro de bienestar Eleven Eleven Wellness Center de Nueva York, dónde trabajé hasta fines del 2009, hemos comprobado que esta enfermedad afecta de forma desproporcionada a las mujeres. Podría ser porque sus sistemas hormonales son más complejos, porque tienden a expresar los efectos de la fatiga con más intensidad o porque es más probable que las mujeres, como cuidadoras naturales, no se ocupen tanto de sí mismas mientras cuidan a otros, hasta llegar un punto de agotamiento muy intenso, antes de pedir ayuda. Pero esta afección no discrimina entre sexos y es muy posible que todos, mujeres y hombres, estemos "agotados" en algún momento de la vida.

Las respuestas a las siguientes preguntas te ayudarán a determinar si tienes agotamiento suprarrenal:

____ ¿Tardas más de lo normal en recuperarte de enfermedades o lesiones?

____ ¿Tienes dificultades para levantarte de la cama por la mañana?

____ ¿Tienes una sensación de cansancio continuo que no se alivia durmiendo bien por la noche?

____ ¿Te mareas al levantarte de una posición horizontal?

____ ¿Tienes la presión arterial anormalmente baja?

____ ¿Tienes extrema sensibilidad al frío o tiendes a sentir frío en ambientes donde otros no lo sienten?

____ ¿Tienes un nivel crónico de ansiedad o alguna vez has sufrido ataques de pánico?

____ ¿Sufres periodos de depresión o ataques frecuentes de llanto (lo cual también es característico de la toxicidad)?

____ ¿Tienes tendencia a que te salgan moretones con facilidad?

Aunque, aislados, estos síntomas son similares a los de la toxicidad, como grupo son más característicos de un cansancio suprarrenal, problema para el cual ha sido diseñado el programa Spent ("Agotado" en inglés). Si has contestado sí a dos o más de estas preguntas, es importante que consultes con un profesional de la salud que sepa cómo comprobar el estado de la función suprarrenal y que trabaje contigo para mejorarlo. Si estás Agotado, embarcarte en un programa de limpieza profunda sería contraproducente e incluso perjudicial ya que no tendrías la energía necesaria para apoyar la detoxificación y la reconstrucción del intestino. Cuando hayas descansado y reactivado tus glándulas suprarrenales, estarás en condiciones de seguir un programa como Clean.

Te recomiendo que leas el libro del Dr. Lipman, *Revive*, que describe con detalle el síndrome y su plan de tratamiento. La capacidad de sintonizar con tus necesidades y de distinguir entre estar Agotado y estar bajo condiciones de toxicidad, es una de las herramientas más importantes para crear un futuro libre de visitas al hospital, de medicamentos de prescripción, y lleno de salud.

Si padeces algún problema de salud, sea cual sea, por favor consulta con tu médico antes de iniciar cualquier programa de detoxificación, incluido Clean. Si él no te ayuda o no te ofrece razones de peso que te convenzan de por qué no deberías comenzar un programa de detoxificación, te recomiendo cambiar de médico. Considera la posibilidad de trabajar con un profesional familiarizado con la Medicina Funcional, que estará entrenado para entender y hacerte entender que la toxicidad y la reducida capacidad para detoxificar pueden ser las raíces de muchas dolencias y enfermedades. Aprenderás más acerca de cómo trabajar con un compañero de bienestar en el capítulo ocho, "Después de Clean".

Paso 1. Cómo preparar tu mente: Facilita tu entrada al programa

Cada vez que emprendes un proyecto para mejorar algún aspecto de tu vida, inviertes tiempo planificándolo y preparándote para él. El programa Clean no debe ser una excepción. Aunque una vez iniciado, es fácil de seguir, necesitarás cambiar algunos hábitos durante un par

156

de semanas y eso a veces resulta difícil. Si, antes de empezar, dedicas algún tiempo para preparar tu mente, tus horarios, tu casa y, lo más importante, tu cuerpo, maximizarás las probabilidades de éxito.

Gabriela vino a mi consulta después de que varios gastroenterólogos no encontraran la manera de ayudarla a mejorar. Le habían diagnosticado "colitis ulcerosa", un problema autoinmunológico. Tenía dos hijos pequeños, y no podía recurrir a nadie que le ayudara con ellos. Su mayor problema era que sufría la urgente necesidad de ir al baño constantemente. La gota que derramó el vaso ocurrió la semana anterior, cuando se quedó atrapada con sus dos niños en el baño de un Seven-Eleven. Le recomendé que empezara el programa Clean.

Una semana después, cuando vino a la consulta de chequeo, me dijo que lo quería dejar. Se sentía mejor, pero le tomaba demasiado tiempo prepararse los alimentos. Sus "urgencias" habían desaparecido casi por completo, pero daba la impresión de que había olvidado la cantidad de tiempo que pasó en baños públicos durante las semanas anteriores. Le recordé los detalles de nuestra última conversación, cuando vino a mi consulta y me describió su problema y la frustración con los médicos. Al recordarlo de forma vivaz, vi en su rostro la expresión inequívoca de un momento "¡Ajá!" Nunca más tuvimos que hablar sobre el tiempo necesario para preparar comidas saludables. Completó las tres semanas sin quejarse. Todavía sigue la Dieta de Eliminación y continúa sintonizando su estilo de vida para tener buena salud.

Mirar las cosas en panorámica lo pone todo en perspectiva y te da la fuerza para perseverar en cambiar tus hábitos. Esto también se aplica al otro lado de la moneda: cuando piensas que no puedes seguir un plan que habías decidido completar. No te ayuda en nada juzgarte o castigarte a ti mismo. La culpa es la más tóxica de las emociones. Cuando falles en algo, míralo siempre como una oportunidad para aprender a detoxificar tu propia culpa. He visto a mucha gente transformada por la culpa, una vez que adquieren la habilidad de ponerla a su favor. Es como una especie de judo emocional: el defensor redirige la fuerza del atacante para su propio beneficio. Las transformaciones suceden constantemente. Fallar es sólo una prueba de que lo has intentado. La práctica conduce paulatinamente a la perfección. Una actitud mental positiva resulta fundamental para completar este programa y transformar tu salud.

Uno de los primeros pacientes que guié a través del programa Clean fue mi amigo Moshe. Escuchó con mucha atención mis instrucciones y, a continuación, con rostro serio, me dijo: "Alex, tengo un gran problema. No voy a ser capaz de hacer esto."

"¿Por qué no?", le pregunté.

"Adoro el pan", respondió.

Le dije lo que desde entonces le he dicho a cientos de pacientes. No pienses en Clean como algo que estarás haciendo el resto de tu vida. No lo veas como que vas a intentar cambiar tu dieta y tu estilo de vida para siempre. Esa es una perspectiva abrumadora y francamente indeseable para la mayoría de la gente. Por el contrario, piensa en Clean como un experimento. Si eres como el 90 por ciento de la población, probablemente habrás comido, bebido y vivido, guiado por tu libre voluntad la mayor parte de tu vida. Saber que volverás a hacerlo después de este experimento, reducirá el estrés provocado por un compromiso a largo plazo. Sin embargo, casi puedo garantizar que ocurrirá un cambio natural como resultado de seguir el programa Clean. Es muy posible que, después de completarlo, mires la comida de forma diferente. Puede que simplemente no *quieras* regresar a lo que hacías y comías antes. Puede que quieras tomar nuevas decisiones. Y eso muy diferente a *no poder* decidir.

Como cualquier cosa en la vida por la que merece la pena esforzarse, este programa requerirá compromiso y disciplina. Los primeros tres días pueden ser difíciles, pero la mayoría de la gente se acomoda pronto a las restricciones en la selección y cantidad de alimentos. A la semana, ya dicen que no pueden entender cómo comían tanto antes. Se dan cuenta, con sorpresa, de hasta qué punto sus vidas giran alrededor de la comida. Un programa de detoxificación ofrece una nueva perspectiva sobre lo que el cuerpo realmente necesita para funcionar bien, y en qué medida nuestra tendencia al exceso nos sofoca en vez de ayudarnos.

Según mi experiencia, las personas *cambian* al finalizar el programa. Tienen una nueva actitud hacia la comida y una experiencia diferente de ella. Se ha producido un reajuste de sus papilas gustativas, y desean alimentos más saludables y naturales. Esto es muy diferente a tener que esforzarse para consumirlos porque sabes que son buenos. Se trata del fenómeno "Comes lo que eres" en acción.

¿Se nace o se hace?

Comer tres comidas al día, todos los días, es una invención cultural bastante reciente. Durante miles de años, nuestros genes evolucionaron en un mundo donde la norma era el festín o la hambruna. Por ello, nuestros cuerpos se fueron adaptando, a lo largo de generaciones, para almacenar el exceso de comida cuando lo había, y así disponer del combustible necesario para los periodos de escasez. La industrialización de la comida en los últimos ciento cincuenta años ha hecho que la nueva norma sea "el exceso". Pero nuestros genes no pueden adaptarse con tanta rapidez, y siguen almacenando con avidez cada vez que tienen la oportunidad, que, en la vida moderna, es todo el tiempo. Esta falta de sincronización entre el diseño genético interior y el rápido cambio exterior está en la raíz de gran parte de los conflictos que tenemos con la comida.

Para Moshe, y para muchos otros, antes de empezar con Clean, ciertos alimentos como el pan y el azúcar, que contribuían a su agotador estado tóxico, tenían un atractivo magnético que los mantenía atrapados. Pero, después de dejar los productos químicos y los aditivos, y descansar de los azúcares, los carbohidratos simples y los estimulantes, su entorno interior había cambiado tanto que perdieron el deseo por sus antiguos alimentos favoritos. Sus sentidos, libres de químicos y azúcares, encontraron mucho más disfrute en los alimentos frescos; podían "escuchar" cómo sus cuerpos respondían mejor a la comida verdadera que a la comida basura. De repente, el brillante brócoli verde les proporcionaba una alegría que antes sólo venía del helado Cherry García. Mejorar el ambiente interior del cuerpo es mucho más efectivo que "limpiar" los malos hábitos alimenticios a base de fuerza de voluntad y pensamiento positivo. Aquí tienes una verdad universal: cuando estás en forma y saludable, se te antojan los buenos alimentos que mantienen ese estado.

Si tu instinto te empuja hacia un programa de detoxificación pero necesitas motivación, sólo mira a la gente a tu alrededor, en la calle, el centro comercial o el aeropuerto. ¿Ves muy saludable y feliz al ciudadano medio? Visita algunos sitios de salud en Internet y lee lo que dicen sobre el actual estado real de la salud en Estados Unidos. Demasiadas personas están enfermas. Demasiadas personas toman medicamentos, van al médico o sufren algún tipo de síntoma. La mitad de los norteamericanos padecerán una enfermedad cardiaca o cáncer a lo largo de su vida. Es probable que la otra mitad desarrolle otro tipo de enfermedades que seguirán haciendo de la industria farmacéutica una de las más rentables de todos los tiempos. De manera que, mientras te planteas si vas a seguir con éxito el programa Clean, te resultará útil preguntarte si quieres ser otro número en las estadísticas sobre la mala salud de Estados Unidos. Si haces y comes como la mayoría de los norteamericanos, ¿cómo puedes esperar un resultado diferente?

Conocí a Frank, un neoyorquino de cuarenta años, seis meses después de haberse sometido a una cirugía abdominal de emergencia para quitarle la vesícula biliar. Aunque tenía un poco de sobrepeso y su piel se veía hinchada y opaca, el cirujano y el especialista lo habían declarado curado. Pero no se sentía bien. Desde la cirugía, había estado sufriendo misteriosos dolores abdominales y vivía en un constante estado de ansiedad pensando que el dolor era un mensaje del tumor que le estaba esperando. Como nadie le había aconsejado lo contrario, seguía haciendo su dieta de toda la vida: grandes cantidades de carne, golosinas, productos lácteos y alcohol. Así llenaba su ansioso estómago, encontraba consuelo para su mente y conseguía relajar sus emociones. Pero sólo de forma temporal.

Tras un examen físico completo, comprobé que Frank tenía una constitución fuerte y que en general se había recuperado bien de la cirugía, pero sus síntomas me indicaban que la flora intestinal estaba gravemente alterada. Su dieta de almidones y dulces, en combinación con los antibióticos, anestésicos y analgésicos de la cirugía, habían devastado las bacterias buenas. Todas esas toxinas le habían producido una disbiosis. La levadura desarrollada en sus intestinos estaba liberando las toxinas que le causaban la hinchazón abdominal y el dolor. Y lo que es aún peor: le hacían desear más dulces y alimentos ricos en almidón.

Frank se quedó muy asombrado al comprobar que, tras completar el programa Clean, su energía regresaba, su estado de ánimo mejoraba por días y los dolores desaparecían como por arte de magia. Cuando volvió a incluir en su dieta los antiguos alimentos —cafeína, carnes rojas, golosinas, productos lácteos y más de una o dos bebidas alcohólicas a la semana— descubrió que irritaban su sistema digestivo y le causaban dolores abdominales. Cuanto menos consumía estas cosas, menos dolor sentía. Y comprendió que había interpretado erróneamente el anterior "mensaje" de su cuerpo: el dolor no era el presagio de un tumor, sino la señal de auxilio de un tracto intestinal irritado e inflamado. El mayor beneficio de su limpieza fue el final de esos antojos, y una nueva confianza en la fuerza de su salud. A medida que limpiaba sus deshechos, Frank empezó a oír algo nuevo: su cuerpo tenía hambre de cosas diferentes. En lugar de reconfortantes alimentos pesados, quería verduras frescas y otros alimentos que lo hacían sentirse claro y lúcido. En vez de tomar café, se preparaba batidos con proteína en polvo y se iba al gimnasio. "Finalmente siento que estoy escuchando a mi cuerpo y que lo entiendo: ¡Soy lo que como —y como lo que soy!", me dijo.

Paso 2. Cómo preparar tu vida: Tu agenda y tu casa

Es preferible seguir el programa Clean en casa que retirarse a un centro de ayuno o a un spa para hacerse la limpieza. Pero aún así tiene sus desafíos. Independientemente de la dieta que se siga o del nivel de vida que se tenga, cambiar de costumbres no resulta fácil de lograr, y los hábitos en el comer y el beber son precisamente de los más difíciles de modificar. Cuando intentamos liberarnos de alguna mala costumbre en este terreno, con frecuencia nos ponemos irritables y de mal humor, o sentimos un deseo intenso de lo que estamos tratando de dejar. Aunque el programa Clean trata estas cuestiones desde una perspectiva nutricional y bioquímica, tú mismo debes convertirte en tu principal equipo de apoyo. Para maximizar las posibilidades de éxito, lo mejor es que estableces de antemano un plan y una agenda.

Pon Clean en tu agenda

Todo lo que merece la pena en la vida, necesita una inversión de tiempo, esfuerzo y energía, y Clean no es una excepción. Hay que ser capaz de encontrar tiempo para llevarlo a cabo. Aunque una multitud de gente ocupada, desde padres de familia hasta ejecutivos de empresa, desde estudiantes hasta artistas, ha completado el programa, todos han coincidido en que encontrar tres semanas libres de obligaciones o de eventos sociales es prácticamente imposible. Así que no hay que demorarse meses para empezar. Si esperas a tener el hueco perfecto de tranquilidad, probablemente nunca lo harás. Lo que sí puedes, y debes, hacer es planear el programa para un periodo donde no tengas que viajar mucho. Si prevés eventos sociales o de trabajo durante los días laborables, empieza en un fin de semana. Eso te dará tiempo para acostumbrarte al nuevo menú, y te permitirá pasar los primeros días de ajuste fuera del trabajo. Ten en cuenta también que demasiados cambios al mismo tiempo suelen ser difíciles de llevar, así que trata de comenzar el programa cuando no estés de mudanza, cambiando de trabajo, divorciándote o pasando por alguna otra modificación importante. Aunque la experiencia me ha demostrado que también lo contrario es cierto: a algunas personas les va mejor durante un periodo de cambio total.

Una vez decidida la fecha de inicio, apúntala en la agenda como lo harías con cualquier otro compromiso, como un viaje o un proyecto de trabajo. Apunta las fechas en las que empezarás la fase de preparación con la Dieta de Eliminación, y marca luego Semana 1, Semana 2 y Semana 3. En la siguiente sección de este libro se te proporcionarán cuadros de planificación semanal, pero ayuda mucho apuntar en una agenda o calendario que mires a diario algunas de las actividades opcionales, desde el ejercicio hasta los masajes. También tendrás que encontrar tiempo para comprar todos los ingredientes que vas a utilizar. Reserva un tiempo cada semana exclusivamente para esto: encontrarte la nevera vacía a mitad de semana es un obstáculo innecesario.

Una vez que le coges el ritmo al programa, resulta bastante fácil seguir normalmente con tu estilo de vida. Es conveniente tomar la decisión de hacer las cosas de forma un tanto distinta a la habitual y mantenerse alejado durante algunos días de cócteles y comidas con amigos y familiares. O acudir a las cenas en casa de amigos con tu frasco de comida líquida.

Prepara tu cocina

Es muy importante preparar todo un sistema funcional, que será un buen punto de apoyo para Clean. La cocina es el pilar de ese sistema. Hoy en día, son millones las personas que rara vez cocinan, pues la mayoría de las veces comen fuera. Para ellas, el reto consistirá en *utilizar* la cocina y en encontrar el tiempo para organizar y preparar las comidas cada día. Para otros, la cocina es el centro de una casa muy concurrida. Su reto estará entonces en mantenerse alejado de los alimentos almacenados por otros miembros de la familia. Si eres el chef de la casa hogar, debes determinar hasta dónde puedes llegar sin perturbar el status quo. Un serio compromiso personal con tus propios objetivos es la única forma de sobrellevar el tener que prepararle la comida a otros mientras te tomas un jugo de verduras. Debes saber que después de la primera semana todo te resultará mucho más fácil. Pero recuerda que todo lo que hagas para ti mismo también beneficiará al resto de la familia. No es mucho pedirles a los demás que, de vez en cuando, se adapten un poco para dar cabida a tus propósitos.

Tómate unos minutos para revisar los cajones y armarios de la cocina. Mira cuántos productos envasados hay. ¿Qué alimentos tienes en cajas, frascos, bolsas, tubos o latas? Lee sus ingredientes, familiarízate con lo que solías comer anteriormente, y luego tira o regala todo lo que vaya en contra de lo que vas a comer ahora. Es conveniente que no quede nada que te tiente a desviarte de las comidas y meriendas de Clean.

Necesitarás tres cosas básicas, indispensables para completar el programa e importantes para prolongar sus beneficios a largo plazo. Aunque algunos modelos son bastante caros, encontrarás versiones asequibles que funcionan perfectamente. Y, como te seguirán ayudando mucho después de haber terminado Clean, piense en ellos como una inversión para tu bienestar.

1. Una licuadora. Los licuados, batidos y sopas son una parte muy importante del programa Clean. Yo recomiendo una licuadora de alta velocidad, como la Vitamix, pero cualquier buena licuadora con motor potente servirá. Algunas recetas también requieren un robot de cocina para procesar los ingredientes sólidos.

2. Un extractor de jugos. Hoy en día hay un montón de buenos extractores de jugos en el mercado. Mi marca favorita es Breville, cuyos productos son muy poderosos y fáciles de limpiar.

3. **Una fuente de agua pura.** Todo el que decida transitar la senda de Clean necesitará utilizar agua pura. El agua del grifo contiene hoy en día demasiados productos químicos para servir de ayuda efectiva en la detoxificación. Siempre es posible comprar agua embotellada o utilizar un sistema de distribución de la misma, pero, con el tiempo, estas opciones resultan costosas y perjudiciales para el medio ambiente. Los filtros de jarra retienen el cloro, pero dejan pasar muchas otras sustancias nocivas. El compromiso de llevar a buen término el programa Clean puede ser un buen momento para invertir en un sistema de filtración de agua para el grifo de tu cocina. La filtración de ósmosis reversa te permite lavar los alimentos con agua limpia, beber agua limpia y utilizarla con total garantía para preparar las sopas y batidos del programa. Estos sistemas están disponibles a partir de unos $300. Mi opción preferida está referenciada en la sección "Cómo mantenerte Clean", del capítulo 8. Decidas lo que decidas, trata siempre de usar durante el programa el agua más pura posible.

Prepara unos cuantos frascos limpios y algunos contenedores de plástico aptos para alimentos, de manera que siempre puedas llevar contigo al trabajo y a cualquier otro lugar las comidas líquidas y los almuerzos.

Una vez que conozcas bien los ingredientes para preparar los batidos, jugos y sopas, averigua dónde se pueden encontrar de la mejor calidad posible, preferentemente el mercado local de agricultores, tiendas naturistas o supermercados con una buena selección de productos orgánicos. Además de lo necesario para las comidas del programa, no olvides comprar nueces crudas y tés de hierbas, que te serán de mucha ayuda durante las crisis de antojos.

Paso 3. Cómo preparar tu cuerpo: Elimina los irritantes

Cuando se trata de limpiar, detoxificar y restaurar el cuerpo, no es bueno pasar de cero a cien en un solo día. Previamente, debes hacer algunos preparativos. Si sigues la Dieta de Eliminación durante los días previos al inicio del programa, tu entrada en él te resultará más fácil, puesto que habrás limpiado el cuerpo de alimentos y productos químicos a los que puedes ser alérgico o sensible, y, al mismo tiempo, habrás liberado energía para la detoxificación.

Reduce tu exposición a las toxinas

Reduce tu exposición a las toxinas en tu entorno y en tu dieta.

TOXINAS EN TU ENTORNO

Son fuentes muy comunes de toxicidad diaria: los escapes de los automóviles, los productos químicos de jardinería, los productos de limpieza en seco, los sistemas de calefacción, los sistemas de aire acondicionado (utiliza filtros HEPA), el cloro de las piscinas, los colchones con retardantes de fuego, las pinturas con plomo, las ceras y los productos de limpieza, los desodorantes que contienen aluminio, las pastas dentales con flúor, los cosméticos, las ollas y sartenes con superficies cubiertas de aluminio o de Teflón, la radiación electromagnética de los productos electrónicos y los teléfonos celulares.

Mientras preparas la cocina, piensa dónde te expones a toxinas innecesarias tanto en tu casa como en tu entorno laboral. Los artículos de limpieza son los primeros que hay que analizar. Lee sus etiquetas como lo hiciste con la comida. Cuando vayas a hacer las compras para Clean, escoge uno o dos productos de limpieza libres de toxinas; es una buena forma de empezar a reducir tu carga tóxica, mientras le das una buena limpieza a tu dieta. Durante las siguientes semanas, procura seguir identificando dónde y cuándo te expones a las toxinas diarias más comunes. La cocina, el baño, el garaje, el

166

entorno de trabajo, probablemente contienen un número considerable de productos tóxicos. Evita y sustituye todos los que puedas y estudia la manera de reducir tu exposición diaria a los mismos. Existe una gran cantidad de información en línea sobre cómo lograr un hogar y una vida libres de toxinas, un proceso que puede irse completando poco a poco (ver el apéndice Recursos Clean para más información).

TOXINAS EN TU DIETA

La duración de esta fase de preparación variará en función de las características de tu dieta y de tu estilo de vida. Mientras más limpio estés al comienzo, menos tiempo tendrás que dedicar a la fase de la Dieta de Eliminación.

_____ Tres o cuatro días serán suficientes si has hecho recientemente algunos programas de limpieza o si tienes una dieta basada en productos integrales, con mínimas cantidades de carne, productos lácteos y trigo, y casi sin ningún tipo de producto envasado, enlatado o de comida rápida.

_____ Una semana será suficiente si te consideras un comedor promedio, con una dieta que regularmente contiene algunos, o todos, de los siguientes elementos: alimentos envasados, carne roja, productos horneados, productos lácteos, derivados del azúcar, alcohol, cafeína. Una semana es el tiempo medio que la mayoría de la gente emplea en la Dieta de Eliminación antes de iniciar el programa Clean.

_____ Sigue la Dieta de Eliminación durante dos semanas antes de empezar Clean si tu dieta incluye grandes cantidades de comida rápida, alimentos envasados, refrescos, comida basura y alcohol. Si lo haces así, obtendrás los máximos beneficios de Clean desde el comienzo.

Esta fase de preparación reducirá al mínimo los efectos molestos que se producen durante un programa de detoxificación al dejar la cafeína y otras sustancias químicas presentes en los alimentos. También contribuirá a mitigar una posible "crisis de curación": un cuerpo entorpecido con alimentos procesados y privado de los nutrientes necesarios a veces responde con cierto dramatismo a la eliminación de toxinas. Los sistemas de inmunidad y reparación pueden saltar de repente y ponerse a trabajar a pleno rendimiento, desestabilizando las cosas en la superficie y provocando erupciones cutáneas, fiebre y una serie de síntomas que te hacen sentir como si estuvieras enfermándote, cuando en realidad son señales de que tu cuerpo está despertando y entrando de nuevo en el juego. Aunque una crisis de curación es, en última instancia, algo positivo, afectará a tu vida y puede resultar incómodo o incluso alarmante. Pero casi con toda seguridad evitarás cualquiera de estos problemas si te preparas de antemano siguiendo durante algunos días la Dieta de Eliminación básica.

Los alimentos que vas a tomar durante esta fase de preparación son también los principales ingredientes de las comidas de Clean. Después de unos días, sentirás el cuerpo más ligero y la mente más lúcida. Y también ganarás una confianza plena en que tienes la suficiente capacidad de adaptación y motivación para llevar a cabo el programa Clean en su totalidad.

• • •

Preguntas frecuentes sobre fumadores y personas tomando medicamentos

P: Soy fumador. ¿También tengo que dejar el cigarrillo?

R: Durante Clean, los fumadores tienen experiencias diferentes. Algunos lo utilizan como una oportunidad para dejar de fumar de golpe. Para otros, fumar empieza a perder su atractivo a medida que se les abre el paladar y la sensibilidad frente a las toxinas. Como mínimo, la mayoría se vuelve más consciente de cada cigarrillo, de la misma forma que se vuelve más consciente de los alimentos. Pero incluso si sigues fumando igual que antes, sigue adelante y completa el programa con la conciencia de que estás aumentando tu capacidad de detoxificación y creando en tu cuerpo un "lienzo en blanco" sobre el cual podrás comenzar a sentir los efectos de los cigarrillos de forma diferente. Fumar afecta a la detoxificación porque acelera la fase 1 en el hígado, lo que va en detrimento de conseguir los mejores resultados.

P: Estoy tomando medicamentos prescritos por mi médico. ¿Debo dejar de tomarlos?

R: Si estás tomando cualquier tipo de medicamento bajo prescripción médica, no dejes de hacerlo durante el programa. Consulta a tu médico. Algunos medicamentos de prescripción pueden dejar de tomarse de forma segura pero otras no. Ciertas afecciones graves requieren un nivel constante de medicamento en la sangre. Cualquier cambio en la dieta puede causar un cambio en la tasa de absorción de la medicación, alterando su concentración en la sangre. Esto puede llegar a poner en peligro tu vida en el caso de los anticoagulantes, los antiarrítmicos, los antiepilépticos y la quimioterapia.

• • •

La comida de la Dieta de Eliminación

Mantén tus horarios habituales para desayuno, almuerzo y cena, pero siguiendo las instrucciones de la lista "Incluir/Excluir" que encontrarás a continuación: incluye únicamente alimentos y bebidas del lado "SI" y excluye los del lado "NO". Puesto que en el lado "SI" es casi seguro que no estarán algunos alimentos que consumes diariamente, tendrás que hacer algunas sustituciones. Es el momento de comenzar a utilizar las recetas para el programa Clean (ver el capítulo 11, "Las recetas Clean"). Todas son recetas de la Dieta de Eliminación, que te ahorrarán mucho trabajo.

El desayuno es la comida más difícil de cambiar ya que el pan, los cereales, la leche y los huevos no están permitidos. Prueba con un desayuno líquido como el Batido Energético con Mantequilla de Almendras y Cardamomo. También puedes tomar pescado, pollo o verduras de la cena de la noche anterior, un plato de arroz integral, cereal de quinua con un poco de fruta y nueces, o frutas con mantequilla de almendras.

Para el almuerzo, en lugar de emparedados, burritos, pizzas y otros platos típicos, come ensaladas que contengan las proteínas permitidas, o sopas u otros platos con fríjoles, lentejas y otros cereales autorizados.

Para la cena, las recetas Clean que aparecen en este libro pueden servirte de orientación; añade verduras y quinua en lugar de arroz blanco, pasta o papas. El pescado al vapor, el pollo a la parrilla o al horno y las verduras asadas son platos muy comunes durante esta fase.

Ten en cuenta que este es el momento de empezar a disminuir el consumo de cafeína. Si lo necesitas, puedes tomar té verde o probar la hierba mate que tiene un efecto estimulante similar al del café. Sin embargo, cuanto más evites la cafeína, mejor será. En general, bebe mucha agua durante esta fase. Puedes añadirle limón, pepino o menta si quieres darle un sabor interesante. Los tés de hierbas ayudan a sustituir el té negro o el café, pero no son sustitutos del agua: bébelos "junto con" y no "en vez de" grandes cantidades de agua pura.

Compra productos orgánicos siempre que puedas. Las pocas semanas de preparación y de seguimiento del programa Clean suponen una oportunidad para reducir significativamente la carga tóxica de tu cuerpo. Cuando tienes acceso a productos orgánicos y te puedes permitir el lujo de comprarlos, la reducción a la exposición de las toxinas

SI: Incluye estos alimentos	NO: Excluye estos alimentos
Frutas: frutas enteras, que no están endulzadas, congeladas ni empacadas en agua, jugos naturales diluidos	Naranjas, jugo de naranja, toronja, fresas, uvas, plátano
Sustitutos de lácteos: leches de arroz, avena y nueces, como la leche de almendras y la leche de coco	Productos lácteos y huevos, leche, queso, requesón, crema, yogur, mantequilla, helados, cremas no lácteas
Almidones y granos sin gluten: arroz integral, mijo, quinua, amaranto, alforfón	Trigo, maíz, cebada, espelta, kamut, centeno, cuscús, avena
Proteínas animales: pescados de agua fría, animales de caza, cordero magro, pato, pollo, pavo	Pescado crudo, carne de cerdo, carne de res y de ternera, embutidos, fiambres, carnes enlatadas, salchichas, mariscos
Proteínas vegetales: guisantes, lentejas, legumbres	Productos de soja (salsa de soja, aceite de soja presente en los alimentos procesados, tempeh, tofu, leche de soja, yogurt de soja)
Nueces y semillas: avellanas, nueces pacanas, almendras, anacardos, castañas; semillas de sésamo, calabaza y girasol	Cacahuates, mantequilla de maní, pistachos, nueces de macadamia
Verduras: preferiblemente frescas, crudas, cocidas al vapor, salteadas, asadas o licuadas	Cremas de verduras, tomates, papas, berenjenas, pimientos
Aceites: de lino, cártamo, sésamo, almendra, girasol, colza, calabaza, o de oliva prensada en frío	Mantequilla, margarina, manteca, aceites procesados, aderezos para ensaladas, mayonesa, alimentos para untar
Bebidas: agua filtrada o destilada, té verde, tés de hierbas, soda o agua mineral, hierba mate	Alcohol, café, bebidas con cafeína, gaseosas, refrescos
Edulcorantes: jarabe de arroz integral, agave o de Stevia	Azúcar refinada, azúcar blanca o morena, miel, jarabe de arce, jarabe de maíz con mucha fructosa, jugo de caña evaporado
Condimentos: vinagre, todas las especias, sal marina, pimienta, albahaca, algarrobo, canela, comino, eneldo, ajo, jengibre, mostaza, orégano, perejil, romero, cúrcuma, tomillo	Chocolate, salsa de tomate, relish, chutney, salsa de soja, salsa de barbacoa, salsa teriyaki y otros condimentos similares

de tus alimentos se convierte en una obviedad. Los productos orgánicos más importantes en los que deberías gastar tu dinero son los de
origen animal, ya que las toxinas se van acumulando a medida que se
avanza en la cadena alimenticia. Busca pollo y cordero orgánicos,
libres de hormonas, y elige pescados de origen silvestre antes que de
piscifactoría. Cuando vayas a comprar alimentos de origen vegetal, es
preferible gastar el dinero en frutas orgánicas como melocotones,
manzanas y bayas, y verduras orgánicas como apio, espinacas, zanahorias, pepinos y fríjoles antes que en las de piel gruesa como aguacate
y calabaza. En definitiva, compra lo mejor en la medida de tus posibilidades, y lava siempre muy bien todos los productos.

Elimina los obstáculos, añade lo que falta
La Dieta de Eliminación te permitirá lograr objetivos importantes
de la detoxificación:

1. Elimina los alimentos y bebidas envasados con aditivos,
    conservantes y otras sustancias químicas; sin olvidarte de
    las "fuentes ocultas", en las que probablemente no pensa-
    rías, como los condimentos y las salsas.

2. Reduce los irritantes y alérgenos potenciales. Algunas de
    las comidas más comunes en la dieta norteamericana lle-
    van ocultos efectos irritantes. La familia de las solanáceas
    —tomates, pimientos, berenjenas y papas— puede causar
    sensibilidad. Según el pensamiento ayurvédico, cuando se
    comen en exceso causan la acumulación del *amma* y dis-
    minuyen la fuerza digestiva. Las fresas, el chocolate, los
    mariscos y algunos frutos secos son también alérgenos
    comunes.

3. Reduce la acidez y crea un ambiente interior más alcalino.
    Las carnes rojas, los productos lácteos, los plátanos y el
    exceso de cereales como el trigo, generan acidez. También

son los principales "generadores de mucosidad": incrementan la viscosidad de los intestinos y dificultan la saludable absorción de los nutrientes y la eliminación de las toxinas. Durante y después de Clean, es importante que evites los alimentos acidificantes y trates de llenar tu dieta de comidas alcalinas, mientras más consigas en este sentido, mucho mejor funcionará tu organismo.

4. Elimina los alimentos con un efecto inflamatorio. Los carbohidratos simples, como los azúcares y los cereales, especialmente los cereales refinados (harinas blancas, arroz blanco), provocan que el organismo libere una mayor cantidad de insulina en la sangre para regular la absorción de los azúcares en las células. La insulina es una hormona pro-inflamatoria. Los aceites de cocina hidrogenados conocidos como "grasas trans" también causan inflamación. (Los aceites prensados en frío no son hidrogenados.)

5. Llena tu dieta de nutrientes anti-inflamatorios: los ácidos grasos omega-3 de los pescados, los polifenoles (sustancias químicas presentes en plantas) de las bayas y muchos otros compuestos de origen vegetal que estimulan la labor de detoxificación del hígado.

6. Elimina los alimentos que, como los pomelos, tienden a suprimir ciertas reacciones de la función de detoxificación del hígado.

7. Elimina los alimentos que tienden a contener hongos (como los cacahuates) o que sirven de alimento a la levadura de los intestinos y causan disbiosis (como los azúcares, el alcohol y los productos lácteos). Recuerda que el alcohol se consigue al fermentar en etanol los azúcares de cereales o frutas, por lo que también contribuirá de

forma importante a la disbiosis. Además, el alcohol contiene su propia mezcla de conservantes (como los sulfitos del vino) y es un depresivo.

8. Elimina la cafeína, el alcohol e, idealmente, los cigarrillos. Todos ellos, en especial cuando se consumen a diario y en cantidad, le pasan factura a las glándulas suprarrenales, tienen un impacto negativo sobre la detoxificación del hígado, y producen radicales libres que pueden dañar las células (en particular el ADN y el ARN).

9. Elimina los alimentos provenientes de cultivos muy cargados de pesticidas y los productos llenos de hormonas y antibióticos, tales como las carnes, los lácteos y los huevos. Elimina también las principales fuentes de alimentos genéticamente modificados, que siguen sin registrarse en las etiquetas de nuestros suministros alimenticios, y sobre cuyos efectos dañinos aún estamos aprendiendo (especialmente la soja, el maíz y el trigo).

El factor pH

Algunos alimentos ya contienen ácidos o álcalis (sales solubles) y otros crean acidez o alcalinidad cuando se combinan en el cuerpo con jugos o ácidos digestivos (los limones ácidos tienen una influencia alcalinizante). Como se mencionó anteriormente, una dieta rica en alimentos que producen álcalis resulta clave para mantener una buena salud: ayuda a la detoxificación puesto que el cuerpo ya está trabajando para eliminar los residuos ácidos del metabolismo. El estado ideal del interior del cuerpo es ligeramente más alcalino que neutro. Puedes comprobar fácilmente el estado de tu PH, utilizando la saliva y tiras de papel de tornasol que puedes adquirir en las tiendas de vitaminas.

En la página siguiente hay una guía muy básica sobre los alimentos acidificantes y alcalinizantes más comunes.

Una de las implicaciones más visibles sobre la salud provocada por

Alimentos generadores de ácido	Alimentos generadores de álcalis
Alcohol	La mayoría de las frutas madu-
Plátanos	ras
Granos (la mayoría de los	La mayoría de las verduras
tipos)	Cebada
Carne	Alforfón
Pollo	Granos de soja
Maíz	Pallar
Productos lácteos	Fríjol Azuki
Huevos	Nuez del Brasil
Pescado	Almendras germinadas
Cereales	Miel
Cordero	Mijo
Frutos secos	
Cerdo	
Ciruelas y pasas	
Arroz	
Refrescos	
Mariscos	
Azúcar	
Batatas	
Tomates (procesados)	
Pavo	
Frutas sin madurar	

la acidez excesiva que produce la vida de hoy es la pérdida de densidad ósea. Cada vez más mujeres padecen osteopenia u osteoporosis. Para estos problemas, la mayoría de los médicos prescriben suplementos de calcio y les dicen a sus pacientes que consuman más productos lácteos, para conseguir el calcio necesario en la "construcción de los huesos". Lo que no han entendido estos médicos es que un hueso funciona como una tableta de Alka-Seltzer: empieza a disolverse cuando libera sus sales para alcalinizar la sangre que se ha vuelto crónicamente ácida. Los huesos se disuelven porque la sangre ya está ácida; y, para colmo, prescriben como tratamiento productos lácteos, que son alimentos generadores de acidez. Por otra parte, el calcio no se deposita en los huesos sin los niveles adecuados de vitamina D, pero los médicos de atención primaria rara vez ordenan realizar una prueba de los niveles de esta vitamina en sangre. Si el primer diagnóstico relacionara el problema con la toxicidad y se hicieran pruebas de acidez, se aconsejaría un protocolo generador de vida y no uno que la dañase, y se trataría de ayudar al cuerpo a revertir el curso perjudicial que ha iniciado.

Salir a comer durante la Dieta de Eliminación

No es difícil comer fuera de casa mientras sigues la Dieta de Eliminación. Sencillamente, tendrás que elegir bien los lugares y los menús. En un restaurante de pizza y pasta será más difícil, aunque no imposible, evitar los alimentos del "NO".

Algunos de los platos más comunes en los restaurantes, que no encajan dentro de la Dieta de Eliminación, son emparedados, hamburguesas, pizzas, pasta de trigo, sushi, salsas a base de tomate, tofu, platos asiáticos con salsa de soja, papas asadas, tortilla francesa y desayunos con huevos, tortillas de trigo y maíz, burritos, empanadas, café y todos los postres con la excepción de frutas o ensalada de frutas.

Pero aún así, seguirás teniendo un montón de opciones para elegir. Escoge un plato que tenga proteínas, verduras y un cereal permitido como el arroz integral. En este sentido, los restaurantes indios son una apuesta segura con su amplia variedad de alimentos vegetarianos y sus platos de lentejas y fríjoles. Sólo pídele al camarero que te retire la copa de vino y que no te traiga pan, naan o chips de maíz, y verás que comer fuera resulta más fácil de lo que imaginabas.

Un italiano llamado Marco vino a verme días después de que le diagnosticaran cáncer de pulmón avanzado. La enfermedad ya se había extendido (metástasis) a otros órganos. Tenía tos y dificultad para respirar, y se sentía cansado y deprimido. Realmente tenía aspecto de estar muy enfermo, y su piel tenía un tono más bien grisáceo. Los médicos en Europa le habían dicho que le quedaban pocas semanas de vida y le sugirieron la quimioterapia como último intento desesperado. Tomó un avión y llegó a Nueva York.

En toda la conversación que mantuvimos, medí mis palabras con sumo cuidado. Marco había sido un fumador empedernido durante toda su vida. Comía sobre todo carne roja, pasta, vino, pan, mantequilla, queso y postres abundantes. Le encantaba el dulce. De tarde en tarde, tomaba verduras, siempre disfrazadas de cremas pesadas.

Se han registrado muchos casos de personas que superan todos los pronósticos: pacientes que sobreviven, incluso décadas, a las predicciones de los médicos. "Esto no se acaba hasta que se acaba" es su grito de guerra. Pero si nos fijamos bien en estos supervivientes milagrosos, casi todos tienen algo en común: para recuperarse, cambiaron *radicalmente* sus hábitos. Personas muy estresadas se convirtieron en meditadores consumados. Ateos convencidos se transformaron en devotos seguidores de alguna fe. Devoradores de hamburguesas se hicieron vegetarianos.

Marco frunció el ceño cuando le hablé de los jugos de vegetales como una manera de proporcionar nutrientes, antioxidantes y alcalinizantes a su sangre. Pensó que su vida sería imposible de imaginar sin disfrutar de su carne y su vino diarios. Dijo que no quería renunciar a la vida, cuando en realidad no quería renunciar a sus hábitos.

"No hay enfermedades incurables, sólo hay pacientes incurables, Marco. Todo lo que has venido haciendo hasta ahora no es bueno para tu cuerpo. Tanto es así que, si sigues haciéndolo, es probable que mueras pronto", le dije. Esta expresión tan cruda captó su atención, y provocó un repentino cambio en su actitud, e incluso en su pensamiento. Yo lo expresaría diciendo que tuvo un momento "¡Ajá!" que lo dispuso a desear intentar algo nuevo: considerar los alimentos como medicamentos y no como un medio para obtener placer. La comida como quimioterapia. Soy perfectamente consciente de que los grandes cambios dietéticos no garantizan la cura de nada. Y ciertamente no le recomendé darle la espalda a los tratamientos convencionales. Pero la historia de Marco ilustra perfectamente el hecho de que la herramienta de curación más poderosa es la voluntad —la mentalidad abierta— de intentar un nuevo camino, cuando lo que has venido haciendo anteriormente no te ha ayudado demasiado.

EL PROGRAMA CLEAN

Ahora que has preparado tu cuerpo, tu entorno y tu mente, estás listo para comenzar a cambiar tu vida.

Clean requiere una reorientación bastante radical de la comida, los hábitos alimenticios y la experiencia del hambre. La Dieta de Eliminación te habrá preparado muy bien para la misma. Al empezar, tendrás la mente más despejada y sentirás la confianza de haber conseguido cambiar algunos patrones antiguos.

Listo para empezar: Define tu propósito

Tómate algunos minutos para reflexionar y define tu propósito con claridad. Definir bien el propósito es la base del éxito. ¿"Tienes que" hacerlo o "quieres" hacerlo? Un fuerte deseo guiado por la intención correcta te ayudará a empezar con fuerza. Es muy importante que clarifiques tu estado de ánimo y tu forma de concebir el programa que estás a punto de comenzar. Si piensas en él como algo que *tienes* que hacer por tu salud, no será tan poderoso como si lo ves como algo que *quieres* hacer. La obligación jamás ha sido una fuerza motriz tan fuerte como el deseo.

Siempre sabemos encontrar el tiempo necesario para lo que queremos. Cuando sentimos un deseo ardiente por algo, somos capaces de hacer un gran esfuerzo adicional para conseguirlo, aunque haya que poner el mundo al revés. Piensa en esto: todo lo que has deseado con fuerza durante algún tiempo, probablemente ya lo tienes. Pero piensa también que querer algo es un impulso inconsciente. Ves algo y sientes que necesitas poseerlo. El "deseo" se dispara casi inconscientemente y, cuanto más fuerte se presenta, más rápido tiendes a satisfacerlo. Sin embargo, existen maneras de cultivar o de construir ese deseo por algo, aunque al principio te sientas indeciso o reticente al respecto. Definir un propósito es la forma de cultivar activamente un deseo, de construirlo de manera consciente para que te impulse hacia el éxito y la superación de obstáculos. He utilizado muchas veces estos ejercicios con mis pacientes. Parecen sencillos, pero son el secreto para lograr, en unas pocas semanas, un objetivo que ahora te parece difícil o casi imposible.

Imagina un otro tú. Cierra los ojos e imagina tu vida actual. ¿Cómo te ves y te sientes cada día? ¿Con qué aspectos de tu bienestar estás decepcionado?

¿Qué significa para ti verte y sentirte más joven? ¿Cómo te sentirías si eso te sucediera?

¿Qué significaría para tus seres queridos que desaparecieran los problemas de salud que te limitan?

¿Cómo te beneficiarías social, financiera, espiritual y emocionalmente si vivieras en un estado de energía plena y claridad mental?

Visualiza estas posibilidades. Siéntelas. Observa cómo la chispa del deseo se convierte en un fuego arrasador cuando empiezas a intuir la posibilidad del cambio. Hazte el propósito de empezar el programa con el compromiso de completar las tres semanas; asegúrate de tener una idea muy clara de por qué lo estás haciendo.

Lleva un diario Clean. Para lograr un mayor impacto, toma notas sobre tu experiencia Clean. Te recomiendo que lleves un diario donde registrar tus propósitos, tu estado actual de bienestar y tus experiencias y progresos a medida que avanzas en el programa. Seguro que también querrás anotar los efectos de los alimentos habituales en tu sistema, cuando los vayas reintroduciendo durante la fase Acabando Clean. No tiene que ser necesariamente un diario de papel; un documento en la computadora también resulta perfecto.

Apunta lo que visualizaste en el primer ejercicio. Unos breves comentarios serán suficientes.

Haz una lista de los resultados, tanto físicos como mentales, que deseas alcanzar al final del programa.

Esta lista debería incluir los nuevos hábitos, especialmente los referidos a la comida y la bebida, con que te gustaría sustituir las viejas rutinas que ya no te funcionan o que te impiden expresar todo tu potencial. La mayoría de la gente, aunque no siempre lo reconozca, sabe bien cuáles son las suyas.

A medida que avances en el programa, anota diariamente, o cada pocos días, cómo te sientes y qué es lo que está cambiando. Llevar un registro diario de las experiencias cotidianas siempre es útil en la vida. Pero resulta especialmente interesante en periodos de transformación acelerada. Toma nota de lo que te está sucediendo en apariencia: funciones corporales, niveles de energía, estado de humor, perspectivas y también de los cambios en los síntomas o dolencias a los que eres propenso: te será muy útil como punto de referencia en el futuro, a medida que avanzas en el largo viaje hacia una vida saludable. Y también te servirá de motivación para embarcarte en un futuro programa Clean, además de ayudarte a determinar los alimentos y el estilo de vida que te funcionan mejor.

Sácate una foto. La memoria, y especialmente la visual, casi siempre engaña. Sácate una foto al empezar el programa y otra al acabarlo. Te producirá un gran impacto ver la transformación. Asegúrate de que ambas fotos se toman a la misma distancia y con el mismo ángulo. Elige un fondo simple, sin muchas cosas que distraigan la vista.

Establece tu sistema de apoyo. Somos criaturas sociales y funcionamos mejor cuando recibimos el apoyo de los demás. Asegúrate de que las personas clave en tu vida saben lo que estás haciendo y pídeles su apoyo. Convencer a tu pareja o a un amigo para que haga Clean contigo no sólo resultará divertido sino que aumentará las posibilidades de éxito.

Completa la Auditoría Clean del capítulo 1 al iniciar y acabar el programa. Así, tendrás una descripción detallada para refrescarte la memoria sobre qué fue lo que te llevó a iniciar el programa. Eso te ayudará a mantener el rumbo en el futuro. La memoria suele ser selectiva y tiende a filtrar los malos recuerdos, y esta es una de las razones por las que nos enfrentamos a los mismos problemas una y otra vez. Si tomas nota de cómo te ves y cómo te sientes antes de empezar, y lo vuelves a hacer al finalizar, siempre tendrás a mano la prueba contundente de que, cuando te comprometes a seguir el programa, el cambio se produce.

INSTRUCCIONES

El programa Clean exige que hagas dos cosas esenciales cada día:

1. Comer y beber únicamente alimentos y bebidas de las comidas Clean.

2. Apoyar el proceso de detoxificación de tu cuerpo con métodos y prácticas simples.

Adicionalmente, puedes añadir algunas prácticas opcionales para obtener mejores resultados. Actúa en función del tiempo de que dispongas y de tu entusiasmo natural. En cualquier caso, aunque sólo sigas estos dos puntos esenciales, obtendrás excelentes resultados.

Trata de completar las tres semanas del programa Clean. Y recuerda siempre que aunque no lo hagas, obtendrás beneficios y quedarás en una magnífica posición para ir más allá en el siguiente intento.

1. Sigue las reglas de las comidas Clean

Las recetas Clean han sido elaboradas por Jill Pettijohn, enfermera, chef de comidas crudas y experta en programas de limpieza. Jill es una amiga querida y colega de confianza, que vive con pasión la experiencia de guiar a otros hacia mejores niveles de salud. En los últimos tiempos, se ha hecho famosa con sus jugos de limpieza, que ella misma lleva hasta las puertas de sus clientes en la ciudad de Nueva York. Los dos hemos pasado innumerables horas ampliando nuestro conocimiento sobre limpiezas y detoxificación y juntos hemos guiado a cientos de personas en programas de detoxificación. Cuando le pedí a Jill un conjunto de recetas especialmente creadas para este libro, se entregó con pasión a la tarea y, como siempre, superó ampliamente el reto. Sus cuarenta y dos recetas no sólo son deliciosas y muy sencillas de seguir, sino que suministran, con precisión de láser, los nutrientes esenciales para la detoxificación.

La estrategia

Cada día tendrás una comida sólida y dos "comidas líquidas" en forma de batido, jugo o sopa. Procura hacer las líquidas en el desayuno y la cena, y reserva la sólida para el almuerzo. El "ayuno" de doce horas durante la noche resulta más efectivo después de una cena líquida, pues así liberas más energía y prolongas el periodo de detoxificación. Pero, si tienes una cena de negocios o un evento social inaplazable, deja la comida sólida para la cena ese día, y desayuna y almuerza con los batidos, jugos o sopas. Al día siguiente, vuelve a reservar la sólida para el almuerzo.

Recuerda el intervalo de las doce horas: la señal de detoxificación se da aproximadamente ocho horas después de la última comida, y necesita por lo menos cuatro horas para funcionar bien. Si te llenas el estómago tarde en la noche y vuelves a comer temprano al otro día, le estás negando a tu cuerpo la posibilidad de completar la detoxificación. Es mucho mejor hacer un poco de ayuno cada noche mientras se duerme. Por eso existe un ritual llamado desayuno: literalmente estamos "dejando el ayuno" que se inició la víspera. Si lo deseas, puedes hacer una prueba: sólo con cenar más liviano cada noche y dejar pasar un intervalo de doce horas entre la cena y el desayuno del día siguiente, notarás que tienes más energía y que tu salud en general mejora por días. Pero para llevar a cabo una limpieza profunda con Clean, es imprescindible que hagas una comida líquida para la cena y que no tomes nada más hasta el desayuno, por lo menos doce horas más tarde. Si la cena es a las 7 PM, el desayuno debe ser a las 7 AM o más tarde; si la cena es a las 11 PM, la próxima comida debería ser a las 11 AM.

Tú mismo te prepararás todas las comidas líquidas, eligiendo entre las recetas del capítulo 11, donde tienes un total de veintiuna: siete jugos, siete batidos y siete sopas licuadas. Todas utilizan ingredientes crudos para lograr un mayor contenido nutricional y de enzimas, incluso las sopas, elaboradas a base de verduras licuadas sin cocinar, aunque algunas se pueden calentar. No te pongas nervioso si es la primera vez que comes de esta manera. Se trata de comidas líquidas diseñadas a medida para:

1. Proporcionar al cuerpo todos los nutrientes que necesita.

2. Suministrar los nutrientes igual que un motor de inyección. Al requerir menos energía para descomponerse, los ingredientes de las comidas líquidas son absorbidos fácilmente en el torrente sanguíneo sin mayor gasto de energía.

3. Combinar de manera inteligente los nutrientes de cada comida para cambiar tu metabolismo, de manera que sientas menos hambre.

Para asegurarte de que con la única comida sólida del día recibes el tipo de nutrición adecuado, dispones, en el mismo capítulo, de veintiuna recetas de almuerzo, algunas crudas y otras cocinadas: siete de pescado, siete de carne (pollo y cordero) y siete recetas vegetarianas.

Elegirás cada día las dos comidas líquidas y la comida sólida, combinando y mezclando las recetas a tu gusto. *La única regla que debes seguir es la fórmula básica de mantener dos comidas líquidas y una comida sólida por día, reservando la sólida para el almuerzo.*

Si lo necesitas, puedes tomar una merienda o picar algo entre comidas. Lo mejor para estos casos son las verduras crudas y las frutas frescas bajas en azúcar como los arándanos y las frambuesas. Unas almendras crudas o nueces del Brasil también están bien. Incluso, si sientes mucha hambre, puedes beber un batido o jugo adicional (por favor, lee la sección titulada "Cómo tratar con el hambre"). Sin embargo, recuerda siempre que por la noche quieres evitar cualquier tipo de alimento en tu estómago. Aunque te apetezca mucho picar algo después de cenar, intenta conseguir no tomar nada hasta el desayuno.

Estas recetas de comidas sólidas y líquidas se han elaborado como un paquete completo. En ellas está incluido todo el espectro de nutrientes necesario para una detoxificación exitosa durante las tres semanas. Esto significa que mientras mayor sea la variedad de las recetas que incluyes cada semana, mejores serán los resultados. Tu cuerpo siempre estará abastecido con una amplia gama de nutrientes, y tú estarás seguro de obtener los beneficios de unas recetas diseñadas con el objetivo de recargarte con uno o dos nutrientes adicionales. La variedad también te ayudará a que el programa resulte más divertido, y te dará a conocer nuevos sabores e ingredientes, que serán componentes importantes de una dieta saludable a largo plazo.

Aunque el programa se adapta a tus necesidades, ten presente que tendrás que hacerlo encajar dentro de tu vida cotidiana, con todos sus deberes y ocupaciones. Las siguientes sugerencias te ayudarán a encajar el programa con tu estilo de vida y a sacar el mejor provecho de Clean.

1. Si tu tiempo es limitado o si prefieres que todo sea más simple, selecciona unas cuantas comidas líquidas y sólidas y rótalas durante la semana.

2. No siempre tienes que utilizar las recetas Clean para el almuerzo. Puedes crear un almuerzo con los mismos alimentos simples que utilizabas en la Dieta de Eliminación, incluyendo comidas de supermercado ya hechas o un menú de restaurante. En cualquier caso, ten en cuenta que uno de los principios básicos de Clean es evitar la exposi-

ción a sustancias químicas tóxicas; por tanto, elige de manera inteligente dónde comprar los alimentos y opta por productos orgánicos siempre que te lo puedas permitir. Recuerda que todas las comidas deben incluir alimentos básicos sin salsas ni aderezos comerciales. Para sazonar los platos, utiliza los condimentos y especias permitidos que encontrarás en la lista de la Dieta de Eliminación, así como aceite de oliva y jugo de limón. Utiliza las recetas Clean para orientarte en cuanto al tamaño de las porciones: elegir un plato distinto de las recetas Clean no es excusa para excederte en las cantidades.

3. Mientras más frescos sean los alimentos, más potentes serán sus nutrientes. Pero no se pierde mucho si por la noche preparas la comida para llevarla al día siguiente al trabajo. También puedes preparar una doble porción de una comida líquida y utilizarla para desayuno y cena. Si lo haces así, guárdalo todo en la nevera y consúmelo en un plazo máximo de dos días, que se reduce a uno en el caso de los jugos. No olvides que puedes llevar las comidas adonde quieras y tomarlas frías.

4. Igual que en la Dieta de Eliminación, es preferible utilizar ingredientes orgánicos siempre que sea posible. Pero no olvides que, aunque los productos no sean orgánicos, la combinación utilizada en las recetas de Clean le dará un impulso importante a tu organismo, en especial si venías de una dieta abundante en alimentos cocinados o procesados. Una vez más: compra lo mejor en la medida de tus posibilidades, y lava siempre muy bien todos los productos.

5. Las frutas y verduras enlatadas suelen contener conservantes y algunas veces presentan niveles elevados de sal y de jarabe de maíz rico en fructosa, así que evítalas a toda

costa. Las frutas congeladas son aceptables para las comidas líquidas, especialmente si son orgánicas.

6. Las preferencias personales y el entorno te indicarán las recetas que debes elegir. Aprende a adaptarte. Por ejemplo, en las mañanas frías, las sopas densas resultan más atractivas que los batidos de frutas con hielo. Recuerda que cuanto más fino sea el líquido, más intensa es la detoxificación. Los jugos estimulan un poco más la detoxificación que las sopas licuadas.

7. Si no tienes hambre a la hora de una comida, sea líquida o sólida, prepárala y cómetela de todas formas, al menos media porción. Los nutrientes son necesarios para respaldar el proceso de detoxificación.

8. Mantén la lista "Incluir/Excluir" de la Dieta de Eliminación pegada a la nevera mientras preparas el almuerzo y consúltala para no desviarte del buen camino con la comida ni con la bebida.

Fluidos

Además de las comidas sólidas y líquidas, cada día deberás beber mucha agua para mejorar el trabajo de detoxificación e incrementar la eliminación de toxinas del hígado. Una buena referencia sobre la cantidad de agua que tendrías que beber, sería que te haga orinar una vez por hora. Dos cuartos (dos litros) en total es una cantidad normal al día. Para darle sabor al agua, puedes añadirle limón fresco, pepino o menta. Evita las bebidas con cafeína durante el programa. Y tampoco tomes café descafeinado. Los tés de hierbas y el agua caliente con limón están bien, pero tómalos además de la cantidad total de agua pura y no en su lugar. No bebas jugos de fruta comerciales, refrescos "naturales", refrescos bajos en calorías ni bebidas energéticas. El agua carbonatada se suma a la acidez del cuerpo, por lo que conviene excluirla también. Si no estás seguro de si puedes o no beber alguna cosa, sigue la regla general según la cual, si no es agua, debes evitar todo lo que esté en botella y tenga marca. Recuerda que sólo será durante unos pocos días de tu vida, y procura que todo lo que bebas sea simple y puro.

Como las posibilidades de combinar las recetas son muy numerosas, la dieta Clean termina por ser única para cada persona.

Pueden ser muy diferentes de una semana a la otra, o tal vez encuentres una fórmula con la variedad ideal para ti y la repitas durante las tres semanas. Unos cuantos días típicos de Clean podrían parecerse mucho al cuadro siguiente.

Día 1

Desayuno: Batido Verde. Agua caliente con limón o té de hierbas
Media mañana: (opcional) Merienda o té de hierbas
Almuerzo: Lubina al Vapor con Hinojo, Perejil y Alcaparras
Media tarde: (opcional) Merienda o té de hierbas
Cena: Sopa Fría de Pepino con Menta
Bebe abundante agua pura durante todo el día.

Día 2

Desayuno: Jugo de Zanahoria, Remolacha, Col y Berros; agua caliente con limón o té de hierbas
Media mañana: (opcional) Merienda o té de hierbas
Almuerzo: Salteado de Verduras con Fideos de Alforfón
Media tarde: (opcional) Merienda o té de hierbas
Cena: Jugo de Hinojo y Manzana

Día 3

Desayuno: Gazpacho de Piña y Aguacate
Media mañana: (opcional) Merienda o té de hierbas
Almuerzo: Salmón al vapor con verduras mixtas al vapor hechas en casa
Media tarde: (opcional) Merienda o té de hierbas
Cena: Jugo verde
Bebe abundante agua pura durante todo el día.

Día 4

Desayuno: Batido Energético con Mantequilla de Almendras y Cardamomo
Media mañana: (opcional) Merienda o té de hierbas
Almuerzo: Pollo asado simple y ensalada de supermercado
Media tarde: (opcional) Merienda o té de hierbas
Cena: Batido Energético con Mantequilla de Almendras y Cardamomo
Bebe abundante agua pura durante todo el día.

En la página 216 encontrarás un cuadro de preparación y planificación semanal que te ayudará a organizarte a la hora de comprar.

Los nutrientes de detoxificación Clean

La naturaleza proporciona todos los nutrientes para una detoxificación al máximo nivel de funcionamiento. Sin embargo, depende de ti seleccionarlos e introducirlos en el organismo. Las recetas Clean incluyen todos los nutrientes que necesitarás para sintonizar la detoxificación en el modo "alto" durante las próximas semanas. Tanto las meriendas como cualquier almuerzo "fuera del menú" se deben escoger teniendo en mente estas necesidades nutricionales. Utiliza el cuadro "Nutrientes de detoxificación" (ver apéndice) durante y después del programa, para asegurarte de incluir cada semana muchos de estos alimentos y cubrir así todas las necesidades de tu muy ocupado hígado.

Clean rinde sus mejores beneficios cuando se incluyen en la dieta diaria algunos suplementos alimenticios muy fáciles de encontrar. Aunque no son obligatorios, los recomiendo fervientemente y, además, no son caros. Compra siempre las mejores marcas, después de asesorarte en tu tienda naturista habitual. También puedes recurrir a las tiendas de vitaminas en línea, que suelen tener buenos precios. Todos estos nutrientes están disponibles como parte del Kit Clean. Visita www.cleanprogram.com para informarte bien. Los buenos complementos alimenticios deben considerarse como un seguro de salud. Con una pequeña inversión adicional, pagada por adelantado, te estás ahorrando dinero a largo plazo en visitas al médico, medicamentos de prescripción y días de trabajo perdido. Te ayudarán a vivir más años, especialmente si los utilizas como parte de un programa de detoxificación como Clean. No sólo añadirán años a tu vida, sino que le darán más vida a tus años.

La *fibra* juega un papel de apoyo, importante durante la eliminación (ver la siguiente sección, "Potenciar la eliminación"), ya que absorbe el agua y crea bultos que desencadenan el movimiento peristáltico que facilita la evacuación intestinal. La fibra saca los residuos tóxicos que los intestinos limpian de la sangre y asegura que las toxinas no se reabsorben. Alimenta a las bacterias buenas y fomenta un ambiente sano en los intestinos. También captura el colesterol impidiendo que sea absorbido en exceso y, al mismo tiempo, proporciona una sensación de saciedad que te ayudará a no excederte con la comida. Por estas y muchas otras razones, las dietas altas en fibra se asocian con una menor incidencia de cáncer de colon y de enfermedades cardiacas. Aunque en el programa Clean abundan las frutas y verduras, es posible que contenga menos fibra de la que estás acostumbrado. Por eso, resulta beneficioso añadir algún tipo de fibra al programa. Busca productos naturales de fibra que contengan ingredientes como las

El Kit Clean incluye:

• Polvos para batidos, hechos con proteína de arroz integral, que contienen todos los nutrientes, vitaminas, minerales, antioxidantes y fitonutrientes necesarios para respaldar el metabolismo celular diario y el trabajo adicional de detoxificación, en concreto las fases 1 y 2 de la detoxificación del hígado.

• Una alta concentración de probióticos que permiten inocular de nuevo tu tracto intestinal con una flora saludable.

• Una combinación de antibióticos a base de hierbas, que eliminarán, en la mayoría de los casos, la levadura y las bacterias patógenas y un complemento de hierbas que regula los altibajos de la insulina, eliminando así los antojos y facilitando la quema de grasas.

Este kit no es barato, pero resulta una inversión razonable, y una opción conveniente para los que de otra manera no harían el programa Clean (Ver el apéndice "Recursos Clean" para obtener más información sobre cómo solicitar el Kit Clean).

cáscaras y semillas de psyllium, fibra de ciruela, goma de guar y linaza. La bentonita se utiliza en programas de detoxificación y limpieza para incrementar la captura de productos químicos tóxicos y metales pesados, y para reducir los gases en los intestinos. La cantidad de fibra debe ajustarse al número y la consistencia de las deposiciones. La mayoría de los productos de calidad vienen con instrucciones de administración.

Los *probióticos* son una herramienta muy valiosa para la restauración de los cientos de diferentes especies de bacterias intestinales. Hay una gran cantidad de buenos complementos probióticos a la venta. Algunos necesitan ser refrigerados después de abiertos. Comprueba que el tuyo tiene por lo menos 15 billones de organismos por dosis. Lee cuidadosamente las instrucciones. Una dosis al día debería ser suficiente durante Clean, pero, que yo sepa, no hay inconveniente en tomar más.

Los nutrientes *antimicrobianos* ayudan a matar a las bacterias patógenas (malas). Muchos alimentos de las recetas Clean, como el ajo, el limón, el aceite de oliva, la cebolla, el brócoli y el aceite de coco, tienen propiedades antimicrobianas. Pero, a veces, la flora intestinal se encuentra en un estado tan caótico (disbiosis) que necesita artillería un poco más pesada para limpiar el territorio y permitir que las bacterias buenas se vuelvan a asentar. Sería una medida inteligente tomar, durante Clean, uno o varios de los que se mencionan a continuación. El *aceite concentrado de orégano* es especialmente potente contra la levadura (búscalo en forma de píldoras o de esencia). Un *diente de ajo* entero crudo cada día, o, si lo prefieres, cortado en láminas entre rebanadas finas de manzana: el ajo no sólo contribuirá a eliminar malas bacterias, hongos y parásitos, sino que ayudará a regular el nivel de azúcar en la sangre, aumentar la quema de grasa, disminuir la sensación de hambre, reducir el colesterol, aliviar el dolor artrítico y eliminar los gases intestinales. Si no te apetece mucho comer ajo, las *píldoras de ajo* son una manera fácil y barata de ingerir cantidades efectivas de este producto. También es posible encontrar productos herbales que combinan varios antimicrobianos de diferentes hierbas y raíces. Yo suelo utilizar algunos de estos ingredientes: berberina, raíz de regaliz, raíz de ruibarbo, raíz de escutelaria, raíz de coptis, raíz de jengibre, hojas de salvia y aceite de tomillo.

El *aceite de oliva*, tomado por la noche, lubrica los intestinos, mejora la evacuación intestinal, proporciona grasas anti-inflamatorias, mata los gérmenes, aumenta la quema de grasa, estimula la vesícula biliar favoreciendo al circulación de la bilis que limpia el sistema hepático, promueve la producción de hueso, inhibe la formación de coágulos de sangre y fomenta el equilibrio hormonal. Cada noche, antes de acostarte, toma dos cucharadas, y ayúdate a pasarlas con agua y limón.

Por último, intenta incluir un producto de *soporte hepático* durante tu programa Clean. Puede ser un único ingrediente o una combinación de varios. Entre los más comunes se encuentran el cardo mariano (sylimarin), la N acetil cisteína, la raíz de diente de león y las hojas de ajenjo. Pide asesoramiento en tu tienda naturista; ¡muchas de las personas que allí trabajan parecen tener conocimientos a nivel de doctorado en materia de soportes hepáticos!

· · ·

Preguntas frecuentes sobre el programa Clean

P: Hago ejercicio y entreno duro físicamente. ¿Puedo hacer Clean de todas formas?

R: Sí. Tanto deportistas por diversión como atletas de competición han realizado Clean con éxito: pierden peso y aumentan su rendimiento. No se recomienda hacer Clean durante el entrenamiento intensivo previo a la competición, pero en cualquier otro momento puedes entrenar mientras sigues el programa. Duplica o incluso triplica las porciones de las comidas líquidas. Utiliza más las sopas y los batidos energéticos que los jugos y asegúrate de que en el almuerzo incluyes prote-

ínas magras, grasas saludables, como el aguacate o el coco, y algunos de los cereales permitidos en la Dieta de Eliminación.

P: Adelgazo con facilidad y ya estoy un poco bajo de peso. ¿Qué debería hacer?

R: Puedes hacer el programa tranquilamente. La pérdida de peso es mayor en las personas que lo necesitan pues el cuerpo siempre trata de encontrar el equilibrio. Cuando termines, podrás reponer las libras perdidas comiendo abundantes grasas buenas, proteínas limpias y cereales integrales. Sin embargo, durante Clean, te ayudará duplicar las porciones líquidas y asegurarte de que el tamaño de las porciones sólidas es satisfactorio.

P: Estoy demasiado ocupado para preparar las bebidas y batidos de Clean ¿Puedo hacerlo de todas formas?

R: Cuando los pacientes tienen horarios tan ocupados que no les queda tiempo para hacer sus propias comidas líquidas, les sugiero una opción alternativa. El Kit Clean (www.cleanprogram.com) contiene mezclas en polvo para batidos y un suministro de suplementos que ofrecen todas las enzimas, hierbas y nutrientes necesarios para completar con éxito el trabajo de limpieza y reparación. Para la comida sólida se puede utilizar cualquiera de las recetas Clean o de la Dieta de Eliminación. Después de probar muchos productos durante los últimos años, confío plenamente en una combinación que ha demostrado ser muy eficaz, totalmente segura y que proviene de un fabricante de confianza. Todos los productos están elaborados con ingredientes naturales y carecen de aditivos químicos.

• • •

2. Apoya la detoxificación de tu cuerpo

La segunda instrucción esencial para hacer el programa Clean es apoyar el proceso de detoxificación del cuerpo. Hay muchas maneras de hacer esto. Veamos algunas.

Potenciar la eliminación

Gran parte del éxito del programa Clean depende de una eliminación efectiva. Al dedicar menos energía a la digestión, absorción, transporte y asimilación de los alimentos, el cuerpo reorientará su energía para "ponerse al día" con su limpieza interior. El cambio supondrá una mayor liberación de toxinas de los tejidos y células. Tu trabajo, por tanto, consistirá, en apoyar los canales de eliminación para evacuar estos productos de desecho. Es un trabajo fácil de hacer pero muy importante. Sin este paso, no conseguirás todos los beneficios del programa, y, si lo ignoras, podría aparecer un cierto malestar e incluso problemas de salud. Los canales de eliminación incluyen la piel, los pulmones, los riñones, los intestinos, y el sistema circulatorio que los conecta a todos a través de dos subsistemas: los vasos sanguíneos y el sistema linfático. A continuación, te mostraré algunas herramientas para potenciar sus funciones. Úsalas de una en una o en combinación hasta obtener éxito.

ELIMINACIÓN INTESTINAL

Muchas toxinas y la mayoría de la mucosidad que se expulsan de los tejidos y se capturan de la sangre se eliminan a través de los intestinos aglomeradas en las heces. Facilitar la circulación de este material de desecho es fundamental en todo momento, pero especialmente durante un programa de detoxificación, cuando resulta muy común ver esta mucosidad mezclada con las deposiciones. Como se trata de una sustancia pegajosa, puede causar estreñimiento de manera natural; por eso, debes hacer todo lo posible para facilitar a diario generosas deposiciones. Los suplementos de fibra ayudan a capturar las toxinas y a moverlas hacia la salida, pero a veces no son suficientes para mantener las cosas en movimiento con la rapidez y eficiencia necesarias durante este programa de limpieza profunda.

La mezcla de toxinas y mucosidad tiende a adherirse a la pared intestinal formando una placa que se va espesando con el tiempo. Cuando esta placa no se expulsa en heces saludables, las toxinas son reabsorbidas y digeridas por las bacterias patógenas de las paredes intestinales. A su vez, estas bacterias emitirán toxinas mucho más fuertes, agravando la disbiosis. Por tanto, es esencial evitar el estreñimiento, incluso por un día, durante Clean. Toma suplementos de fibra, bebe mucha agua y haz ejercicio para facilitar generosas deposiciones diarias. Si no se producen fácilmente, toma laxantes a base de hierbas todas las noches. El Dr. Schulze's Intestinal Formula # 1 (disponible en www.herbdoc.com) es el más potente, y, gracias a una mezcla de hierbas silvestres, que incluye senna y cáscara sagrada, tendrás casi garantizadas las evacuaciones periódicas. Swiss Kriss es otra marca de confianza bastante eficaz y fácil de encontrar en las tiendas naturistas. En ambos casos, lee las instrucciones y toma tantas dosis como sean necesarias para conseguir evacuar periódicamente. No te preocupes si de vez en cuando te producen una leve diarrea, a menos que se vuelva constante y te estas deshidratando. En ese caso, reduce la cantidad de laxantes o deja de tomarlos hasta que se restablezca el equilibrio.

Ni en la vida cotidiana ni durante un programa de detoxificación existe un número fijo de deposiciones diarias que pudiéramos considerar correcto o adecuado. Una "eliminación óptima" significa tanta como sea necesaria para deshacerse de los materiales que afectan negativamente a tu sistema. Con una buena dieta sana, libre de toxinas, uno debería eliminar las heces después de cada comida. Pero lo cierto es solemos evacuar con mucha menos frecuencia. Se puede afirmar que, en general, somos una población con estreñimiento. Ahora se considera normal tener una deposición por día, aunque mucha gente ni siquiera llega a eso. En sus estados más saludables, las heces deben tener el color y la consistencia de la mantequilla de maní, aunque algunos alimentos saludables, como las verduras oscuras, tienden a oscurecerlas. Si tu deposición presenta una consistencia más sólida, será una señal temprana de estreñimiento. Una deposición saludable no debería tomar demasiado tiempo y su olor no debería obligarte a salir del baño con urgencia.

Si pasas un día sin evacuar, toma una dosis de aceite de ricino, el truco más viejo del mundo, para impulsar la evacuación de la toxicidad y la mucosidad. Sigue funcionando tan bien hoy como hace cien años, cuando los médicos de familia lo utilizaban como remedio en prácticamente todas las situaciones. Comienza tomando medio vaso de chupito de aceite de ricino seguido de un vaso de agua con limón. Espera entre treinta y cuarenta minutos, y, si no funciona, repite la dosis. Si es necesario, repite otra vez hasta que los intestinos empiecen a moverse. A veces, la evacuación puede resultar bastante intensa, por lo que quizás prefieras no hacerlo en el trabajo o lejos del baño.

Hidroterapia de colon. Utiliza hidroterapia de colon para impulsar eficazmente la evacuación de la placa mucoide, que se elimina durante Clean. Contrariamente a lo que sostienen muchos médicos formados en occidente, los lavados de colon son muy seguros y beneficiosos cuando los realiza un terapeuta competente. El tratamiento consiste en irrigar el colon con agua pura a baja presión, y sacarla luego, para ayudar a evacuar los materiales de deshecho. Existen dos tipos de hidroterapia: la de sistema abierto y la de sistema cerrado; ambos son higiénicos, discretos y no causan incomodidad. Puedes investigar un poco para ver cuál te gusta más. Un programa de detoxificación es el momento ideal para obtener los mayores beneficios de una hidroterapia de colon, especialmente las personas que sufren de estreñimiento. Durante Clean puedes hacerte tantos tratamientos como quieras, dependiendo de tu presupuesto y de tu calendario. He tenido pacientes que los han hecho a diario durante su detoxificación. Los enemas son una forma auto-administrada de irrigar la parte inferior del colon; también son útiles y pueden realizarse durante Clean aunque no limpian tan profundamente como la hidroterapia.

Cuando se cambia una dieta pobre por otra más saludable, uno de los primeros beneficios es el mejoramiento en las deposiciones. No te sorprendas si te digo que posiblemente sea esta una de las partes más importantes de la mejoría tanto física como mental que se obtiene al realizar un programa de detoxificación. Y no hay ninguna razón para que este beneficio se pierda después de finalizar Clean. Simplemente continúa comiendo y bebiendo alimentos que no causen irritación y que no generen mucosidad en el sistema, conserva la flora intestinal en buen estado y mantén el intervalo de las doce horas de ayuno durante la noche.

OTROS TIPOS DE ELIMINACIÓN

Los intestinos no son la única vía de eliminación que utiliza tu cuerpo. Todos los tipos de eliminación deben ser respaldados durante y después de Clean.

Eliminación renal. Procura orinar frecuentemente durante Clean. Después de que el hígado realiza la ardua labor de transformar las moléculas tóxicas amantes de la grasa en moléculas solubles en agua, éstas deben evacuarse del cuerpo con la orina, después de pasar por el filtro de los riñones. Bebe mucha agua para orinar cada hora. Si orinas con menor frecuencia, significa que no estás bebiendo lo suficiente. El limón, el pepino y el coco son algunos de los diuréticos naturales utilizados en las recetas Clean que te ayudarán con este proceso.

Eliminación pulmonar. La respiración es un método fundamental para la liberación de toxinas. Cuando exhalas dióxido de carbono, te deshaces de la acidez en la sangre. ¿Recuerdas el ácido carbónico hecho por las pequeñas fábricas de tus células? La respiración lo convierte en el gas dióxido de carbono. Es importante utilizar de forma total y profunda los pulmones; visualiza cómo cada inhalación te suministra el más importante de los nutrientes esenciales necesarios para vivir, el oxígeno, y cada exhalación es una forma fundamental de descargar el material de desecho que debe ser eliminado. Automáticamente, comprobarás que tu respiración se vuelve más plena, profunda y tranquila.

Mucha gente hace ejercicios de respiración para eliminar las toxinas tanto del cerebro como del sistema nervioso en general. Un ejercicio sencillo consiste en centrar la atención de forma consciente en la respiración durante algunos minutos. Empieza por inhalar y exhalar por la nariz, dejando que el vientre se infle y que la espalda y el pecho se expandan durante la inhalación; después, deja que se contraigan pecho y espalda, manteniendo el pecho en alto, y que el vientre se aplane durante la exhalación. Mantén el ritmo tan lento y regular como puedas. Lo más importante es mantener enfocada la atención en la respiración. Ten presente en todo momento que estás inhalando o exhalando. Observa cómo en el momento en que retires la atención de la respiración, el piloto automático se activa. Sigues respirando pero tu atención estará en otra parte, muy probablemente ocupada con los pensamientos, y pronto verás que tu respiración se vuelve entrecortada y poco profunda. Cada vez que te suceda esto, centra suavemente la atención de nuevo sobre la respiración. Este ejercicio puede hacerse en cualquier lugar y en cualquier momento, incluso en medio de una reunión importante. Se trata de limpiar los pulmones mientras calmas y despejas la mente.

Eliminación por la piel. El sudor es otro mecanismo para la eliminación de toxinas. En una persona sana, la piel se ahorra el trabajo de eliminar toxinas pesadas y mucosidad, y sobre todo el exceso de agua, minerales y sales. Pero si los intestinos no hacen bien su trabajo, el cuerpo reclutará a los demás órganos de eliminación para compensar. Cuando esto sucede, la piel paga el precio con brotes y problemas que los cosméticos y las cremas que se aplican superficialmente no podrán resolver. Durante un programa de detoxificación, puede que la piel tenga que hacer algún trabajo extra al principio. No es raro tener erupciones durante los primeros días de Clean: son una señal de que la detoxificación se está acelerando. Por supuesto, debes utilizar el sentido común. Nadie conoce tu cuerpo mejor que tú, por lo que, si en algún momento los efectos del programa te parecen alarmantes, consulta a tu médico o, mejor aún, a un profesional de la salud familiarizado con el proceso de detoxificación.

Tomar saunas durante Clean maximiza la eliminación a través de la piel, en especial las saunas de infrarrojos, un método muy poderoso para impulsar la sudoración. Las salas de vapor también resultan útiles, aunque menos eficaces que las saunas. El cepillado de la piel es otra práctica barata, sencilla y eficaz, que ayuda a la eliminación y que se puede hacer diaria y fácilmente durante Clean. Tu piel está renovando constantemente las células muertas, pero desearás acelerar el proceso durante la detoxificación para evitar que la piel muerta te bloquee los poros. Por último, están los baños de calor-frío: un arma secreta de la detoxificación.

La sauna más efectiva es la de infrarrojos. Se trata de una nueva tecnología que calienta el cuerpo del usuario en lugar de calentar el aire con vapor de agua, como la sauna finlandesa tradicional. La sauna de infrarrojos crea calor radiante a través de largas ondas de luz que no son visibles a los ojos, como la luz solar difuminada por las nubes. Estos rayos penetran más profundamente bajo la piel que el calor de un sauna convencional, estimulando las moléculas de grasa con vibraciones que liberan sus toxinas. También aumenta la circulación, lo cual es deseable en todo momento, pero especialmente durante Clean, ya que la sangre necesita transportar con eficacia las toxinas hasta el hígado para su procesamiento. Los que estén acostumbrados a las saunas tradicionales, tal vez notarán que sudan más con la de infrarrojos. Pero, si no se encuentra una de infrarrojos, las saunas convencionales también sirven. En ambos casos, no olvides hidratarte durante y después de la sesión con grandes cantidades de agua pura.

El cepillado de la piel consiste en frotar un suave cepillo de cerdas naturales con mango largo sobre la piel seca, antes de tomar un baño o una ducha. Estos cepillos se pueden encontrar en las tiendas naturistas y en algunas farmacias. Efectúa movimientos largos y circulares para "restregar" suavemente la piel seca, de pies a cabeza, incluyendo las partes delantera y posterior del cuerpo, los brazos y el cuello. Realiza los movimientos siempre hacia adentro, hacia el corazón. Lo ideal sería hacerlo a diario durante varios minutos. Ten cuidado en las zonas de piel más delgada y utiliza mayor presión en las zonas más gruesas, como la espalda y las plantas de los pies. Hacerlo con una esponja también funciona. Además de eliminar las células muertas de la piel, estimularás el siempre importante sistema linfático, el sistema hormonal y las glándulas. Para obtener mejores resultados, después del cepillado toma un baño o una ducha de calor-frío. Si luego necesitas hidratar la piel, utiliza una pequeña cantidad de aceites naturales, como el de coco o el de sésamo, en lugar de un producto químico de farmacia.

En un *baño o ducha de calor-frío*, alternas repetidamente el agua caliente con la fría para estimular la circulación y la detoxificación. La piel es tu órgano más grande: contiene kilómetros de arteriolas y vénulas, que se relajan y dilatan con el calor y se contraen con el frío. Cuando se produce este patrón de dilatación/contracción, la piel bombea casi tanta sangre como el corazón. Para este tipo de baños no es necesario ir a un spa o a unos baños públicos. Puedes hacerlo en la ducha de tu casa: deja correr el agua tan caliente como resistas durante un minuto y luego tan fría como soportes durante otro minuto, y repite la alternancia cuatro o cinco veces. Practicarlo a diario es una manera fácil de apoyar la función de la detoxificación a través de la piel y en general.

EJERCICIO

El ejercicio incrementa la eficacia de todos los canales de eliminación. Aumenta la circulación tanto en el sistema sanguíneo como en el linfático. Estimula la eliminación intestinal. Te hace respirar más fuerte y profundamente. Te relaja la mente y te hace vivir en el absoluto presente. Quema calorías y, por último pero no menos importante, libera endorfinas, las hormonas del placer, antídoto natural contra el estrés y la preocupación. Utilízalo con sentido común. No corras una maratón durante la detoxificación, y mucho menos los primeros días de tu primer programa Clean. Practícalo poco a poco, y ve aumentando la intensidad hasta que te familiarices con lo que tu cuerpo hace y siente. Empieza por caminar más y subir las escaleras. El ejercicio regular acelera el metabolismo y te ayuda a perder peso. Todos los datos científicos registrados muestran claramente que el ejercicio contribuye a revertir la mayoría de las enfermedades crónicas. Practica algún tipo de ejercicio diario durante y después de Clean.

Yoga. Algunos ejercicios tienen un poder adicional de detoxificación. El hatha yoga, con sus series de giros y doblamientos, masajea los órganos y estimula su buen funcionamiento. Los ejercicios de salto, como saltar la cuerda y el mini-trampolín, son los favoritos de los programas de detoxificación porque estimulan la circulación sanguínea y la linfática.

Además de relajar, los *masajes* ayudan a liberar las toxinas al aumentar la circulación de la linfa, fluido corporal que transporta residuos, desechos, toxinas y células enfermas a través de los ganglios linfáticos. Estos "centros de curación" actúan como filtros, procesando y eliminando las células enfermas y luchando contra virus y bacterias. Aunque cualquier tipo de masaje ayudará durante Clean, los de tejido profundo funcionan mejor para la detoxificación.

Si tienes siempre en cuenta los elementos esenciales de la eliminación —intestinos, riñones y ejercicio— con el programa Clean lograrás estar perfectamente limpio, sin que importe demasiado la frecuencia con que realizas las prácticas de apoyo. Como en cualquier forma de higiene corporal, existen diferentes grados de limpieza Clean, en cierta forma comparables a darte una ducha, que siempre limpia, pero lo hace más o menos según lo hagas sin jabón, con jabón, o con jabón, esponja y masajes de sales. Practica lo que te haga sentir bien durante tu primer programa, y ensaya con cosas nuevas siempre que puedas.

El descanso y el sueño

Uno de nuestros mayores retos para mantener la buena salud es la falta de tiempo para el descanso y la reparación. Los norteamericanos tienden a dormir muy poco; Clean es una buena oportunidad para cambiar esta situación. Los niveles de energía siempre fluctúan durante un programa de detoxificación. Puedes tener antojos de sueño al principio, y sentirte cansado más temprano de lo habitual. Descansa todo lo que necesites y vete a la cama temprano, porque la mayor parte de los trabajos importantes de reparación se llevan a cabo durante el sueño. Durante el programa, se produce una corrección natural de la fatiga; una vez alcanzado ese punto, es normal que te despiertes antes de lo habitual y sin la familiar sensación de cansancio y/o el deseo de permanecer en la cama. Prioriza tanto como puedas el descanso, aunque tengas que cortar un poco la TV, la lectura o los eventos sociales.

DETOXIFICACIÓN CUÁNTICA: LA LIMPIEZA DE LA MENTE

Este, Oeste, Estrés: las antiguas tradiciones del cuidado de la salud se basan en la idea de que cuando las condiciones mentales cambian, también lo hacen las del cuerpo. La armonía corporal depende en gran medida del equilibrio mental. En la India, la sola palabra *amma* designa todas las toxinas, físicas o mentales, que se acumulan en el organismo y arruinan la salud. Los profesionales de la medicina oriental saben que cuando ayudan al paciente a limpiar y ordenar su conciencia, el cuerpo actuará como un espejo y reflejará ese mismo orden.

La medicina occidental moderna reconoce la conexión entre mente y cuerpo más de lo que la gente cree. Los científicos han observado y medido que las respuestas al estrés continuado cambian literalmente la bioquímica del cuerpo (la respuesta tipo "pelea o escapa" nos inunda de cortisol) y alteran el comportamiento (haciéndonos adquirir hábitos poco saludables de dormir y comer, por ejemplo). Cualquier médico que haga turnos en una sala de emergencia te dirá que los lunes por la mañana hay más ataques cardíacos y derrames cerebrales, pues marcan el momento justo en que el fin de semana de descanso y diversión da paso al estrés y las preocupaciones del trabajo. Considerando el asunto desde el punto de vista integral de la medicina de mentalidad abierta, podemos combinar los dos enfoques y concluir que el estrés, el enfado o la decepción, y sus reflejos en los pensamientos y sentimientos, son tan potencialmente corrosivos que a veces tienen que *hacerse visibles* como síntomas físicos para llamar la atención del paciente. Los pensamientos estresantes encuentran el camino hacia la parte más débil del cuerpo y perturban su funcionamiento.

Por todas estas razones, la detoxificación no se limita a los aspectos tóxicos que vemos, tocamos o medimos. También significa deshacerse de los malos pensamientos y sentimientos y dejar de lado las relaciones, las emociones y los trabajos negativos, e incluso hasta los gobiernos tóxicos. Implica mucho más que limpiar el cuerpo y maximizar la función del hígado. Incluye la meditación y allana el camino para aclarar y calmar la mente. La experiencia me ha demostrado que la detoxificación física facilita la de su contraparte cuántica y viceversa.

Clean te ofrece una magnífica oportunidad para cambiar algunos patrones de conducta y de pensamiento durante unas semanas. Puesto que uno de los mayores obstáculos para lograr el bienestar lo constituyen las toxinas cuánticas del estrés y el pensamiento incesante, lo más importante para lograr una mejor salud es involucrarse al máximo en la detoxificación cuántica: limpiar los escombros y residuos tóxicos que llenan tu mente a diario, y recuperar algo de la atención perdida, que se ha escurrido de nuestros cerebros disfrazada de pensamiento aleatorio y repetitivo. Una forma fácil de empezar este proceso es incluir en las tres semanas del programa las prácticas que siempre les sugiero a mis pacientes.

Hoy en día, las ideas de la Nueva Era nos han puesto a todos a esforzarnos por tener pensamientos positivos. "Pensar positivo" se ha convertido en un objetivo universal. Pero aunque el pensamiento positivo es mucho más agradable que el negativo, también consume nuestra atención, nuestra energía vital, y puede ser la vía de fuga que causa la enfermedad o impide la cicatrización. Estar presentes, reclamarle a la mente siempre ocupada con pensamientos positivos o negativos que nos devuelva nuestra atención es lo que finalmente permitirá que la energía vital se redirija hacia algo distinto de la generación de más pensamientos.

La atención, la energía de la vida

Entender el verdadero significado de "atención" es la llave que abre la puerta de la detoxificación cuántica. Mientras lees esta página, préstale un poco de atención a tu mano derecha. No dejes de leer. Hazlo al mismo tiempo. Siente tu mano derecha. No necesitas verla; puedes sentirla mientras lees. Siente su temperatura; siente cualquier rastro de humedad, siente los bordes de los dedos tocándose entre sí. Ahora piensa en lo siguiente: tu mano estaba allí antes de que le prestaras atención, pero no la sentías. No eras consciente de ella. Tu mano se convirtió en parte de tu conciencia en el instante en que centraste la atención en ella. Se convirtió en la realidad que sentiste en ese momento, se convirtió en tu experiencia. De este pequeño experimento, podemos concluir que la experiencia de un momento estará determinada por aquello en lo que centres tu atención en ese instante.

La experiencia de tu vida es la suma total de cada uno de esos momentos.

Considera ahora lo siguiente. Para poner la atención en tu mano, activaste un cable compuesto de neuronas que la conecta con el cerebro. La carga que envías arriba y abajo por ese cable, inutilizado hasta ese momento, es literalmente una carga de electricidad: una corriente de electrones que, como nos ha revelado la física cuántica, es a su vez simplemente energía o luz. Y esa energía se estaba utilizando para otra cosa justo antes de que la enviaras por ese cable. Todo está en constante flujo. En el instante en que decides utilizar esa energía para conectar el cerebro con la mano, en realidad estás efectuando una redistribución o reasignación de energía (exactamente igual que con los sistemas de digestión y detoxificación). Reclamas esa atención desde donde fuera que estuviese antes, y decides dirigirla hacia abajo, por el cabe neuronal, hasta la mano. Es casi seguro que esa atención estaba antes fluyendo hacia arriba, hacia la mente pensante, desbordando, como el agua, una piscina demasiado llena. En lugar de conectar el cerebro con la mano, estaba conectando el cerebro con los pensamientos. Y lo hacía por defecto, de forma automática. Cuando desplazas tu atención por decisión propia, estás utilizando la voluntad.

Cuando tu atención fluye hacia los pensamientos, dejas de estar verdaderamente presente en la realidad de cada momento. Los pensamientos vagan por el pasado o por el futuro; en lugares y situaciones imaginarios. Atrapado por ellos, permaneces "perdido en tus pensamientos". Curiosamente, tu cuerpo no lo sabe, y reacciona como si tus pensamientos fueran reales. Si te enredas en pensamientos sobre una pelea que tuviste con alguien, tu cuerpo liberará adrenalina preparándose para "pelear". De hecho, el cuerpo convierte los pensamientos cuánticos en una realidad física. Y paga un precio por ello.

Cuando tu atención fluye hacia la mano, permanece en el presente. Tu mano está aquí y ahora. No es la idea de una mano, pasada o futura. Y lo mismo pasa con cualquier parte del cuerpo: existe en el presente. Mantener la atención en la mano u otra parte del cuerpo es una manera de anclarte en el presente. Los cables que utilizas transportan activamente unos electrones que has reclamado y recuperado desde la mente pensante, y eso hará que tus pensamientos disminuyan de manera natural en número e intensidad. De esta forma, empiezas a silenciar tu mente. Mientras tanto, se produce fricción en los nuevos cables que estás utilizando. Se genera calor; los cables se calientan, la frecuencia de vibración aumenta. Tus electrones son, en última instancia, impulsos de luz y, al enviarlos por tu cuerpo, te estás literalmente iluminando.

Requerir el constante flujo de atención que corre hacia los pensamientos y redirigirlo por otras vías: en eso consiste el arte y la práctica de estar presente, la más poderosa herramienta para la detoxificación cuántica. Una detoxificación que comienza por el individuo pero que, en última instancia, persona tras persona, corrige la locura colectiva de las emociones tóxicas, las relaciones tóxicas y los estilos de vida tóxicos que no conocen fronteras. Vivir de esta manera exige que entrenemos nuevos caminos mentales. Exige un esfuerzo consciente que resulta muy difícil al principio. Pero con el tiempo y la práctica constante se vuelve más y más fácil, hasta que el estar siempre presente se convierte en un hábito. Esta práctica tan sencilla es una forma de meditación.

A continuación, encontrarás herramientas útiles para pensar sobre la toxicidad cuántica y algunas prácticas muy adecuadas para realizar durante tu programa Clean.

Cinco minutos de meditación. Hay muchas escuelas de meditación en todo el mundo, que ofrecen cientos de técnicas diferentes. La que te voy a explicar me ha ayudado mucho a mí personalmente, y siempre se la recomiendo a mis pacientes. Sólo necesitas cinco minutos. Parece muy poco, pero se requiere un gran esfuerzo y mucha voluntad para sentarse y estar en silencio incluso durante ese breve lapso de tiempo. El mejor momento es por la mañana, nada más despertar, antes de que la locomotora del cerebro empiece a funcionar a toda máquina. De todas formas, practicarlo a cualquier otra hora de la mañana o de la tarde es mucho mejor que no hacerlo en absoluto.

Se trata de un ejercicio de meditación muy poderoso, cuando se hace sistemáticamente. Si lo pones en práctica durante cinco minutos cada día, pronto comenzarás a notar un cambio en tu conciencia. Es bastante probable que goces de una breve pausa antes de que se activen tus antiguas respuestas automáticas, incluyendo, por supuesto, aquellas reacciones que tendían a meterte en problemas o que causaban tensión a tu alrededor. Es una magnífica oportunidad para dejar de contribuir al pensamiento tóxico y todo lo relacionado con él. Te vuelves más presente, y la gente que te rodea empezará a notarlo también. El tiempo parece ir más lento, e incluso es probable que puedas hacer más cosas que antes en el mismo tiempo.

Si no consigues apagar tu mente de inmediato y sentir la felicidad de que hablan los yoguis y los monjes Zen, no llegues a la conclusión de que la meditación no es para ti. Como me enseñaron mis maestros, esto puede llevar años de práctica o incluso no llegar nunca. Pero, al hacer el ejercicio cinco minutos cada mañana, durante veintiún días, te harás una idea de la gran transformación que se anuncia como posible si sigues practicando sistemáticamente la meditación. Cada persona ve y siente la experiencia de forma diferente, y es tan difícil de describir como el sabor de una fresa: para conocerlo, tienes que probarla.

Meditación en acción. Muchos estudios han demostrado que la práctica regular de la meditación mejora sustancialmente la salud física. Existen razones cuantificables para esto: la actividad química corporal relacionada con el estrés se reduce y se liberan hormonas más alegres; el cuerpo tiene la oportunidad de descansar profundamente y, con ello, de sanar. Pero también se puede enfocar de la siguiente manera: reclamas un poco de atención o de energía que se estaba perdiendo —en este caso, pensamientos sin propósito o dirección reales— y la rediriges hacia tu cuerpo, donde a menudo se necesita más. Dicen los sabios, "Todo aquello en lo que centramos nuestra atención, crece". Consigue que ese objeto de atención sea tu vitalidad y tu salud.

Cómo tratar con el hambre

Una cuestión obvia, cuando la ingesta de alimentos se reduce, es, por

Cinco minutos de meditación

Siéntate en una silla con la espalda recta. Coloca las piernas en ángulo recto, con los pies debajo de las rodillas. Descansa las palmas de las manos sobre los muslos y relaja los brazos. Mira justo enfrente de ti pero trata de no concentrarte en ningún sitio en particular. En cambio, nota todo lo que hay en la habitación. Respira profundamente y comienza a sentir los pies. Siéntelos tocando el suelo o el interior de tus zapatos. Siente su temperatura, su humedad, la textura de los calcetines. Siente tus pies intensamente desde adentro. No "pienses" en ellos, sólo nótalos, siéntelos.

Después de unas cuantas respiraciones, desvía la atención hacia las pantorrillas y las piernas. Nótalas y siéntelas de la misma forma durante varias respiraciones. Luego dirige tu atención de una parte del cuerpo a otra, primero los muslos, luego el trasero sobre la silla, el abdomen, la cintura, el pecho, la espalda, el pecho, los hombros, los brazos, las manos, el cuello, la cara y, por último, la cabeza. Luego, permite que tu conciencia cubra todo tu cuerpo al mismo tiempo. La idea es "explorar" el cuerpo con la atención, deteniéndote en cada parte durante unas cuantas respiraciones. Esta práctica te reforzará la capacidad de dirigir intencionalmente la atención y mantenerla en un lugar.

Puede que en el momento de sentarte empieces a recordar cosas y sientas la necesidad de "hacer algo" al respecto. Esto forma parte del proceso. Cuando esos pensamientos lleguen e intenten llevarse tu atención lejos del cuerpo, sólo tienes que decirte en silencio "Gracias por compartir" y dirigir de nuevo la atención hacia tu cuerpo. Si sientes incomodidad o frustración y quieres parar, sólo permanece sentado tranquilamente. Debes saber que la incomodidad que sientes no se debe al propio ejercicio. Es lo que sucede cuando empiezas a darte cuenta de tu estado inicial: la ansiedad subyacente de la que normalmente no eres consciente cuando el mundo exterior está a todo volumen y tu atención está centrada en asuntos o lugares muy lejanos a tu cuerpo. Tomar conciencia de este estado subyacente es el primer paso hacia su disolución y hacia la recuperación de la energía que consume.

Cuando estés absorto en tus pensamientos, si por un segundo logras separar tu atención de ellos, hazte la siguiente pregunta: "¿Quién decide que aparezcan estos pensamientos? Si pudiera escoger, ¿seguiría pensando en ellos?" Si tu respuesta es no y entiendes que estos pensamientos simplemente "brotaron" en tu mente, arrancándote de dónde quieres estar y consumiendo tu atención hasta el punto de llevarte lejos de donde y con quien estás, diles con firmeza "¡Gracias por compartir!" y dirige inmediatamente tu atención hacia algún lugar presente, por ejemplo, los pies. Una vez más, esto no significa "pensar" en tus pies sino "sentirlos". Este pequeño "shock" de la conciencia erosiona las vías habituales por donde la atención se aleja del presente hacia pensamientos distraídos. Practícalo de forma desprevenida y tan a menudo como puedas.

También puedes utilizar esta técnica en cualquier situación estresante, aunque no te encuentres solo, como una reunión de negocios o una entrevista de trabajo. El nerviosismo proviene del proceso inconsciente de pensar en interpretar, juzgar, calcular y esperar. Este proceso requiere atención. Al dirigir tu atención hacia el cuerpo o la respiración, estás recuperando su uso y, de esta forma, eliminas los efectos que provoca. A veces, resulta complicado acordarse de hacer esto en situaciones difíciles. Por eso es mejor que empieces en situaciones fáciles. Luego trata de hacerlo en situaciones cada vez más difíciles. Mi experiencia personal es que si, durante una fracción de segundo, tengo la claridad mental para recordar y empezar a hacerlo, la energía de la situación cambia inmediatamente y casi siempre mejora. Cuando te vuelves más presente, los demás también lo percibirán. Seguramente no sabrán por qué, pero sentirán una sensación de alivio. La consecuencia inmediata será mayor confianza y mayor respeto. Y la reunión de negocios tendrá más probabilidades de salir bien.

El arte de la automaestría

A lo largo de mi viaje, he conocido a gente extraordinaria. Una persona en particular fue clave para ayudarme a "ordenar mi biblioteca" interna. A mi regreso de la India, me encontraba un poco confundido. Me había zambullido en la práctica de la meditación y había coqueteado con el hatha yoga. Había leído las enseñanzas de muchos maestros espirituales, y casi podía ver el hilo común que los unía a todos. Pero cuando trataba de hablar de ello, me daba cuenta de que no lo había "captado" del todo.

Conocí a Hugo Cory un día por casualidad en el Café Café, un café de moda en la calle Greene del Soho. Sentarme con él y discutir estas ideas durante media hora fue una de las experiencias más esclarecedoras de mi vida. Descubrí que se reunía con sus clientes en una oficina situada en la avenida Madison con la calle 67 y, casi de inmediato, empecé a trabajar con él. Hugo describe su trabajo como el desarrollo de la integridad y del carácter a través del aprendizaje y la práctica del Autodominio. En este trabajo, el consejo más simple, que puede sonar superficial durante una conversación casual, resulta ser una poderosa herramienta para la transformación. "Deja de quejarte", me dijo, y se quedó en silencio mirándote directamente a los ojos. Y tuve una revelación: como si estuviera descargando un programa de Internet, me di cuenta de que cualquier queja es, en realidad, la expresión de una emoción o estado negativo. La persona que se queja recibe una inmediata sensación de alivio, incluso de placer. Quizá por esta razón, quejarse es una práctica tan extendida por el mundo.

Me di cuenta de que la gente se queja de todo y de todos prácticamente todo el tiempo. El clima, el gobierno, la economía, el trabajo, el partido de baloncesto, su cónyuge, el precio del gas. Lo que pasa es que las quejas no siempre son evidentes. Hay maestros del disfraz que las hacen sonar como chistes, o que las formulan con tanta complejidad intelectual que engañan a casi todos. Excepto a Hugo. Su radar para captar la sutil energía de la queja se ha vuelto tan refinado que logra sorprender a las personas que creían realmente que nunca se quejaban. Hugo, sin juzgarlos, les hace notar que sí lo hacen. Explica que las emociones negativas crean una cierta agitación interior que genera un tipo de presión. Quejarse es como el caño de escape de un automóvil: deja salir la presión liberando en el corto plazo al que se queja. Pero esta energía negativa contamina el entorno y resulta doblemente tóxica para las personas que escuchan. La cualidad casi de víctima que conlleva la energía de la queja, genera un fenómeno curioso. La mayoría de los que se quejan esperan que quien escucha se les una en su lamento. Aunque sólo sea inclinando la cabeza o bajando los párpados. Y la mayoría de la gente está tan ciega ante esta toxicidad que se pone ansiosa por unirse al quejoso, llegando a veces tan lejos como para hablar mal de alguien a quien apenas conocen. La aparente camaradería que se genera con esta interacción, le produce también al que se une una sensación inmediata de placer.

Hugo señaló, y yo lo pude confirmar con mi propia observación, que, casi sin excepción, los que se quejan y los que se les unen, un tiempo más tarde, cuando están solos, se sienten drenados de energía y un poco deprimidos. La mayoría nunca logra conectar estos dos puntos, ni halla la forma de romper este ciclo de toxicidad cuántica, tanto a nivel individual como a nivel del entorno. Pero yo he tenido la suerte, a lo largo de los años, de conocer a personas que han logrado transformar por completo sus vidas y poner fin a esos eternos ciclos dramáticos. Algunas eran personas que trabajaron con Hugo únicamente con el objetivo de dominar y acabar con las quejas y expresiones de las emociones negativas. Por el camino, algunos vieron que se les resolvían problemas de salud que aparentemente no guardaban ninguna relación con lo anterior y que durante largo tiempo no habían respondido a tratamientos ni convencionales ni alternativos. Toma la siguiente idea y aprópiatela. Primero, observa si te estás quejando. Luego intenta parar de quejarte por completo. Para saber más sobre el trabajo de Hugo, visita su sitio Web en www.hugocory.com.

supuesto, el hambre. Tratar con ella es una parte de la Detoxificación Cuántica. La ansiedad que provoca la simple idea de pasar hambre puede ahuyentar a una persona de un programa de detoxificación, e incluso impedirle que lo empiece. La verdadera batalla se da por lo general contra la mente y las emociones. El cuerpo puede pasar días sin comer si es necesario, porque se ajusta fácilmente a los cambios. Además, se beneficia tanto con la pausa en la digestión que, si dependiese únicamente del cuerpo, no habría ningún problema. Pero la mente puede llegar a mostrarse muy reacia hasta que, tras varios días de seguir el programa Clean, se da cuenta de que puede funcionar y sentirse bien con dos comidas líquidas y una sólida al día.

Cuando el hambre te golpee durante el programa Clean, no te lo tomes como un obstáculo. En realidad, es una excelente oportunidad. Redefinir lo que significa el hambre para ti es un aspecto tan importante de Clean que incluso eso sólo puede cambiarte la vida. Examinar, cuestionar y redefinir la sensación a la que llamamos hambre te permitirá liberarte de trampas en torno a la comida. Es posible que comas demasiado y tengas exceso de peso, como la mayoría de la población hoy en día. Tal vez estás tomando la comida equivocada pero te falta la disciplina para cambiar de dieta, aunque tu estado de ánimo y tu funcionamiento físico sufran las consecuencias. O quizá comes sin mucha conciencia porque la comida cumple otros papeles en tu vida más allá de la alimentación. De alguna manera, casi todo el mundo utiliza la comida para algo más que suministrar "bloques de construcción" para el cuerpo y el cerebro. El programa Clean es una oportunidad para considerar el verdadero propósito para el que sirve la comida en tu vida.

Cuando el hambre aparezca durante el día o la noche, pregúntate ¿qué significa de verdad tener hambre? ¿Acaso lo sabes? ¿Alguna vez has estado *verdaderamente* hambriento, o "muerto de hambre", esa expresión que utilizamos inconscientemente cuando queremos decirles a nuestros amigos que tenemos ganas de comer *en ese mismo instante?* Muy probablemente, la verdad es que no.

La sensación corporal que reconoces como "tener hambre" y que te impulsa a comer cada vez que la sientes venir, puede que no tenga nada que ver con las calorías que tu cuerpo necesita. Si te quedas con ella y la observas, lo más probable es que desaparezca en cuestión de minutos. ¿Cuántas veces te has visto en la siguiente situación? Estás conduciendo y de repente sientes hambre. De hecho, te estás muriendo de hambre y necesitas comer inmediatamente. Pero, como no encuentras ningún lugar para detenerte en la autopista, sigues conduciendo. Veinte minutos más tarde, cuando te acercas a un área de descanso, te das cuenta de que el hambre se te ha pasado. La intensidad de la idea se diluyó, y tu cuerpo fue perfectamente capaz de seguir funcionando. Saber que esto sucede de manera natural puede ayudarte durante tu programa. Cuando te llegue la sensación de hambre, si es leve o moderada, bebe un vaso de agua lentamente. A menudo, con eso lograrás disipar la urgente necesidad de alimentos, hasta que tu pensamiento cambie. Si la sensación es muy, muy fuerte, intenta el siguiente ejercicio.

Antes de abrir la nevera de manera compulsiva, tómate un momento y pregúntate, ¿qué es lo que estoy sintiendo? Esta cosa a la que llamo hambre, ¿dónde está? ¿En el estómago, en las entrañas, en el pecho, en el corazón? ¿Dónde se localiza esa sensación corporal? Luego pregúntate, ¿qué es esta sensación? Cada uno tiene su propia definición de la experiencia que llamamos "hambre". Quédate con ella, obsérvala y trata de distinguir sus características. ¿Es caliente o fría, se siente como un dolor o como una presión, está fija o en movimiento, viene en oleadas o es constante? Al hacerte estas preguntas, diriges tu atención hacia esta sensación corporal; literalmente, la iluminas para verla mejor. Probablemente, notarás que esa sensación no viene de tu cuerpo pidiendo nutrientes a gritos. En realidad, puede tratarse de un tipo muy diferente de necesidad, que no tiene nada que ver con la comida: necesidad de compañía, de contacto, de perdón, de reconocimiento, de propósitos, de seguridad. Cuando te des cuenta de esto, te será más fácil no llenarte la barriga y esperar hasta tu próxima comida o merienda Clean. También se te abre la opción de considerar si debes tomar alguna medida con respecto a esa necesidad subyacente (como llamar a un amigo o hacer algo que te dé consuelo). A veces, un simple paseo es suficiente para cambiar el entorno; lo que en realidad tenías era "hambre" de cambio o de estimulación, y ésa no tiene por qué satisfacerse con alimentos o bebidas.

Cuando dirigimos esta clase de atención hacia el hambre, se nos revela por qué habitualmente "matamos" el hambre en cuanto lo sen-

La digestión comienza en la boca

Consejo: Mastica bien todos los alimentos, incluso las comidas líquidas. Al masticar, desencadenas la producción y liberación de saliva que se mezcla con la comida y da inicio a la digestión. La saliva prepara la alcalinidad del estómago, mata los gérmenes y lubrica el alimento ingerido para un tránsito más fluido por el esófago. También libera sustancias químicas cerebrales que disminuyen la sensación de hambre (por eso los que están a dieta disfrutan mucho la goma de mascar).

timos. A veces, es porque estamos tan distraídos con nuestra vida tan ocupada que buscamos comida por reflejo, cuando en realidad no la necesitamos. O porque nos sentimos incómodos con esa sensación en el cuerpo y nos queremos deshacer de ella. O simplemente estamos aburridos y buscamos algún tipo de estimulación. Después de completar Clean, mis pacientes suelen decir que han aprendido a *estar* con el hambre en lugar de reaccionar matándola. Y eso constituye una poderosa herramienta para la vida. Una vez que abres esa puerta, adquieres la habilidad de controlar qué, cuándo y en qué cantidad comes para sentirte mejor.

El programa Clean en un vistazo

Copia esta tabla y ponla en un lugar donde la veas a diario. También la puedes descargar de www.cleanprogram.com.

Lo esencial: Haz lo siguiente cada día

1. Planifica y prepara tus tres comidas: comida líquida para el desayuno; comida sólida para el almuerzo; comida líquida para la cena, con el suplemento que hayas seleccionado.

2. Sigue las directrices de la Dieta de Eliminación para todo lo que consumas.

3. Deja un intervalo de doce horas entre la última comida de un día y la primera del siguiente. Intenta no comer nada entre las dos.

4. Asegúrate de hacer una deposición antes del final de la jornada. Si no sucede espontáneamente, provócala con laxantes o aceite de ricino.

5. Bebe suficiente agua pura para orinar con frecuencia. Si pasas más de una hora sin orinar, significa que no estás bebiendo lo suficiente.

6. Muévete. Camina. Usa las escaleras. Salta. Incorpora más movimientos a tu día a día, con tanta frecuencia y durante tanto tiempo como te sea posible. Estaciona el automóvil a dos cuadras de tu destino. Baja del metro o del autobús una parada antes de lo necesario y camina.

7. Descansa. Duerme lo suficiente. Y respira profundamente durante todo el día.

Las actividades opcionales

Durante cada semana de Clean, practica las siguientes actividades:

1. Ejercicio. Además de incrementar los movimientos diarios, la práctica deliberada de algún ejercicio te dará muy buenos resultados. Empieza poco a poco y ve aumentando la intensidad conforme pasan los días.

2. Practicar cinco minutos de meditación. Limpia la mente y las emociones, mientras limpias el cuerpo.

3. Lavados de colon. Las deposiciones diarias hacen el trabajo. Los lavados de colon aceleran el proceso.

4. Cepillado de la piel. Dedica unos minutos a eliminar las células muertas de la piel antes de ducharte.

5. Tratamiento de calor-frío. En la ducha, alterna el uso de agua caliente y fría para activar la circulación y la detoxificación.

6. Sauna de infrarrojos. Intenta sudar profusamente tan a menudo como puedas.

7. Masajes. Si tu tiempo y presupuesto te lo permiten, programa un masaje a la semana.

8. Reír. Trata de hacer algo todos los días que te haga reír a carcajadas. La risa cambia la química del cuerpo y libera el estrés.

9. Lubricar. Bebe dos cucharadas de aceite de oliva todas las noches antes de acostarte.

10. Escribir. Lleva un diario para registrar lo que comes, los pensamientos incesantes, cómo te sientes y cómo dormiste la noche anterior.

11. Registro fotográfico de tu progreso. Tómate una foto cada día, desde el mismo ángulo y a la misma distancia.

12. Comer un diente de ajo todos los días. Tómalo solo o en rodajas intercalado entre dos rebanadas finas de manzana

13. Leer un libro relacionado con el bienestar, el sistema alimenticio o el medio ambiente. Aprovecha esta oportunidad para educarte sobre lo que está pasando en tu cuerpo. Al comprenderlo, querrás mantener los resultados después de completar el programa.

14. Expresar tu lado artístico. Baila, canta, toca un instrumento, pinta, esculpe. Haz algo que te guste. Conseguirás con ello activar el lado derecho del cerebro y dejarás una impresión más fuerte de toda esta experiencia en ese hemisferio cerebral, el más relacionado con los instintos. Así, en el futuro lejano, aunque la idea de vivir de forma Clean se desvanezca, tu instinto será más fuerte que el intelecto y te guiará para tomar las decisiones correctas para tu salud.

EL PLANIFICADOR CLEAN

No existe una única manera de organizar y llevar a cabo el programa Clean. Los que prefieren actuar sin estructuras o planificación pueden simplemente ojear cada día la sección de recetas e improvisar sobre la marcha, siempre y cuando tengan los ingredientes a mano. A otros les vendrá muy bien escribir un plan con antelación, utilizando el cuadro semanal de las páginas. Puedes descargar copias de este planificador en www.cleanprogram.com. La planificación te ayudará a mantenerte enfocado y responsable de tus acciones, y te ahorrará tiempo. Sea cual sea la forma en que decidas proceder, por favor, lee con atención el material de esta sección: te guiará a través de tu primer programa Clean.

Antes de empezar cada semana, selecciona algunas recetas, con un sentido realista pero sin reprimir tu lado aventurero. Comprueba qué ingredientes necesitas y elabora una lista de compras. De esa forma, aunque no sigas exactamente el plan de recetas, estarás bien abastecido. Rellena el planificador, anotando los suplementos que piensas utilizar, para que te sirva como recordatorio. Apunta cualquier actividad opcional que quieras incluir, como tratamientos, clases de yoga, o ejercicio fuera de casa. Anota recordatorios de las cosas que puedes olvidar con más facilidad, como el tomarte un tiempo para escribir. Coloca el planificador en la puerta de la nevera, o en algún otro lugar donde se vea con facilidad.

Semana 1

La primera semana de Clean suele ser la más difícil porque es cuando se producen los mayores cambios. No sólo estás dándole a tu cuerpo diferentes tipos de comidas y bebidas, también tienes que acostumbrarte a preparar platos nuevos y a establecer nuevas rutinas sobre cómo, dónde y tal vez con quién comes. Seguramente tendrás que recordarte a menudo los propósitos que te fijaste y deberás hacer un esfuerzo para mantener el ánimo. Haz todo lo que puedas. Y descansa. En la primera semana, algunas personas experimentan los

Planificador Semanal

DOMINGO	LUNES	MARTES	MIÉRCOLES
Desayuno	Desayuno	Desayuno	Desayuno
_____	_____	_____	_____
_____	_____	_____	_____
Almuerzo	Almuerzo	Almuerzo	Almuerzo
_____	_____	_____	_____
_____	_____	_____	_____
Cena	Cena	Cena	Cena
_____	_____	_____	_____
_____	_____	_____	_____
Suplementos	Suplementos	Suplementos	Suplementos
_____	_____	_____	_____
_____	_____	_____	_____
_____	_____	_____	_____
_____	_____	_____	_____

Verificación:

DOMINGO	LUNES	MARTES	MIÉRCOLES
☐ 5 min. Meditación	☐ 5 min. Meditación	☐ 5 min. Meditación	☐ 5 min. Meditación
☐ Ejercicio	☐ Ejercicio	☐ Ejercicio	☐ Ejercicio
☐ Cepillado Piel	☐ Cepillado Piel	☐ Cepillado Piel	☐ Cepillado Piel
☐ Baño calor-frío	☐ Baño calor-frío	☐ Baño calor-frío	☐ Baño calor-frío

DOMINGO	LUNES	MARTES	MIÉRCOLES
Recordatorios	Recordatorios	Recordatorios	Recordatorios
_____	_____	_____	_____
_____	_____	_____	_____
_____	_____	_____	_____
_____	_____	_____	_____
_____	_____	_____	_____

JUEVES	VIERNES	SÁBADO	COMPRAS
Desayuno	Desayuno	Desayuno	_____
_____	_____	_____	_____
_____	_____	_____	_____
Almuerzo	Almuerzo	Almuerzo	_____
_____	_____	_____	_____
_____	_____	_____	_____
Cena	Cena	Cena	_____
_____	_____	_____	_____
_____	_____	_____	_____
Suplementos	Suplementos	Suplementos	_____
_____	_____	_____	_____
_____	_____	_____	_____
_____	_____	_____	_____

Verificación:
- ☐ 5 min. Meditación
- ☐ Ejercicio
- ☐ Cepillado Piel
- ☐ Baño calor-frío

Verificación:
- ☐ 5 min. Meditación
- ☐ Ejercicio
- ☐ Cepillado Piel
- ☐ Baño calor-frío

Verificación:
- ☐ 5 min. Meditación
- ☐ Ejercicio
- ☐ Cepillado Piel
- ☐ Baño calor-frío

Recordatorios	Recordatorios	Recordatorios	_____
_____	_____	_____	_____
_____	_____	_____	_____
_____	_____	_____	_____
_____	_____	_____	_____
_____	_____	_____	_____

síntomas de dejar los azúcares, la cafeína y los productos químicos de los alimentos, especialmente si no siguieron una breve fase de Dieta de Eliminación. Son bastante comunes en los primeros días, pero también se pasan muy pronto, dolores de cabeza, irritabilidad y cambios en el estado de ánimo y en el funcionamiento general.

Debes estar preparado para hacerles frente a posibles crisis. El sentido del humor y la capacidad de aceptación prestan una ayuda inestimable. No es el fin del mundo si flaqueas en algún momento, pero una actitud mental fuerte te ayudará a evitar las crisis y el despilfarro de energía en las preocupaciones que de ellas se derivan.

Uno de mis pacientes me preguntó una vez, en medio de la Semana 1 de Clean, "Anoche tomé un poco de vino y comí un poco de pan. ¿Significa eso que arruiné el programa por completo y debo renunciar?"

No —le dije—. Diste un paso hacia atrás, pero no lo has arruinado todo. Simplemente sigue adelante con el programa como si no hubiera sucedido, y aprovecha la oportunidad para transformar la crisis en un avance. El hecho de que interpretes lo sucedido como un error se debe a tu deseo de cambio, ¡y esto en sí mismo es muy positivo! Aférrate a eso; no te juzgues ni te obligues a sentirte culpable. La culpa es una emoción muy tóxica en sí misma. Sólo comprométete a seguir el resto del programa con mayor resolución. Y si quieres compensar el paso atrás, intenta dar dos o tres pasos hacia adelante. Acelera un poco tu limpieza comiendo solo comidas líquidas por uno o dos días.

Semana 2

Durante la segunda semana, en que ya te has acostumbrado a algunos nuevos hábitos y a tratar con el hambre, es cuando se produce la mayor parte de la adaptación interior. Esto puede resultar estimulante o inquietante. Tu cuerpo se está adaptando a un nuevo estado, está recuperando la energía de la digestión y empezando a trabajar en la restauración. Si anteriormente las cosas no estaban muy equilibradas, este cambio puede resultar incómodo. Algunos patrones pueden verse perturbados (el sueño, las deposiciones, el apetito, las emociones). Utiliza la información de este libro para regular lo que necesites, pero mantente abierto a que las cosas sucedan fuera de su horario habitual; acepta con naturalidad estos cambios temporales. Intenta acomodar tu cuerpo mientras se adapta. Y, al mismo tiempo, no te preocupes mucho por la comodidad de los demás, si puedes evitarlo. Reparar la flora intestinal puede tardar entre diez días y dos semanas. O sea que, si no hiciste previamente una semana de Dieta de Eliminación, no esperes sentirte estupendamente durante la Semana 2 del programa. Pero ten por seguro que el cambio se está produciendo.

MALOS SUEÑOS

No es inusual tener malos sueños por la noche o estar de mal humor durante el día. Lo que se desplaza y elimina no sólo es la toxicidad causada por los productos químicos, sino también las toxinas cuánticas del estrés y la ansiedad. Cuando el cuerpo se relaja, lanza afuera todo lo que ha venido obstruyéndolo, y eso incluye las emociones negativas y los traumas. Cuando suceda, procura ser amable contigo mismo, ten siempre presente que se trata de algo pasajero y trata de no pasarles la factura a las personas inocentes que se cruzan contigo en casa o en el trabajo. No juzgues tus cambios de humor ni pienses demasiado en ellos. Te resultará útil conocer el "credo" de la meditación cuando se trata de afrontar este tipo de relajación cuántica: "Mejor afuera que dentro".

DOLORES DE CABEZA

Otro problema que puede surgir son los dolores de cabeza. Un paciente me dijo: "Me están dando dolores de cabeza ¿No sería mejor tomar un Advil y no distraerme más con ellos?" Mi respuesta fue no. No tomes medicamentos durante Clean. Sobrelleva los dolores de cabeza y verás que desaparecen tal como llegaron. Si son muy serios, échate una siesta, toma raíz de valeriana (un remedio a base de hierbas), sal a caminar, date un baño, haz unos estiramientos o cualquier cosa que tu instinto te indique que te puede ayudar. También puedes recurrir a los masajes o la acupuntura. Los medicamentos como Advil mejoran la situación a corto plazo, pero los dolores de cabeza probablemente volverán con más fuerza cuando su efecto se acabe. En cualquier caso, los dolores de cabeza tienden a desaparecer después de los primeros días del programa.

OLEADAS DE ENERGÍA

Cuando hayas hecho una o dos semanas de Clean, es posible que te sientas lleno de energía hasta el punto de ponerte casi nervioso. Si te cuesta conciliar el sueño o te despiertas mucho antes que de costumbre, probablemente sentirás la necesidad de tomar una pastilla para dormir. Te aconsejo que no lo hagas. Sencillamente, estás empezando a sentir la oleada de energía adicional liberada por la reducción de la misma en la digestión de comida. A tu cuerpo puede llevarle un poco de tiempo saber qué hacer con esta energía extra. Mientras tanto, utilízala en algo positivo. Sal a caminar o a correr, incluso en medio de la noche. Limpia un poco la casa, reorganiza los armarios, lee un libro o escribe las cartas que estaban esperando desde hace meses. Se trata de un cambio temporal en la distribución de energía, e incluso puede resultar divertido. Al poco tiempo, y a su ritmo natural, todo volverá a su lugar y regresará la calma.

PÉRDIDA DE PESO

Resulta difícil predecir la pérdida de peso. Es posible que pierdas algo durante los primeros diez días y luego te estanques. Hasta podrías llegar a preguntarte si estás haciendo algo mal. Ten en cuenta que la pérdida de peso puede ocurrir por rachas durante Clean. No te preocupes. Asegúrate de que tus deposiciones son abundantes. Si deseas obtener del programa el máximo efecto posible, la cantidad diaria total debe ser mayor a la de antes de empezar el programa. Puedes estimular la pérdida de peso aumentando la cantidad de ejercicio diario. Y también resultan muy beneficiosos los masajes, las saunas y los lavados de colon. Bebe mucha agua con jugo fresco de limón. Para acelerar la detoxificación y la pérdida de peso, trata de consumir comidas líquidas por uno o dos días más. Tómatelo todo día a día; supervísate y observa cómo te sientes. Tú mismo te darás cuenta si no estás tomando la suficiente comida.

PLACA MUCOIDE

Un aspecto de los programas de detoxificación que se suele entender mal es el de la placa mucoide. Durante un programa intensivo de limpieza, como el ayuno de agua o de jugos, puede haber un repunte repentino en la cantidad de heces, que no se corresponde con la cantidad de alimento que la persona está ingiriendo. Esto sorprende mucho a la gente. Durante una semana o más, sólo han consumido jugos y han tenido deposiciones a diario, y, de repente, justo cuando el programa está alcanzando la velocidad punta, empiezan a evacuar unas cantidades enormes de heces. A veces son oscuras, casi como el alquitrán, y/o salen como largas cuerdas con la forma de los pliegues del colon. Otras veces se asemejan más a la diarrea.

Este asunto ha llegado a convertirse en leyenda en el mundo de las limpiezas. Muchos libros te mostrarán fotografías, aunque no sé si te atreverás a mirarlos. Algunos de estos libros, y muchos sanadores alternativos, todavía ofrecen, con la mejor de las intenciones, una información, en mi opinión, errónea. Afirman que esta materia oscura son los deshechos de comidas, especialmente carnes, que consiguieron acumularse durante años pegadas a la mucosa o pared intestinal, y que finalmente están siendo evacuados después de varios días de ayuno. Desde mi experiencia, tanto en programas de limpieza como en medicina convencional, puedo decir que no hay evidencia científica que sustente esta leyenda. En este caso, la tecnología de la medicina moderna resulta muy útil para exponer la verdad. Cualquier gastroenterólogo puede decirte lo que se ve en una colonoscopia (mirar la pared del colon con una sonda para detectar enfermedades). Los pacientes a quienes se les ha dado un laxante fuerte para evacuar los últimos dos o tres días de residuos, tienen las paredes intestinales limpias y de color rosa. No hay ninguna señal de esa mítica aglomeración de "años de desechos" aferrada a los intestinos. Incluso en las personas más enfermas, en cuya mucosa se observan problemas intestinales crónicos de enfermedades como la colitis ulcerosa, la enfermedad de Crohn, o el cáncer, no existe materia antigua pegada a la pared intestinal.

Entonces, ¿qué es toda esa vieja mugre que se expulsa, para gran alivio de la persona? Se trata de la mucosidad que finalmente ha sido liberada de las células y los tejidos, y ha pasado de la circulación sanguínea al lumen intestinal a través de las paredes del intestino. El término técnico para esto es "placa mucoide". Se llama así porque es tan pegajosa, que no cae dentro de los intestinos, sino que se acumula en las paredes intestinales de la misma forma que el sudor sobre la piel. Gota a gota, se va amontonando hasta que, después de siete a diez días de ayuno intensivo, hay una gran cantidad cubriendo las paredes intestinales. Esto puede convertirse en un problema para quien haga una limpieza o un ayuno sin guía. Si esta materia tóxica no se mueve con la ayuda de fibra, laxantes a base de hierbas, e, idealmente, un lavado de colon, puede llegar a ser reabsorbida y producir una re-toxificación con la detoxificación. Esa reabsorción puede provocar malestar e incluso algún tipo de disfunción en los tejidos u órganos.

Este nivel espectacular de descarga no es probable que ocurra con un proceso de detoxificación ligeramente más lento como el de Clean. Pero los pacientes que parten de un estado ya bastante limpio, a veces me han hablado de algo parecido a ese "desprendimiento", que les ocurre hacia el final del programa y que les hace sentirse inmensamente mejor. Si te sucede a ti, recuerda que debes mantenerte hidratado y mostrarte agradecido por todo lo que estás expulsando. (Recuerda el "credo" de la meditación: "Mejor afuera que dentro".)

Por todas estas razones, es muy recomendable continuar más allá de la segunda semana. Si decides acabar el programa al final de esta Semana 2, recuerda que, llegado a este punto, ya has instaurado un equilibrio delicado en tus intestinos. Ya has recorrido más de la mitad del camino para restaurar la integridad intestinal, por lo que no deberías regresar de inmediato al azúcar, el alcohol o a la misma dieta que tenías antes de empezar Clean. Sigue los consejos de la sección siguiente, que tratan sobre qué hacer después de Clean. (Si estabas considerando la posibilidad de detenerte al finalizar la Semana 2, pero sospechas que en realidad puedes continuar, renueva tu compromiso y ¡sigue adelante!)

Semana 3

Al iniciar esta semana, el final ya está a la vista. Ya has superado dos tercios del camino, así que no es momento para darse por vencido. Llegado a este punto, ya te habrás habituado a una buena rutina; mantener la determinación no te resultará tan difícil porque has sido capaz, y lo sabes, de construir un nuevo conjunto de hábitos. Si necesitas motivación, pídele ayuda a tu sistema de apoyo (un amigo, tu familia o tu socio Clean), programa un masaje, saca tiempo para hacer yoga o haz algo que te resulte enriquecedor. La transformación puede ser difícil, pero debes saber que la recompensa a todo el trabajo está en camino: durante esta semana empezarás a cosechar los beneficios. Ya sientes el clímax natural que viene con la detoxificación: la piel radiante, los ojos más blancos, la ropa un poco más suelta, los amigos que te preguntan si acabas de regresar de vacaciones o si te hiciste un lifting. Normalmente, es durante la tercera semana de Clean cuando recibes el gran impacto: así de bien es como debes sentirte para tu edad y tu etapa de la vida. Al igual que una planta se nutre desde las raíces, estás empezando a florecer: las hojas sanas y los pétalos brillantes son el resultado de tu esfuerzo. Ese debe ser el estímulo y la inspiración para seguir adelante y completar los veintiún días.

Kim, una arquitecta de veintiocho años de edad, vino a mi consulta aquejada por una tos implacable y persistente. Tan fuerte era que le estaba afectando en todos los aspectos de su vida: trabajo, relaciones, sueño. Había consultado a muchos médicos. Incluso la habían examinado especialistas de pulmón y le habían hecho todas las pruebas imaginables, desde radiografías de tórax hasta tomografías computerizadas, resonancias magnéticas y tomografías de galio. Y nadie lograba encontrar un problema claramente definido. Le dieron antibióticos especiales para bacterias misteriosas, que causan una neumonía marcada por la tos constante, sin fiebre ni otro tipo de síntomas. Pero la tos no se detuvo. Luego le dieron medicamentos anti-alérgicos. Tampoco sirvieron. Después le prescribieron esteroides, que funcionaron sólo por un tiempo. El especialista de pulmón quería aumentar la dosis y le programó una broncoscopia, un procedimiento invasivo que consiste en insertar una sonda por la garganta del paciente hasta llegar a los pulmones. En un intento desesperado por evitar la broncoscopia, Kim vino a verme. Después de tres semanas de Clean su tos había desaparecido por completo. Pero pasó algo más, que me dejó alucinado. Dejó de necesitar lentes de lectura, un síntoma que ni siquiera había mencionado porque pensaba que formaba parte de su proceso de envejecimiento. La mayoría de los adultos de su familia utilizaban lentes, y todos habían comenzado a utilizarlas a temprana edad. Todavía me rasco la cabeza pensando en la recuperación de Kim y su positivo efecto secundario. ¿La restauración de su flora intestinal y la energía recuperada por la detoxificación de su cuerpo le permitieron sanar la vista? ¿Perdió mucosidad de la zona de los ojos, y eso le mejoró la visión? En cualquier caso, lo cierto es que se eliminaron los obstáculos, se agregaron los ingredientes que faltaban y la inteligencia natural del organismo de Kim hizo el resto. Cuando se le ofrece una oportunidad, incluso el cuerpo más fatigado desea encontrar su camino de regreso al equilibrio.

8

Después de Clean

Felicitaciones por haber completado Clean. Probablemente ahora sientes tu propio cuerpo de una manera muy diferente. Si no has obtenido todos los resultados que esperabas, puedes prolongarlo con plena seguridad algunos días, o incluso una semana o dos más. Algunos de mis pacientes incluso han continuado varios meses. De hecho, podrías seguir comiendo de esta manera con seguridad el resto de tu vida, aumentando apenas un poco la cantidad de alimentos, ya que la forma de comer durante el programa está mucho más cercana al diseño de la naturaleza. Es cierto que la naturaleza no viene con una licuadora, pero los ingredientes y la proporción de alimentos crudos y cocinados que has utilizado durante Clean te han puesto más en línea con la forma en que los seres humanos, y los demás animales del planeta, estamos destinados a comer. En una época de alimentos procesados y desvitalizados, y de cuerpos sobrecargados y cansados, esto sólo puede ser algo bueno.

Hay diferentes maneras de regresar a tu anterior estilo de vida. Puedes dejar definitivamente el programa Clean a partir del día 22, y retomar los mismos hábitos alimenticios que tenías antes de empezar. Pero si, como aseguran mis pacientes, te sentías más lento y te veías más viejo antes de Clean, ¿realmente quieres hacer eso?

Según mi experiencia, prácticamente nadie quiere volver a sentirse como antes. Algunas personas experimentan una transformación tan profunda que años más tarde siguen conservando lo suficiente de lo que han aprendido para seguir disfrutando de los beneficios. Otros reciben un gran impulso durante las tres semanas en sí, pero en los meses siguientes regresan a los viejos hábitos y a los síntomas de toxicidad, porque sus vidas vuelven a estar muy ocupadas y llenas de distracciones. Y hay otros que terminan el programa para al siguiente día retomar exactamente los mismos hábitos de comida y bebida que tenían antes, sin darse cuenta de que erosionan seriamente las mejoras que habían logrado en sus entornos interiores. En cuál de estos tres escenarios terminará encuadrándose tu caso dependerá de cómo efectúes la transición de salida del programa y de lo que hagas para mantener sus beneficios. Así que lee detenidamente este capítulo.

Terminar Clean

Puede que estés impaciente por volver a las comidas regulares. O puede que sientas que, llegado a este punto, continuar algunos días más con Clean sería un juego de niños. En cualquier caso, procura hacer la transición de salida de Clean de forma gradual. Empieza por cambiar a una comida líquida y dos sólidas al día, pero utiliza todavía las recetas Clean o de la Dieta de Eliminación. Muchos de mis pacientes mantienen esta proporción de por vida. Y la mayoría prefiere la líquida para el desayuno. Es rápida, fácil de preparar y te permite empezar el día de forma ligera pero nutritiva. Puedes utilizar las recetas Clean de batidos y jugos o usar la creatividad e inventar algunas. Después de hacer esto durante algunos días, puedes regresar a las tres comidas sólidas diarias, si quieres, pero no dejes de *seguir las reglas de la Dieta de Eliminación.*

No regreses todavía a tu dieta pre-Clean. Estás ante una oportunidad única, que a la mayoría de la gente no se le presenta nunca, hoy en día. Durante varias semanas has evitado todos los alimentos conocidos que causan alergias, sensibilidades y esfuerzo digestivo. Has creado un lienzo en blanco sobre el que hacer una investigación que te cambiará la vida. Con un poco de paciencia y disciplina, conseguirás algo por lo que miles de personas pagan grandes cantidades de dinero: descubrir qué alimentos molestan a tu cuerpo y causan los síntomas que te habías acostumbrado a sufrir.

Como ya habrás descubierto, es muy común tener reacciones, más leves o más graves, ante ciertos alimentos. Recuerda que la actividad se desarrolla muy por debajo de la superficie y a veces no se manifiesta más allá de la fatiga o la pesadez. También se experimenta, a veces, como un poderoso ataque de alergia. Si pones a dos personas una al lado de la otra, cada una tendrá una respuesta diferente ante al mismo irritante y resulta imposible predecir qué respuesta tendrá cada quién. Sea cual sea la tuya, leve o grave, si quieres encontrar los factores que la desencadenaron, tendrás que elegir entre dos herramientas de diagnóstico. La primera es un análisis de sangre denominado perfil de anticuerpos, un tipo de prueba que analiza una muestra de sangre en busca de anticuerpos frente a una amplia variedad de alimentos. La búsqueda incluye tanto los anticuerpos que causan poderosas reacciones alérgicas como los que provocan respuestas de sensibilidad más sutiles. Estas pruebas se las ofrezco a los pacientes que tienen dinero y el deseo de ver los resultados escritos en papel, aunque por lo general confirman lo que ya habían descubierto al completar Clean y llevar a cabo la pequeña investigación que te voy a proponer. Por otra parte, la verdad es que los análisis de sangre no son totalmente fiables. A veces no detectan las alergias alimenticias. A veces las pruebas se cruzan con las reacciones de otros anticuerpos y se confunden las causas de la alergia. En definitiva, este tipo de exámenes no son perfectos para detectar los irritantes de grado inferior que causan hipersensibilidades alimenticias ocultas.

Las pruebas cutáneas realizadas por especialistas en alergias consumen mucho tiempo. Resultan complicadas e implican muchas visitas al médico. Y tampoco son del todo exactas, además de tener un enorme inconveniente potencial: una vez que te dicen que eres alérgico a ciertos alimentos, jamás volverás a disfrutar de ellos libremente, aunque el diagnóstico haya sido incorrecto.

Clean te ofrece la oportunidad de ser tu propio detective. Tu sistema se ha equilibrado y ha recuperado las condiciones óptimas para un funcionamiento saludable, al llevar varias semanas sin tener que procesar nada irritante. Así que estás en perfectas condiciones para utilizar un método sin costo alguno y que no necesita alta tecnología para determinar tu sensibilidad a los alimentos, un método que, además, resulta ser el más preciso de los conocidos. Sólo requiere observación y un poco de compromiso.

Cómo identificar tus detonantes tóxicos

Dos o tres días después de terminar el programa Clean, o cuando hayas hecho la transición a las tres comidas sólidas diarias, introduce en tu dieta un tipo de alimento de la sección "excluir" de la Dieta de Eliminación. Puede ser el trigo o algún otro cereal con gluten. Tómate un emparedado en el almuerzo o un panecillo en el desayuno. Si prefieres comenzar con los lácteos, tómate un vaso de leche, un yogurt o un trozo de queso. No es necesario que te comas una barra entera de pan o medio litro de leche: con una porción moderada será suficiente. Observa y siente lo que sucede durante las siguientes veinticuatro horas. Te resultará muy útil anotar en el diario Clean comentarios sobre cada alimento que vayas introduciendo. Observa en particular lo siguiente:

_____ ¿Cómo te sientes inmediatamente después de comerlo? ¿Notas alguna sensación en el vientre?

_____ ¿Sucede algo después de tomarlo, como secreción nasal o mucosidad en la garganta (típico de la leche), o fatiga, hinchazón o dolor de cabeza (típico de trigo)?

_____ ¿Cómo están tus niveles de energía? Un plato de pasta de trigo por la noche, por ejemplo, puede que te haga sentir muy cansado, ya sea inmediatamente después de comerlo o al despertar a la mañana siguiente.

_____ ¿Cómo son tus deposiciones al día siguiente? ¿Frecuentes y fáciles de eliminar como durante Clean, o se han alterado?

_____ ¿Cómo dormiste esa noche? ¿Fue un sueño profundo o inquieto?

_____ ¿Cómo se ve tu piel y cómo son tus emociones al siguiente día?

Cualquier cambio apreciable físico o mental es una indicación de que puedes ser un poco sensible o totalmente alérgico a ese alimento. Para que este proceso gane aún más en precisión, come los mismos alimentos al día siguiente y observa si provocan una reacción. Aunque debes tener en cuenta que, el segundo día, la reacción será un poco más suave ya que el contraste es menos pronunciado. Una vez más, observa lo que ocurre durante un día completo después de tomar el alimento. Es probable que algunos alimentos de la lista se te revelen como detonantes tóxicos: alimentos que perturban ligeramente tu equilibrio natural o a los que eres totalmente alérgico.

Repite el mismo proceso con cada uno de los alimentos del "NO" que te gusten o eches de menos. Mis pacientes descubren con más frecuencia como detonantes tóxicos los siguientes: productos lácteos (principalmente la leche de vaca y sus derivados), huevos, trigo y cereales con gluten como el centeno y la cebada, carnes rojas grasas, productos de soja, maíz (en este caso, las tortillas y los chips podrían ser la comida de prueba) y el chocolate. Seguro que, a estas alturas, ya te suenan familiares.

Si tienes una alergia grave a alguno de estos alimentos, la reacción será muy evidente. La sensibilidad al gluten, proteína presente en el trigo, la cebada y el centeno, es un buen ejemplo. Algunas personas reaccionan mal frente al gluten, y padecen un conjunto de síntomas extremos conocidos como celiaquía, que limitan la absorción de nutrientes en el intestino delgado con consecuencias devastadoras. Pero muchas otras personas tienen una reacción más sutil que no se les diagnostica porque suponen que sus síntomas, crónicos pero sin excesiva gravedad, están relacionados con otras cosas, como el cansancio por el ajetreo de la vida o el tener una constitución más sensible de lo normal. Es posible que estas personas se hayan acostumbrado desde hace años a sufrir pequeñas disfunciones como sentirse cansados, o a punto de contraer un resfriado, tener dolores de cabeza, o padecer periódicamente estreñimiento o diarrea. Esta pequeña investigación sobre los irritantes resulta siempre muy reveladora. Se trata de identificar que los panecillos del desayuno o la pasta del almuerzo son los detonantes de esos síntomas, y, con ello, comprobar que se siente uno mucho mejor si evita por completo el trigo o cualquier otro cereal con gluten.

Los efectos del alcohol, la cafeína (especialmente en el café) y el azúcar también "gritarán más fuerte" ahora. Con tu lienzo Clean, sentirás el verdadero impacto de estos alimentos sobre tu constitución particular. Si a pesar de todo los sigues deseando, reintrodúcelos en tu dieta de uno en uno, y en cantidades razonables. Observa sus efectos sobre tu cuerpo, tus niveles de energía a lo largo del día y tu actitud mental. Toma apuntes que más tarde te servirán de prueba de cómo te afectan estos alimentos cuando estás completamente limpio. No tienes por qué convertirte en un purista para el resto de tu vida, si te gusta el vino, la cerveza, la tarta de queso o el chocolate. Por supuesto que puedes consumirlos y disfrutarlos. No hay nada peor para la digestión que el sentimiento de culpa. Únicamente trata de ser muy consciente de cada sorbo o bocado. Si comes o bebes de forma consciente, es muy posible que las cantidades que solías consumir antes te provocan ahora un impacto mayor, y que disfrutas más con porciones mucho más pequeñas. Siempre ayuda proveerse de pequeñas cantidades de productos de mayor calidad.

Si tu reacción a cualquiera de los alimentos que vas probando es leve pero perceptible (ligera fatiga, estreñimiento, aflicción) es posible que no quieras eliminarlo para siempre. Puedes seguir disfrutándolo sencillamente reduciendo la frecuencia con que lo tomas. Una forma sencilla de evitar las consecuencias negativas de las alergias y sensibilidades alimenticias, leves o moderadas, es seguir una "dieta de rotación". Rota los alimentos de forma que no tomes los irritantes más de una vez cada cuatro días.

Este proceso de investigación de lo detonantes tóxicos puede parecer complicado al principio. Pero no lo es. De hecho, es facilísimo si lo comparas con lo que acabas de hacer al completar Clean. Y ya te habrás dado cuenta de que la posibilidad de descubrir cómo mantener los beneficios del programa y cómo evitar el regreso de los viejos síntomas no tiene precio.

Rich vino a mi consulta quejándose de un síndrome del intestino irritable bastante serio. Tanto que estaba empezando a afectar a su rendimiento en el trabajo, donde sus ataques de diarrea, a menudo acompañados de cólicos, se volvían más y más fuertes. Pero, por encima de todo, su calidad de vida se estaba viniendo abajo. Como los ataques eran más fuertes en el trabajo que en casa, pensó que lo más probable era que guardaran alguna relación con su trabajo, que por momentos resultaba bastante estresante. Le sugerí que hiciera Clean. Para su sorpresa, los síntomas se solucionaron por completo, como por arte de magia, incluso durante los días más estresados. Después de completar el programa, Rich siguió la Dieta de Eliminación durante varias semanas, antes de permitirse de nuevo algunos alimentos de la lista del "NO". Durante el trabajo de investigación, encontramos, alta y clara, la respuesta a su problema. Lo que más extrañaba Rich de sus alimentos prohibidos era el emparedado de ensalada de huevo que solía comer en el almuerzo durante su trabajo. Dos horas después de haber vuelto a probar su amada ensalada de huevo, tuvo una diarrea tan violenta que no nos quedó la menor duda: los huevos eran su detonante. Rich había pasado quince años sometiéndose a todo tipo exámenes con diferentes médicos para intentar solucionar su síndrome intestinal. Ninguno de los análisis de sangre que se había hecho para detectar las alergias alimenticias había detectado el huevo. Tuvo que hacer su propia investigación para hallar la respuesta. Cuatro años después de ese último emparedado, Rich sigue libre de síntomas.

Cómo mantenerte Clean: Los meses por venir

Si la preparación antes de empezar el programa Clean es importante, el mantenimiento después de finalizarlo es crucial. Lo que acabas de lograr durante las tres semanas es monumental. Has restaurado tu cuerpo y conseguido un estado mucho más natural. Le has devuelto su capacidad natural para defenderse, restaurarse, curarse e incluso rejuvenecer. Al eliminar parte de la sobrecarga tóxica y restituir los nutrientes, literalmente has despejado los obstáculos y restituido las carencias que se cruzaban en el camino del funcionamiento saludable de tu organismo. Ya estás experimentando los beneficios: te ves, sientes, piensas y duermes mucho mejor, y eres menos vulnerable a las enfermedades comunes. Algunas viejas ideas se han puesto patas arriba. Por ejemplo, la creencia comúnmente aceptada de que las bacterias y los virus te atacan, te intoxican y te enferman. Es como decir que los ratones y las cucarachas llenan el cubo de la basura —una analogía un poco cruda pero adecuada. La verdadera razón de que las cucarachas y los ratones estén ahí, es que la basura los atrae. Del mismo modo, las bacterias y los virus aterrizan y prosperan en los órganos que ya están intoxicados. Acabas de tirar la basura y has limpiado por completo el cubo. Los carroñeros te encontrarán muy aburrido y se irán directamente donde tu vecino en busca de comida.

Además, has creado el tipo de ambiente interior que mantiene a raya no sólo a las malas bacterias y los virus, sino también a las muchas enfermedades de la civilización moderna, que acosan a tantos norteamericanos a medida que envejecen. Si conservas y cuidas este entorno, esas dolencias jamás hallarán el camino hasta tu puerta.

Por supuesto que deseas permanecer así. Quieres atravesar los cambios estacionales sin alergias, evitar los resfriados del largo invierno, mantenerte delgado, conservar la piel lozana, mantener el buen funcionamiento digestivo, seguir durmiendo tranquilamente y mantenerte lleno de energía durante todo el día.

Todo eso es posible. Ese estado de bienestar es resistente. Y natural. Además, y por lo tanto, es bastante autosuficiente. Sólo necesitas apoyarlo con mantenimiento y controles periódicos. Puro sentido común. Si construyes un edificio nuevo y fantástico, sería una tontería no hacerle un mantenimiento. Si inviertes en un nuevo automóvil, lo mantendrás exactamente como recomienda el manual de instrucciones para que siga funcionando bien durante los meses y años por venir.

Todo esto es obvio, pero, por alguna razón, somos más resistentes a la idea del mantenimiento cuando se trata de nuestra salud. Resulta más fácil descuidar un poco las cosas y, luego, cuando los órganos comiencen a degenerar, buscar una solución y arreglarlas. Hoy en día, está muy extendido en la cultura norteamericana el enfoque de la "varita mágica". No le haces caso a las cosas hasta que se vuelven intolerables, y entonces buscas esa dieta, esos suplementos, esa cirugía o esa terapia natural que promete darle la vuelta a todo en un día. Las revistas, las películas y los programas de televisión apoyan este enfoque de forma abrumadora. Las portadas de las revistas muestran imágenes de celebridades con titulares sobre lo que hicieron para verse diez años más jóvenes. El procedimiento que hayan utilizado se convierte inmediatamente en la moda del momento. ¿Pero qué pasaría si viéramos a esa celebridad algunos meses o años más tarde? Con frecuencia, comprobaríamos que ha regresado al estado anterior o a otro aún peor. No es extraño que la causa de ese regreso sea la falta de mantenimiento: arrancaron con un gran impulso pero no hicieron ningún tipo de seguimiento.

Clean te dará grandes resultados pero no esperes que se convierta en tu varita mágica; tómalo como impulso profundo y merecido hacia una forma de vida más equilibrada. Depende de ti mantener el equilibrio, si quieres conservar los beneficios. Utiliza los principios que ya has estado practicando para construir un sistema de alimentación y de vida que puedas mantener a diario.

Me esfuerzo mucho para convencer a mis pacientes de que este enfoque es muy diferente a inscribirse en un programa para cambiar radicalmente de estilo de vida. A partir de ahora, nadie tiene que comer de una determinada forma, o hacer ejercicio igual que el resto de la manada, o tener una casa y una oficina ecológicas. En todos los ámbitos, debes hacer lo que mejor te funcione según tu interés natural y tu grado de entusiasmo, y debes adoptar las medidas oportunas para disfrutar de la vida y continuar evolucionando. Cualquier cambio debería serte más fácil ahora que percibes con claridad qué hábitos o qué alimentos te hacen funcionar mejor, y cuáles te estancan, agotan o intoxican. Así es como se construye un bienestar a largo plazo: conociendo mejor las propias necesidades. Por todas partes encontrarás una avalancha casi infinita de información sobre el bienestar que te puede servir de guía e inspiración.

La medicina occidental se está dando cuenta lentamente de que el enfoque "una talla para todos" no sirve. Los datos revelan que las drogas milagrosas no hacen maravillas en todos los pacientes porque las predisposiciones genéticas de cada uno son muy distintas. Una variación en los genes puede dejar a una persona sin la enzima necesaria para eliminar una determinada droga, provocando una concentración nociva de la misma en la sangre. Los investigadores están descubriendo ahora que la mayoría de los medicamentos que se prescriben sólo le sirven a la mitad de los pacientes de cualquier enfermedad. Como resultado del enorme desperdicio de estos fármacos, valorado literalmente en miles de millones de dólares, y en cierta medida también debido a la preocupación por los posibles daños causados por medicamentos recetados de forma imprudente, una nueva era de "medicina personalizada" asoma definitivamente en el horizonte de nuestro sistema de salud alopático (basado en medicamentos). En esta era que se avecina, serán mucho más comunes tecnologías de diagnóstico que aún están un poco al margen, como las pruebas para la detección de tendencias genética antes de recetar costosos medicamentos, o los análisis para medir los niveles de vitamina D.

En las tradiciones orientales, la asistencia sanitaria siempre ha sabido que una sola talla no sirve para todos. Allí todo está personalizado. Un médico, primero, les aconsejará a todos un trabajo preliminar básico y de sentido común, como eliminar las toxinas y restaurar el equilibrio del entorno interior, tal como lo has hecho tú con Clean. Este proceso pone la pelota en movimiento y da comienzo a la sanación. Si no resulta suficiente para arreglarlo todo, el médico evaluará la constitución, la personalidad y las preferencias del individuo para determinar el tipo de tratamiento a seguir. Para que te hagas una idea de la diferencia entre los dos enfoques, piensa en lo siguiente: frente a diez pacientes que presentan síntomas similares, un médico occidental les diagnosticará la misma enfermedad y les aplicará exactamente el mismo tratamiento. Un doctor de medicina china, con los mismos pacientes, podría llegar a tener hasta siete diagnósticos diferentes para los mismos síntomas. Por lo tanto, prescribirá un tratamiento diferente a cada paciente de acuerdo con sus exclusivas necesidades.

Los enfoques oriental y occidental se combinan en la medicina integral o de mente abierta. Al aconsejar a mis pacientes sobre cómo mantenerse limpios y saludables, les recomiendo algunas herramientas "primordiales" —el plan de mantenimiento Clean— que pueden utilizar quienes lleven estilos de vida modernos, en ciudades congestionadas, para mantener los beneficios del programa y apoyar las condiciones para la sanación de su organismo. El plan de mantenimiento Clean no es un régimen estricto; más bien consiste en una manera de llamar la atención sobre cuatro áreas importantes que conviene mantener vigiladas, para garantizarte que te verás y sentirás lo mejor posible para tu edad.

Más allá de estos planteamientos básicos, cada persona actuará, de forma muy diferente, en función de sus metas, esperanzas, problemas específicos de salud, edad y tipo de cuerpo. Lo que las une, después de completar su primer programa Clean, es el haber experimentado en sus propios cuerpos lo mucho que pueden hacer para construir su propio bienestar. Han experimentado la más "personalizada de las medicinas", pues han descubierto el poder real de curarse a sí mismos.

A medida que avances, ten siempre en cuenta lo siguiente. Cada uno tiene su propia opinión sobre cómo se debe vivir, y en el mundo existen miles de teorías sobre la dieta, el estilo de vida y el manejo del estrés. Toma lo que quieras de cada una de ellas; pero primero y sobre todo, conserva una base sólida manteniendo lo que acabas de lograr con el programa Clean.

Igual que una casa se apoya en cuatro pilares, el plan de mantenimiento se centra en cuatro áreas:

1. Come de forma Clean: Cómo comer después de Clean

2. Detoxifícate periódicamente: Cuándo y con qué frecuencia debes hacer Clean en el futuro

3. Reduce tu exposición a las toxinas: Medidas realistas para limpiar de la mejor manera posible las toxinas de tu entorno inmediato, incluyendo la toxicidad cuántica del estrés

4. Mantén un buen estado de salud: Cómo trabajar en colaboración con un médico para seguir mejorando tu salud y evitar la prescripción de medicamentos, las intervenciones médicas y las enfermedades

1. Come de forma Clean

La primera pregunta que uno se hace al regresar a la rutina regular suele ser, "¿Y ahora qué como?" Hay tantos libros sobre la dieta ideal que llegan a marear. Una persona, un día, decide que una u otra teoría tiene sentido y se lanza a ese estilo de vida, sólo para descubrir un tiempo después que le perjudica. Por distintas razones, he probado muchos planes diferentes a lo largo de los años, desde el entrenamiento deportivo hasta perder la gordura de la que escribí anteriormente. Y aprendí que la mayoría sirve sólo para un propósito específico. Algunos te adelgazan rápidamente, otros maximizan tu masa muscular y otros incluso te hacen perder peso de forma dramática y no muy atractiva. Sin embargo, y en resumen, puedo concluir que cuando la pérdida de peso es el único objetivo de la dieta, la persona que la siga terminará muy lejos de disfrutar de un estado saludable.

En lugar de decidir qué libro de dieta es el correcto, prefiero mirar el libro de la naturaleza. Y con pocas variaciones, ése es el protocolo que has estado siguiendo con Clean. Cuando volvemos a lo que la naturaleza originalmente diseñó para nosotros, y comemos de forma más próxima a lo que cualquier otro animal comería, ya estaremos empezando a sanarnos. Este concepto tan sencillo resulta radical si estás acostumbrado a la idea dominante en la psique norteamericana: la pérdida de peso debería ser el único objetivo de comer de forma saludable.

El debate sobre el plan dietético óptimo para el ser humano se ha convertido en una obsesión centrada en calorías y libras. Y esta obsesión ha subido a la sociedad a una montaña rusa de modas pasajeras (descritas en un capítulo anterior) con varias consecuencias perjudiciales. Después de haber sido testigo de cómo innumerables pacientes, yo incluido, se liberan de su depresión al restaurar las buenas condiciones intestinales, no tengo la menor duda de que existe una conexión. Si eres médico o científico, perdóname la excesiva simplificación de un tema tan complejo. Sin embargo, en mi opinión, es importante tener en cuenta las siguientes preguntas, tanto en sentido literal, a partir de una comprensión de la función metabólica, como filosóficamente. ¿Qué hemos hecho al perder la capacidad de escuchar nuestras necesidades reales y seguir nuestro instinto, hasta dejarnos dominar por una forma de comer impulsada por el mercado? ¿De qué manera estamos causando nuestra propia toxicidad al alejarnos tanto de los patrones naturales?

Observando las experiencias de mis pacientes, tanto en el Hospital Lenox Hill como en el centro Eleven Eleven Wellness Center, cada vez estoy más convencido de que el actual aumento de enfermedades crónicas, como las relacionadas con el corazón, el cáncer y la depresión, está estrechamente ligado a la depresión por la ingestión de grandes cantidades de proteínas, ya que no se pone límite alguno al consumo de carne. La dieta que muchísimas personas siguen para adelgazar, se convierte en uno de sus mayores factores de toxicidad.

Esto plantea la cuestión de si es saludable o no consumir productos de origen animal. Creo que casi se requeriría un doctorado en nutrición para ser un vegetariano saludable. En mi opinión, si la transición hacia una dieta vegetariana le resulta atractiva a alguien por motivos

Puntos a seguir para comer de forma Clean

Para mantener una buena salud, mantén los hábitos que iniciaste en las semanas de tu programa de detoxificación. Además de reducir el consumo de los alimentos que has identificado como irritantes, haz lo siguiente:

• Come más alimentos alcalinos que alimentos ácidos (por ejemplo, muchas verduras). Baja el consumo de los alimentos que forman mucosidad (lácteos, azúcar, trigo, arroz blanco).

• Come más productos orgánicos, más carnes libres de hormonas y antibióticos, y busca siempre productos que no hayan sido genéticamente modificados.

• Incluye en tu dieta de cada semana cantidades suficientes de alimentos frescos con los nutrientes claves para la salud y la detoxificación.

• Al menos el 51 por ciento de los alimentos que comas deben ser crudos (verduras, frutas, semillas, nueces, aceites sin procesar).

• Apoya el florecimiento de las buenas bacterias en tu tracto intestinal comiendo en abundancia fibra, grasas saturadas de buena calidad, alimentos que contengan probióticos de forma natural (chucrut crudo y sin procesar, kéfir orgánico, kombucha, kimchi). Evita alimentar a las malas bacterias. Evita cualquier cosa con conservantes; disminuye el azúcar, el trigo y los cereales refinados; evita los productos lácteos y el alcohol. Reduce tus niveles de estrés y evita, en la medida de lo posible, los medicamentos con y sin prescripción médica.

• Sigue una dieta anti-inflamatoria con muchos anti-inflamatorios naturales y consume aceites de pescado o linaza, y aceite de cáñamo si eres vegetariano.

• Apoya a los agricultores locales; los alimentos cultivados localmente son más nutritivos pues están próximos al lugar de uso final y, por tanto, se pueden recolectar cuando ya están maduros.

de salud, moral o ecología, debería plantearse trabajar por etapas, guiado por un experto o, al menos, por libros solventes como los del Dr. Cousens.

No importa si todo esto plantea más preguntas que respuestas sobre el asunto de cómo comer. El debate honesto siempre es positivo. Prefiero no presentar una respuesta definitiva, que, por otra parte, no tengo, y aconsejarte que sigas tu propio camino hacia la creación de la dieta que mejor funciona para ti de acuerdo con tu entendimiento, interés, compromiso de tiempo, recursos financieros, ubicación geográfica y muchos otros factores. Pero sí puedo afirmar, sin ningún tipo de reservas, que mantener como base de tu dieta una forma de comer tipo Clean te resultará altamente beneficioso durante los meses y años venideros, y quizá te salvará la vida.

2. Detoxifícate periódicamente

La siguiente pregunta más común después de completar Clean es "¿Cuándo debería hacerme otra limpieza?" La frecuencia para seguir programas de limpieza y detoxificación, así como su duración, depende de si conservas después un estilo de vida y una dieta razonablemente saludables, y del tipo de resultados que estés buscando. Ya deberías tener claro que el estilo de vida moderno y las grandes ciudades hacen imposible evitar completamente la toxicidad. Clean te ha mostrado que es necesario limpiar la contaminación interior, aunque no la veas tan claramente como la suciedad en la piel. Como regla general, las personas que no presentan síntomas ni padecen enfermedades, que se sienten bien normalmente y desean seguir de esa forma, deberían hacer el programa Clean completo una vez al año. Ahora bien, si lo que quieres es mejorar tu estado de manera significativa porque padeces síntomas persistentes, hazlo cada seis meses. Para la mayoría de la gente bastará con completar las tres semanas de Clean una vez al año o al semestre. Si lo repites con demasiada frecuencia, el posible efecto secundario será el aburri-

> • "Come lo que eres". Mantén la mente en calma, el cuerpo activo y el intestino limpio, y eliminarás las condiciones para sufrir antojos. Aliméntate con lo que mejor te ayude a ser la persona que quieres ser.
>
> • Trata bien a los animales. Come siendo consciente del impacto global de tus alimentos. Tal como lo explican películas como *El futuro de la comida*, las decisiones que tomas a la hora de comprar los alimentos provocan múltiples efectos más allá de tu cuerpo y tu bienestar.

miento. Y si lo haces muy rara vez, es bastante probable que se apague el entusiasmo.

Yo mismo utilizo Clean como parte de un programa de mantenimiento y se lo receto a mis pacientes por dos motivos principales: mantener y mejorar las condiciones creadas con la última limpieza completa; y como herramienta para volver al buen camino cuando resurjan los viejos hábitos de comer y beber, o cuando afloren de nuevo los síntomas asociados. A continuación encontrarás dos escenarios comunes después de completar Clean.

Aunque venías haciéndolo bastante bien, y mantenías una dieta saludable, durante una fiesta o un fin de semana te dejaste llevar un poco. Te sientes hinchado y lento. Al día siguiente, haz un ayuno de jugos. Comprueba que haces abundantes deposiciones, y utiliza laxantes a base de hierbas si es necesario. Si no te recuperas inmediatamente, repítelo al siguiente día o pásate a una dieta de una comida sólida y dos líquidas. Juega con ello, utiliza la creatividad y descubre lo que mejor funciona para ti.

Has tenido unas cuantas semanas o meses difíciles, y, poco a poco, has permitido que se deslicen en tu dieta los alimentos y bebidas más cómodos. Te estás hinchando de nuevo y tu estado de ánimo está más bajo de lo normal. Usa Clean como herramienta para centrarte de nuevo. Sigue el programa durante una semana, dos semanas, o simplemente sigue la Dieta de Eliminación el tiempo necesario para limpiar la suciedad. La primera vez que haces Clean, es como un impulso hacia un nuevo modo de vida. Después se convierte en una señal en tu camino vital, que te ayuda a reorientarte de nuevo hacia tus metas. Tras un breve descarrilamiento, como unas semanas de consumo de alimentos tóxicos o de un gran estrés, completa una versión reducida del programa. Si te alejaste mucho de la carretera durante varios meses, sigue el programa Clean en su totalidad.

Todo el mundo puede hacer un ayuno de jugos un día a la semana. El sistema digestivo y los intestinos trabajan duro seis días a la semana; dales un descanso el séptimo día. Suena como una idea bíblica, algo así como respetar el domingo con tu cuerpo. Un día de descanso digestivo no sólo es relajante para el espíritu, también te ayuda a mantenerte al día con tus labores de limpieza durante todo el año: cuatro días de ayuno al mes se convierten en cincuenta y dos días al año, lo que equivale a ¡un año de ayuno de cada siete! Observa lo que sucede cuando los agricultores siguen este patrón: después de seis años de cultivo, el séptimo dejan descansar el suelo para que se recupere. Los nutrientes se restauran y el suelo recupera literalmente la energía vital. Si cuidas tu cuerpo con un nivel similar de atención, tú también florecerás.

3. Reduce tu exposición a las toxinas: Cómo crear un estilo de vida más limpio

Considera todas las formas en que te expones a factores de estrés innecesarios, y lleva a cabo los cambios que te propongo a continuación, durante los próximos doce meses. Son las modificaciones más importantes que puedes llevar a cabo en un mundo tóxico.

1. Reemplaza los productos de limpieza, tanto personales como de la casa, que contengan sustancias químicas innecesarias por otros fabricados con ingredientes naturales.

2. Invierte en un sistema de filtración del agua. William Wendling es un experto en agua con quien trabajo en Los

Ángeles. Fabrica sistemas asequibles y su servicio es eficaz y confiable. Envía sus filtros a cualquier parte del país y asesora para la adquisición de un sistema adaptado a tu estilo de vida y tus necesidades. Para más información, visita www.oxygenozone.com.

3. Invierte en un sistema de filtración del aire. Vale la pena invertir en unidades individuales para las habitaciones o, aún mejor, en un sistema completo para toda la casa. Por favor, consulta el sitio Web de William Wendling para más información.

4. Cultiva la práctica permanente de la meditación, o cualquier otra que te proporcione herramientas para evitar la toxicidad cuántica y te anime en tu propia transformación. Puede ser un arte marcial, trabajar con un guía personal o algo muy diferente.

5. Toma conciencia de la cantidad de información innecesaria y de comunicación inútil que hay en tu vida: exceso de medios de comunicación, noticias, formas de entretenimiento en las que ni siquiera estás interesado. Reduce todo lo que sea superfluo y recupera parte de la atención que pierdes en ello cada día.

6. Haz más ejercicio y comprométete a seguir una rutina regular. La ciencia, a través de nuevas investigaciones muy excitantes, nos demuestra que los entrenamientos físicos exigentes suponen gigantescos beneficios para la salud. Así que debes proponerte incluir este punto en tu Plan de Bienestar.

7. Toma más el sol, llénate de vitamina D y, siempre que tengas tiempo, disfruta de todo lo que resulta gratis: los amigos, la risa, la naturaleza y el placer en su sentido más pleno.

4. Mantén un buen estado de salud con la ayuda de un socio

Mantenerte limpio es algo que puedes lograr solo, por tu propia cuenta. Pero en determinadas ocasiones, y para necesidades específicas, te vendría bien un socio con la misma mentalidad: un médico de mente abierta.

Trabajar con un profesional que entiende y aprecia lo que estás construyendo a partir de la dieta, la detoxificación y la liberación del estrés, es algo de un valor incalculable. Tu actual médico puede ser un excelente aliado, y no tienes por qué abandonarlo porque, por ejemplo, no haya tratado contigo el tema de la nutrición y la detoxificación. Tal vez tú deberías iniciar la conversación. Si encuentras al socio adecuado, muéstrate crítico y formula todo tipo de preguntas. Estamos inmersos en un cambio muy profundo en la atención sanitaria, con un movimiento a nivel mundial que está reorientando a los profesionales de la salud hacia un enfoque más holístico. Probablemente te gustaría ser guiado por un médico que por lo menos está abierto a la exploración de este territorio. Y sería aún mejor encontrar uno que ya practique la medicina de forma integral. Por esta razón, recomiendo buscar profesionales que hayan estudiado Medicina Funcional (puedes encontrarlos en www.functionalmedicine.org). Tanto si encuentras un médico nuevo como si abordas el tema con tu médico actual, pregúntale como si estuviera ante el trabajo más importante del mundo: cuidar de ti. Míralo a los ojos para ver si está contigo. Observa si te escucha y si está dispuesto a reconsiderar su tratamiento cuando el enfoque actual no esté funcionando. Siente la atmósfera de la oficina. ¿Cómo se relaciona con sus enfermeras y técnicos? ¿Y con la recepcionista? ¿Se *siente* uno bien allí? ¿O se percibe una sensación de cansancio y agotamiento? ¿Cómo reaccionó cuando le hablaste de Clean? Ahora estás más capacitado para escuchar a tu cuerpo y a tus instintos, y tienes la sensibilidad necesaria para conducir tu salud. Ponte al volante.

Por supuesto, para llegar donde quieres ir necesitas un mapa. Por eso, debes elaborar una lista de verificación de las metas que deseas alcanzar durante el año siguiente a tu primer programa de detoxificación. Clean fue tu punto de arranque; ahora, debes plantearte las siguientes preguntas: ¿Necesitas bajar de peso? ¿Quieres hacer la transición hacia la eliminación de los medicamentos y regular o mejorar tu estado de forma natural? ¿Quieres volverte más fuerte para prevenir la osteoporosis, o para verte mejor? Cada uno tiene su propia lista, llenas de cuestiones sencillas: limpiar del todo la piel mala, perder las últimas quince libras; o más serias: encontrar una alternativa natural a las drogas para la artritis; prepararte para el embarazo. Si realmente quieres cambiar, debes definir bien tus metas, y escribirlas para que más tarde las puedas verificar. Tienen que ser cosas de las que puedes hablar con tu médico, que, además, debe trabajar junto contigo para ayudarte a alcanzarlas. Apúntalas en el calendario junto con las fechas en que esperas haberlas logrado, tal y como lo hiciste con tu programa Clean.

Coordinadores de bienestar y asesores

Para que los negocios funcionen sin problemas, existen directores ejecutivos, jefes de operaciones, directores de finanzas, presidentes, vicepresidentes, ejecutivos, secretarias, ayudantes, recepcionistas: todo un ejército de personas para iniciar y supervisar todo lo que hay que hacer para mantener sin problemas el funcionamiento de una empresa. Si puedes permitírtelo, no resulta descabellado contar con un coordinador de bienestar. Alguien con quien te puedas reunir periódicamente para revisar tus objetivos, analizar los fallos si los hubo y explorar el porqué de dichos fallos. El coordinador te ayudará a reforzar tu plan en pos del éxito, a revisar tus citas médicas y a investigar a los profesionales a quienes te remiten y los tratamientos que te prescriben.

Es increíble cómo la eficiencia de mis pacientes se dispara como un cohete cuando trabajan con un coordinador de bienestar. Cuando llegan a mi consulta, ya vienen armados con todos sus análisis organizados cronológicamente, lo que supone un ahorro importante de tiempo y evita, además, la repetición de exámenes costosos. Están mentalmente más preparados y permanecen en el programa de salud con mayor facilidad. Si tienes algunos objetivos importantes para tu propio Plan de Bienestar, trabajar con la colaboración de un coordinador de bienestar, o con un asesor, puede ser una buena inversión. Pero, por el momento, este campo no está muy desarrollado. Tal vez puedas entrenar a tu actual asistente para que incluya este asunto como parte de su trabajo. O simplemente encuentra a una persona con las cualidades necesarias. Yo buscaría a una persona inteligente, curiosa, organizada y motivada, con la que sienta cierta química o inspiración. Muéstrate creativo. Inventa algo que te sirva.

Análisis de sangre: Niveles de elementos importantes en tu sangre

La medicina occidental ofrece ciertas herramientas que te ayudarán a mantener y mejorar los beneficios obtenidos con Clean. Su aportación para evitar sufrimientos innecesarios es inestimable si sabes sacarle provecho. Como cardiólogo, valoro mucho los análisis de sangre porque ofrecen una visión precisa de los obstáculos y carencias que existen en el cuerpo del paciente, y ciertas condiciones que, si no se corrigen, podrían romper el equilibrio y sembrar la semilla de las enfermedades coronarias. Cuando los desequilibrios se detectan a tiempo, los cambios en la dieta, el ejercicio, los suplementos y el programa de detoxificación Clean pueden volver a equilibrar la balanza, como ya has leído en este libro.

Si esto es así, ¿por qué se siguen dando casos en los que un paciente con unos resultados "normales" en un análisis de sangre cae fulminado de un ataque al corazón tres días después? ¿Por qué tantas personas toman drogas de estatinas y medicamentos cardíacos como medidas preventivas? A veces es porque ellos y sus médicos no reúnen toda la información con la debida antelación. Hoy en día, casi todos los médicos, sean cardiólogos o no, realizan pruebas para detectar los niveles de colesterol. Pero hay algunos otros análisis básicos de sangre que, realizados anualmente como parte de un plan de mantenimiento, te pueden mostrar indicios, por ejemplo, de un ataque al corazón en proceso de formación. Consigue que tu médico te realice los exámenes que te propongo a continuación. Un buen médico educado en atención integral sanitaria utilizará la información obtenida para guiarte en tu objetivo de mantenerte limpio, saludable y joven en un mundo tóxico.

Marcadores de inflamación. La proteína C reactiva (PCR) sirve como marcador de inflamación. Unos niveles elevados de PCR significan que tu sistema de inflamación está activado, lo que te convierte en candidato no sólo a enfermedades cardiacas, sino a todas las vinculadas con la inflamación. Trabaja con tu médico para averiguar por qué el sistema de inflamación está activada: ¿Es por deficiencias nutricionales, por alguna infección oculta (por ejemplo, parásitos) o por alguna agresión en otra parte del cuerpo? La investigación que realicen juntos no tiene precio. Otros marcadores de inflamación son la VES (velocidad de eritro-sedimentación), los niveles de insulina en la sangre (la insulina es una hormona pro-inflamatoria), y el fibrinógeno (punto de encuentro entre los sistemas de inflamación y coagulación de la sangre: o sea, la coagulación y la inflamación utilizan las mismas moléculas).

Cociente AA/EPA. Este es un marcador de inflamación sistémica más sofisticado que la prueba de PCR, y llega a detectar la inflamación a niveles más sutiles. Se trata del verdadero marcador de la inflamación silenciosa. Mientras mayor sea el cociente, mayor será la cantidad de inflamación silenciosa que tienes. Si está por encima de 10, tienes inflamación. Un buen cociente sería 3, y el ideal está alrededor de 1.5. La puntuación del norteamericano medio hoy en día es de 11, y para los que ya han desarrollado enfermedades inflamatorias pasa de 20. Un cociente más alto indica que estás en riesgo de envejecer y perder la salud más rápidamente. Recuerda que la inflamación es una de las funciones necesarias del organismo y que incluso puede llegar a salvarte la vida. El problema es cuando se produce sin ninguna razón aparente porque se pierde el equilibrio entre pro-inflamación y anti-inflamación. Demasiada anti-inflamación puede ser tan mala como muy poca. Si el cociente AA/EPA es muy bajo —por ejemplo 0.7— serás más propenso a infecciones y probablemente tu organismo no sea capaz de preparar una adecuada respuesta inflamatoria cuando sea necesario. (Puedes hacerte esta prueba a través de Nutrasource Diagnostics Inc.; 877-557-7722 o 519-827-8129).

Lipoproteína (a). Se cree que este tipo de grasa es todavía peor que el LDL, el llamado colesterol "malo", y se la asocia con una incidencia de enfermedades coronarias siete veces mayor del promedio. Las drogas estatinas no le afectan, ni tampoco el ejercicio. La niacina funciona, pero no siempre. Cuando la encuentro en niveles elevados en mis pacientes, les ordeno hacerse una angiografía por tomografía.

Ácido úrico. El ácido úrico es un producto de desecho obtenido principalmente como subproducto del procesamiento de las proteínas animales. Es tóxico y causa la gota (inflamación de las articulaciones), así como la corrosión de las arterias, pues aumenta la probabilidad de que se formen depósitos de placa arterial.

Vitamina D. Cada vez hay mas evidencias que vinculan la deficiencia de vitamina D con enfermedades cardiacas y con la depresión, la osteoporosis y el cáncer. Los seres humanos de hoy se protegen tanto del sol que se están convirtiendo en una especie desprovista de vitamina D. Las consecuencias son devastadoras. La detección temprana de niveles bajos te ayudará a modificar tu dieta. Toma más el sol, y algunos suplementos si es necesario.

Homocisteína. La homocisteína es un aminoácido que se produce como desecho del procesamiento de proteínas. Cuando el hígado no la elimina eficazmente, resulta tóxica. Altos niveles en el plasma sanguíneo predisponen a las enfermedades coronarias, al mal de Alzheimer y, en las mujeres jóvenes, a nacimientos prematuros y otros problemas del sistema reproductivo. Por regla general, los niveles altos responden a los programas de detoxificación y a la toma de suplementos con vitamina B.

Función tiroidea. La mayoría de los médicos ordenan pruebas de análisis para las hormonas tiroideas TSH (tirotropina u hormona estimulante de la tiroides) y T4 (tiroxina), pero es necesario comprobar también la hormona tiroidea activa T3 libre. Para que la T4 se convierta en T3 y luego en T3 libre y, por lo tanto, activa, nuestro cuerpo necesita ciertos minerales y vitaminas. Tomar suplementos que los contengan impulsa el metabolismo y suele ser suficiente para corregir leves manifestaciones clínicas de una baja actividad de la tiroides.

Anticuerpos contra la tiroglobulina. La autoinmunidad generada por el gluten a veces se expresa de forma muy sutil, como, por ejemplo, con la creación de anticuerpos contra las proteínas de tu sistema de la tiroides, llamadas tiroglobulinas. Detectar a tiempo niveles altos de estos anticuerpos puede evitar problemas mucho mayores en el futuro. El deterioro del revestimiento mucoso intestinal expone al GALT ante los antígenos que deberían haber sido filtrados y expulsados. Muchas reacciones alérgicas se generan de esta manera. El gluten, una proteína presente en el trigo y otros cereales, puede generar una respuesta inmune, conocida como enfermedad celíaca. Cuando es grave, puede resultar fatal.

Niveles de yodo. El yodo es lo que utiliza la glándula tiroides para la fabricación de sus productos, las hormonas tiroideas. Nuestro suministro habitual de alimentos carece de niveles adecuados de yodo. Cuando la falta de yodo es grave, se desarrolla el bocio, pero hay una evidencia creciente de que deficiencias más leves de yodo están asociadas, entre otras cosas, con las enfermedades cardiacas. Si presentas anormalidades tiroideas o síntomas que sospechas tienen que ver con la tiroides, consulta a tu médico para que te hagan una prueba de absorción de yodo (el laboratorio Doctor's Data te puede proporcionar el kit de la prueba; contacta con ellos a través de su sitio Web www.doctorsdata.com).

Mercurio y otros metales pesados. A la toxicidad del mercurio la llaman "el gran imitador", ya que puede presentarse con la forma y los síntomas de muchas enfermedades diferentes, desde problemas psiquiátricos y cáncer hasta enfermedades autoinmunes. Si tus síntomas no son muy claros, o no pareces mejorar pese a hacer grandes esfuerzos, o si sospechas que te has expuesto a metales pesados (has consumido una gran cantidad de atún u otro tipo de pescado cargado de mercurio, o tienes amalgamas de plata en los empastes de los dientes) consigue que tu médico te realice una prueba de verificación. El mercurio en la sangre y el análisis del cabello tienen su utilidad, pero no son la manera más adecuada de determinar si estás intoxicado con mercurio. El único análisis fiable es una prueba de provocación de veinticuatro horas en la orina con un agente quelante como el DMSA. Los laboratorios que yo utilizo son Metametrix o Doctor's Data.

Prueba de ácidos orgánicos. Disponible en Metametrix. Te permite diseñar un régimen de suplementos a tu medida, en lugar de tomar cualquier suplemento que esté de moda en las noticias y que quizá no sea saludable para ti.

Un régimen de suplementos personalizado

Diseña un régimen de suplementos adaptado específicamente para tus necesidades en lugar de seguir ciegamente cualquier vitamina o suplemento que salga en la tele. La prueba de ácidos orgánicos de Metametrix, en combinación con pruebas simples para los niveles en la sangre de magnesio, zinc, selenio, vitamina D y vitaminas del complejo B, te proporcionarán la información que necesitas.

Tu Plan de Bienestar Clean en un vistazo

Aquí tienes algunas sugerencias para incorporar a tu lista de metas para el próximo año. Añádele tus propios objetivos.

1. Encontrar un médico de mente abierta.

2. Comer de forma Clean: alimentos orgánicos, no procesados, el 51 por ciento crudos, evitar los productos químicos, comprar los alimentos en el mercado local de agricultores.

3. Instalar filtros de agua y filtros de aire en mi casa.

4. Hacer el programa Clean periódicamente. Ayunar todas las noches durante doce horas. Ayuno de jugos durante un día a la semana, cinco días con cada cambio de estación; y entre una semana y diez días cada año. O investigar un poco hasta encontrar un plan más acorde conmigo. Cada vez se habla más y más de distintos planes de detoxificación por todas partes. Los voy a explorar.

5. Mantener la sangre y el entorno interior alcalinos. Medir periódicamente la acidez mediante el uso de tiras de pH en la saliva.

6. Hacer ejercicio.

7. Meditar.

8. Trabajos corporales: masajes, quiropráctica, reflexoterapia, osteopatía, terapia cráneo-sacral.

9. Hacer estiramientos, yoga o Pilates.

10. Expresar la creatividad.

11. Descansar y dormir.

12. Pasar tiempo con los seres queridos.

13. Establecer un régimen de suplementos a la medida.

14. Hacerme análisis de sangre y otras pruebas una vez al año.

15. Leer y aprender acerca de la salud y el bienestar.

16. Encontrar un coordinador de bienestar.

Enfermedades cardiovasculares y toxicidad

Como cardiólogo, recibí formación y fui capacitado para tratar los ataques cardíacos y sus complicaciones. Esos momentos críticos que requieren rapidez mental, decisiones inteligentes y un poco de suerte fueron los que me atrajeron en un principio para convertirme en cardiólogo. El resultado de salvar una vida se manifiesta de inmediato y lo que se siente al hacerlo está a la altura de las más grandes sensaciones en la existencia. La medicina occidental posee una tecnología asombrosa para abrir las arterias y restaurar el flujo sanguíneo hacia el músculo del corazón. Las angiografías, las angioplastias y los stents han demostrado ser de una ayuda invaluable en situaciones de vida o muerte.

Sin embargo, la capacitación que reciben los cardiólogos y los avances tecnológicos no son suficientes. Las enfermedades cardiacas siguen siendo la principal causa de muerte en Estados Unidos. No hemos sido capaces de reducir significativamente su impacto.

¿Qué nos falta?

Estados Unidos siempre ha buscado al culpable. El resultado es que encontramos muchos culpables. Les dimos el nombre de "factores de riesgo". Mientras más factores de riesgo acumules, mayores probabilidades tienes de desarrollar obstrucciones en las arterias coronarias y de sufrir un ataque al corazón.

Los factores de riesgo clásicos son la diabetes, el tabaquismo, la presión arterial alta, el alto colesterol y los antecedentes familiares o de predisposición genética.

Pero hay otros factores de riesgo no tan conocidos:

1. Alto nivel de ácido úrico. El ácido úrico es un producto de

desecho que irrita las arterias y propicia las enfermedades del corazón. La acidez en general agrava las enfermedades cardiacas.

2. Alto nivel de lipoproteína (a). La lipoproteína (a) es otro tipo de grasa en la sangre; está asociada con la probabilidad de una obstrucción arterial en mayor medida que el LDL, el clásico "colesterol malo" que tan popular se ha hecho.

3. Alto nivel de homocisteína. La homocisteína es un desecho que se produce al procesar ciertas proteínas; cuando el hígado no la elimina por completo se acumula e irrita las arterias.

Sólo hace poco, la comunidad médica se dio cuenta de que la inflamación es una causa subyacente o un factor que contribuye a las enfermedades crónicas, en especial las coronarias. Años atrás, algunos artículos aislados dieron las primeras pistas en este sentido. Uno de ellos demostró que las enfermedades de las encías y las caries dentales estaban relacionadas con los ataques al corazón. Otro mostró una correlación de los ataques cardíacos con la presencia de la *Helicobacter pylori*, una bacteria que se refugia en la pared del estómago causando inflamación crónica y a veces úlceras. Después, la diabetes fue finalmente entendida como una enfermedad inflamatoria, y lo mismo pasó con el tabaquismo. Ambas fueron vinculadas con los ataques al corazón. Poco a poco se conectaron los puntos: la inflamación era el vínculo que unía a todos los factores de riesgo de los ataques cardíacos.

Sin embargo, los médicos consideraban la inflamación como un fenómeno local aislado; así, la gingivitis, la artritis y la prostatitis son inflamaciones de las encías, las articulaciones y la próstata, respectivamente. Y la definían como la respuesta de una zona del organismo ante una agresión (trauma, infección, radiación). Hoy tenemos una mejor comprensión del sistema inflamatorio: puede activarse de forma sistémica en todos los tejidos y en la sangre, y corroer todos los órganos. Si esto sucede, el sistema más débil será el primero en descomponerse. Y todos tenemos un punto débil. Se trata de una información muy relevante para las enfermedades cardíacas. El colesterol LDL, el llamado "colesterol malo", podría ser considerado como el yeso que el cuerpo utiliza para reparar las grietas de las paredes de las arterias. Cuando las arterias están agrietadas, allí se deposita el LDL. Y este es el comienzo de las enfermedades coronarias, que puede terminar con un ataque al corazón o con una cirugía de bypass.

La naturaleza tiene su propia manera de reequilibrarse. Nuestro sistema inflamatorio funciona por medio de la presencia en la sangre de factores tanto pro-inflamatorios como anti-inflamatorios, que coexisten en un delicado equilibrio. La inflamación es muy necesaria en determinadas ocasiones, por lo que tiene que estar siempre lista para activarse en el momento adecuado. Cuando permanece activada, resulta corrosiva por lo que debe apagarse de forma inmediata una vez concluido su trabajo. Se supone que logra equilibrarse a través de los alimentos, que deben contener un equilibrio adecuado de nutrientes pro y anti-inflamatorios.

El hecho de que muchos de nuestros alimentos se produzcan de forma artificial es sólo parte del problema. La otra parte la constituyen todas las sustancias químicas que les añadimos antes de llegar a las estanterías del supermercado. Cuando empiezas a tomar en consideración todas las sustancias químicas que hacen la vida moderna tan aparentemente "conveniente", empiezas a captar la clave de por qué nuestra salud está en declive, a pesar de haber descifrado el código genético e inventado máquinas que nos pueden mostrar cada milímetro de nuestra anatomía o arreglar la mecánica de nuestro cuerpo cuando algunas partes colapsan. La comprensión de la toxicidad tiene suma importancia en el nuevo enfoque de las enfermedades cardiovasculares, y es un tema que exigirá un cambio global.

Parece ser que la inflamación es la causa subyacente que hace que el colesterol se deposite en las arterias y posteriormente se fisure formando los coágulos que causan los infartos cardíacos. Como el programa Clean trata la inflamación desde la raíz, las enfermedades cardiovasculares son las más beneficiadas. El enfoque, como ya sabes, consiste en comer menos alimentos tóxicos para las arterias, potenciar la eliminación de la homocisteína y el ácido úrico y corregir la falta de magnesio. La falta de este mineral no sólo provoca una presión arterial elevada, que a su vez conduce a las enfermedades cardiacas, sino que también vuelve más inestable el sistema nervioso. La ansiedad y el estrés se producen cuando los niveles están aún más bajos, pero facilitan la inflamación, lo que provoca que se deposite más placa en las arterias.

Muchos de los problemas de salud que se tragan tanto tiempo, dinero y recursos están relacionados con enfermedades que podrían aliviarse en gran medida mirando a través de las lentes de la detoxificación. Y mi especialidad, las enfermedades del corazón, son de las principales: los programas de detoxificación pueden ayudar enormemente a crear las condiciones para que los pacientes logren abrir sus propios caminos, lejos de los "inevitables" medicamentos de prescripción para controlar los síntomas.

Por supuesto, hay muchos escenarios donde la enfermedad o la degeneración han llegado a un punto que tienen que ser tratadas con una intervención inmediata. Si tu casa se está quemando, no pierdes tiempo recolectando documentos. Tratas de apagar el fuego de inmediato. Es puro sentido común. Si tienes un ataque al corazón, no quieres ir a una sala de yoga o tomarte un té antioxidante. Quieres llegar cuanto antes a un hospital y que te practiquen una angioplastia.

Excepciones a la regla

Es de una importancia crucial tratar a los pacientes del corazón con mucha atención. Muchos no son candidatos para una detoxificación (ver las contraindicaciones en la sección del capítulo siete "Antes de que empieces Clean"). Pero a veces ellos mismos se hacen cargo del

¿Estatinas para todos?

Resulta muy sorprendente leer los últimos informes sobre las estatinas. Representan un paso más en la locura de dispensar estatinas a todas las personas con colesterol elevado, sin bajar primero los niveles de forma natural. Ahora quieren suministrar estatinas, como medida preventiva, incluso a personas con colesterol bajo, con el argumento de que reducen la inflamación. Sabemos que una de las principales razones de la inflamación es la acumulación de toxinas, y si el hígado no las elimina a un ritmo óptimo, ¿no resulta mucho más natural mejorar su función que entorpecerla aún más con estatinas? De hecho, uno de los efectos secundarios de las estatinas consiste precisamente en inhibir una reacción importante en el funcionamiento del hígado. Por otra parte, es posible que lo único que consigan las estatinas sea destruir por completo las células del hígado. Por eso, cuando se toman estatinas, se deben realizar análisis de sangre para supervisar las enzimas hepáticas.

En nuestra caja de herramientas hay un lugar para las estatinas. En algunas ocasiones, todo está en tan mal estado que es necesario bloquear un mecanismo de supervivencia (la fabricación de colesterol) que podría terminar matándonos. Es cierto que las estatinas estabilizan la placa arterial y evitan los ataques al corazón, y yo las uso en estos casos. Pero trato de utilizarlas como un puente hacia otra cosa, mientras guío a mis pacientes a hacer ejercicio y efectuar cambios en la dieta, que más tarde les permitirán dejarlas. Ciertamente, hay casos en que defectos genéticos o la incapacidad de realizar esos cambios justifican el uso de las estatinas como un plan a largo plazo, y damos gracias a Dios que existen. Pero en el mundo de hoy, el paciente estaría mucho mejor servido, en la inmensa mayoría de los casos, con medidas básicas como la detoxificación y el mejoramiento de la función hepática. Por esta razón, la limpieza y la detoxificación son herramientas muy útiles, que siempre tengo a mi disposición en mi práctica diaria de la cardiología.

asunto por su cuenta y riesgo. ¿Quién puede asegurar que sus instintos no son más inteligentes que mi diagnóstico? En este sentido, comparto la "anecdótica" evidencia de un paciente que utilizó un programa de detoxificación para preparar su salida de una enfermedad cardiovascular muy seria. Por favor, no leas esto como una predicción para ti mismo. Es la historia excepcional de un hombre. Pero como siempre digo, vale la pena compartir anécdotas cuando se trata de la salud. Pueden ser una ventana hacia el milagro.

Cuando yo vivía en Venice, California, una vez vi a un paciente que se negaba con tal convicción a someterse a exámenes o a tomar cualquier tipo de medicamento que me resultó imposible persuadirlo. Y si había alguien en el mundo que necesitaba la medicina occidental en ese momento, ese era él. Cuando vino a mi consulta tenía los síntomas clásicos de una angina inestable: dolores intermitentes en el pecho, causados muy probablemente por una placa inestable en el árbol coronario. Una placa inestable es la que se rompe de manera que los coágulos de sangre se forman y disuelven, amenazando con provocar un ataque al corazón. Cuando los coágulos no se disuelven (nuestra sangre está constantemente disolviendo coágulos) el ataque al corazón es inevitable. Lo primero que le recomendé fue tomarse en ese mismo instante una aspirina para impedir que se formara un coágulo, y, mientras lo hacía, yo llamaría una ambulancia para llevarlo al hospital más cercano. Una vez allí, una angiografía y una angioplastia (y muy probablemente un stent) podrían salvarle la vida y tender un puente de tiempo hasta poner en práctica soluciones más lentas, como una nutrición adecuada y ejercicio diario.

Se negó tan rotundamente incluso a tomar la aspirina, que decidí ayudarlo de otra forma. Le di extracto de pepitas de uva para anticoagular la sangre, aceites de pescado para contrarrestar la inflamación y prevenir la coagulación y magnesio para estabilizar las células nerviosas y eléctricas del sistema eléctrico cardíaco, necesario para coordinar la contracción. Le dije que descansara y que comenzara un estricto ayuno de jugos verdes. Durante los siguientes dos días, lo llamé literalmente cada treinta minutos y lo obligué a prometerme que si el dolor en el pecho empeoraba o se hacía permanente, me dejaría llamar una ambulancia. No fue necesario. Un día después, el dolor en el pecho había desaparecido. Una semana más tarde, se sentía tan bien que, en contra de mis consejos, empezó a hacer ejercicio. Siguió con el ayuno de jugos durante tres semanas y luego se pasó a los alimentos crudos. Cuatro años más tarde, sigue con una salud excelente: no ha vuelto a tener dolor en el pecho y ha perdido treinta libras. Nunca sabré exactamente qué sucedió, pero apuesto mi título de médico a que él mismo revirtió su enfermedad cardiaca.

Esta historia no pretende animar a nadie a seguir un programa de detoxificación cuando los dolores en el pecho sugieran una enfermedad coronaria. Por el contrario, todavía hoy, cuando veo a ese paciente, le digo exactamente lo que pienso de que hubiera puesto en peligro su vida y mi licencia médica en aquella ocasión. Pero no se puede discutir con los buenos resultados, y él los tuvo. Existen reglas, pero también existen "excepciones a las reglas". En estos momentos, cuando todo lo que sabemos sobre mantenerse saludable está cambiando continuamente, es posible que más personas de las que se cree puedan ser excepciones.

10

Una visión de futuro

*El futuro de la medicina es que NO haya medicina. Si un día
los monos perdieran los instintos que les impulsan a comer
bananas, ¿surgirían de repente monos nutricionistas?*

La humanidad posee la exclusiva de algunas patentes no demasiado
agradables: una gran variedad de enfermedades, muchas de ellas de
extrema gravedad, el sufrimiento que por su causa experimentan los
seres queridos, las comunidades y toda la raza en general. En la naturaleza, los animales nacen, vagan, comen, se reproducen y mueren de
vejez, a causa de alguna lesión o entre las fauces de otros animales.
Para los animales silvestres casi no existen disfunciones cardiacas, cáncer, diabetes, depresión ni enfermedades autoinmunes. Estas dolencias
son un fenómeno específicamente humano. Estamos pagando un alto
precio por separarnos de la naturaleza y poner a todo el planeta a
nuestro servicio. La fauna ahora también sufre las consecuencias y
amenazamos con hacer desaparecer la vida de la Tierra.

Se necesita mucho más que el programa Clean y su posterior mantenimiento para evitar o deshacer por completo los efectos
perjudiciales de la vida moderna sobre nuestra biología, pero, al
menos, como individuos podemos evitar convertirnos en parte de las
estadísticas alarmantes: uno de los 20 millones de nuevos casos de cáncer previstos a nivel mundial para el año 2030 —hoy son 12 millones.
Y podemos apartarnos de las condiciones degenerativas que han convertido el "envejecimiento" en una enfermedad en sí mismo. Cuando
yo era más joven, el "cáncer" era algo que tenían los amigos de los
amigos. Hoy en día, por lo menos diez personas en mi círculo cercano
de amigos intentan sobrevivir a esta enfermedad. No estoy tratando
de meter miedo para conseguir que sigas el programa Clean o cual-

quier otro programa de detoxificación; ni siquiera para que efectúes los cambios recomendados en este libro. Se trata simplemente de un informe sobre la realidad en la que vivimos. Se necesita un cambio radical en todos los ámbitos del quehacer humano para devolverle el equilibrio a la salud. Esto exige un gran esfuerzo, y, aunque resulte incómodo, es también esencial reconocer la necesidad de ese cambio.

El calentamiento global fue la primera "verdad incómoda" que logró impactar la conciencia de una masa crítica. Finalmente, estamos pasando a la acción para hacer frente a sus desafíos. La toxicidad global es otra verdad incómoda que requiere tanta atención y tantas soluciones innovadoras como la primera, si queremos sobrevivir y florecer como especie. Mi intención con este libro, y con Clean, es la de proponer alternativas: crear conciencia y proporcionar herramientas sencillas y seguras para una vida más saludable y feliz, así como buscar soluciones a tus problemas de salud y explorar otras áreas del bienestar.

No hay ninguna duda de que el sistema de salud, tal como lo conocemos hoy en día en el mundo occidental, está fallando. Volviendo a la analogía de la Tierra como un animal vivo cuyos pulmones son los bosques e Internet su sistema nervioso, los hospitales serían sus ganglios linfáticos: los lugares donde deberían detenerse las enfermedades y debería suceder la sanación. Sin embargo, los ganglios linfáticos no están haciendo este trabajo; deberíamos preguntarnos si la medicina moderna, con su dependencia de medicamentos e intervenciones costosas, en lugar de curar a la gente, no la estará enfermando aún más. Desde luego, no hay duda de que se está creando una atmósfera de desconfianza e incluso de miedo. En mi propio trabajo como cardiólogo en algunos hospitales extremadamente concurridos, he conocido pacientes aterrorizados ante sus tratamientos inminentes. Tenían amigos o familiares que se habían sometido a cirugías similares y habían sufrido negligencias médicas o dolencias "iatrogénicas" (término acuñado recientemente para las enfermedades derivadas de la medicina moderna, ya sea por interacción con otros medicamentos nocivos o por errores médicos). En algunas ocasiones, las afecciones de estas personas habían resultado fatales. La corriente de enfado y estrés que circula hoy en día por nuestros hospitales es algo de lo que se habla poco pero que los médicos perciben muy a menudo.

Hay una gran necesidad de devolver el poder a los pacientes, para que se den cuenta de que en realidad son ellos mismos quienes están a cargo de su propia salud y bienestar. Un doctor o un equipo médico no curan nada; ayudamos a crear las condiciones para que el cuerpo se cure a sí mismo. Mi propia experiencia resultó toda una revelación en este sentido: tras perder la salud y caer en la depresión, logré recomponer mi sistema digestivo con un programa de limpieza y de restauración de la zona intestinal, y, como consecuencia, me libré de la depresión. Desde entonces he sido testigo de que innumerables personas no sólo han logrado bajar de peso y eliminar sus síntomas preocupantes con la detoxificación, sino que también han ganado confianza en su potencial para sanarse a sí mismos, tal como lo hice yo.

Mi maestra de meditación, para animar a los estudiantes a colaborar en la cocina de la escuela de meditación, solía decir: "Primero consolemos el estómago y luego hablamos de espiritualidad". Quería decir que cuando la salud física está firmemente establecida, el espíritu comienzan a crecer y expandirse. Cuando te comprometes con tu primera limpieza, estás facilitando la transformación en todos los niveles. Esto se ve reflejado en todos los pacientes, incluso los más escépticos, cuando aseguran que el programa de detoxificación les ha dado algo más que energía física. A menudo les ha revelado una nueva amplitud interior. Cuando la atención se aparta de la comida durante algún tiempo, se pueden emprender otras actividades más sutiles como contemplar, soñar y reflexionar. Muchas veces, el simple hecho de reducir el tiempo dedicado a comer permite utilizarlo en otras cosas importantes, como proyectos creativos, vida espiritual o jugar con los hijos. Mis pacientes dicen: "Me he acordado de lo que es verdaderamente importante en mi vida".

En este sentido, Clean puede ser el comienzo de un gran despertar.

Hace algunos años, conocí a un santo de la India, famoso por producir de la nada pulseras brillantes que les regalaba a sus encantados seguidores. Cuando le pregunté por qué hacía eso en lugar de darles conferencias sobre las escrituras del yoga, me respondió "Primero les doy lo que quieren, con la esperanza de que algún día querrán lo que realmente tengo para darles". Lo mismo sucede con un programa de detoxificación: llegas a él para darle un poco más de brillo, salud y juventud a las "hojas" de tu árbol, pero no puedes evitar limpiar también sus raíces. Esa limpieza profunda desencadena una cascada positiva que crea la base para una buena salud permanente. Y esto, a su vez, abre el camino para conseguir la paz en cuerpo y mente, única forma de encontrar la verdadera felicidad. En última instancia, la construcción de esta salud real y perdurable es el medio de que disponemos para curar la fiebre global de toxicidad que nos afecta a nosotros, a nuestro planeta y a nuestro futuro.

11

Las recetas Clean

21 Comidas líquidas: Batidos, sopas y jugos

Las cantidades consignadas en las siguientes recetas están calculadas para dos porciones. Puedes hacerlas tal como vienen y guardar la mitad (guárdalas en la nevera y consúmelas durante las siguientes 24 horas), o calcular la mitad de cada una de las cantidades.

BATIDOS

Si es posible, fabrica el hielo con agua pura filtrada, y prescinde del hielo si prefieres los batidos menos fríos. Todas las frutas pueden ser frescas o congeladas. Primero te presentamos dos recetas, leche de nuez y leche de coco, que podrás utilizar en los demás batidos.

LECHE DE COCO BÁSICA (4 tazas aprox.)
Hacer tu propia leche de coco es muy fácil.

> 1 taza de coco seco sin azúcar
> 4 tazas de agua pura tibia

Remojar el coco en el agua durante quince minutos.
Colar con un colador fino.
En cualquier receta que pida leche de coco, también puedes sustituir la misma cantidad de agua de coco, batida con 5 o 6 nueces de macadamia o ¼ de aguacate para darle más cuerpo.

LECHE DE NUEZ BÁSICA (4 tazas)

Utiliza esta receta para hacer la leche de almendras necesaria en algunas de las siguientes. También sirve para la leche de nuez del Brasil, y muchas otras. No utilices cacahuetes.

- 1 taza de nueces, remojadas durante 3 horas en agua purificada
- 1 cucharadita de polvo o extracto de vainilla
- 1 a 2 cucharaditas de jarabe de agave o jarabe de arroz integral
- 3 tazas de agua purificada

Escurrir las nueces, desechando el agua.

Colocarlas en la licuadora con el polvo o extracto de vainilla, el edulcorante y las 3 tazas de agua purificada.

Mezclar durante unos 3 minutos.

Colar con un colador fino o una estopilla.

Conservar en la nevera un máximo de dos días.

El jarabe de agave, también llamado néctar o miel de agave, se hace del cactus. Sigue siendo un azúcar (fructosa), por lo que debes utilizarlo con moderación.

BATIDO VERDE

- 1½ tazas de leche de almendras (ver receta Leche de Nuez Básica)
- ½ taza de agua de coco (fresca si es posible, ver nota sobre agua de coco)
- 2 hojas de col rizada (verde oscuro) o de acelga, cortadas en trozos grandes
- ¼ de aguacate
- ½ taza de trozos de mango
- ½ taza de hielo

Mezclar todo hasta que quede homogéneo.

El agua de coco es el líquido transparente que se encuentra dentro de un coco fresco. Los cocos frescos se pueden comprar en las tiendas naturistas y en algunos supermercados. Si no consigues un coco, puedes comprar agua de coco en paquetes en un supermercado; busca la marca O.N.E.

Si utilizas leche de almendras comercial en lugar de la casera, trata de conseguirla sin soja. La leche de almendras y vainilla Blue Diamond sin azúcar es una buena opción.

BATIDO DE COL, PIÑA Y CHÍA

La chía es una semilla superalimenticia que contiene proteína integral y ácidos grasos omega-3 y omega-6. Al remojarla unas horas en agua pura se activan las enzimas, pero no es imprescindible. La col preferible es la rizada de color verde oscuro con hojas largas. Si no la encuentras, usa cualquier otra variedad.

½ taza de piña en trozos
2 hojas de col rizada
2 cucharaditas de semillas de chía remojadas
1 taza de agua pura
1 a 2 cucharaditas de jarabe de agave
½ taza de hielo

Mezclar todo hasta que quede homogéneo.

BATIDO DE MANGO Y LECHE DE COCO

1 taza de mango en trozos
½ taza de piña en trozos
1½ tazas de leche de coco

1 a 2 cucharaditas de jarabe de agave
½ taza de hielo

Mezclar todo hasta que quede homogéneo.

La leche de coco es diferente al agua de coco. Se hace remojando la carne blanca de un coco fresco para convertirla en puré. Las que vienen enlatadas pueden tener aditivos; lee bien los ingredientes y en caso de duda, prepara tu propia leche de coco.

BATIDO DE ARÁNDANOS, ALGARROBO Y LECHE DE ALMENDRAS

1 taza de arándanos
1½ tazas de leche de almendras (ver receta Leche de Nuez Básica)
1 a 2 cucharaditas de jarabe de agave
2 cucharaditas de polvo de algarrobo, polvo de cacao o cocoa
½ taza de hielo

Mezclar todo hasta que quede homogéneo.

El polvo de cacao es lo mismo que el polvo de cocoa. Pero cuando no está procesado generalmente se le llama cacao. Es preferible porque contiene muchos nutrientes, como el magnesio, y es rico en antioxidantes. En muchas tiendas naturistas encontrarás la marca Navitas Naturals.

BATIDO ENERGÉTICO CON MANTEQUILLA DE ALMENDRA Y CARDAMOMO

¼ taza de mantequilla de almendras

2 vainas de cardamomo o 1 cucharadita de cardamomo
    molido
1 ½ tazas de agua pura
1 taza de duraznos congelados
1 a 2 cucharaditas de jarabe de agave
½ taza de hielo

Mezclar todo hasta que quede homogéneo.

Puedes sustituir la mantequilla de almendras por tahini o mantequilla de semillas de calabaza.

BATIDO DE BAYAS CON LECHE DE COCO Y CANELA

2 tazas de arándanos y frambuesas mezclados
2 tazas de leche de coco con pulpa de coco o ¼ agua-
    cate añadido a 1 ½ tazas de leche de coco
1 cucharadita de canela
1 a 2 cucharaditas de agave
½ taza de hielo

Mezclar todo hasta que quede homogéneo.

Saca un poco de la carne blanca de un coco fresco, disponible en tiendas naturistas.

BATIDO TROPICAL

1 ½ tazas de piña y mango en trozos
2 cucharadas de puré de maracuyá
1 ½ tazas de cualquier tipo de leche de nuez (ver
    receta Leche de Nuez Básica)
½ taza de hielo

Mezclar todo hasta que quede homogéneo.

Agregar una ramita de menta, si lo deseas.

Puedes buscar paquetes congelados de puré de maracuyá o, si no lo encuentras, sustituirlo por más piña.

SOPAS

SOPA DE PEPINO CON MENTA

3 pepinos, pelados y sin semillas
1 limón pelado
¼ taza de piñones
4 tazas de agua pura
¼ taza de hojas de menta fresca
1 cucharadita de sal marina
2 cucharadas de aceite de oliva

Mezclar todo, excepto la menta fresca, en licuadora a velocidad alta durante 3 minutos o hasta que quede homogéneo

Agregar la menta y mezclar durante 15 segundos.

Servir frío.

Si es posible, utiliza sal marina secada al sol o sal rosada del Himalaya.

SOPA DE ESPINACAS Y DULSE

1 calabacín, cortado en medios cubitos
1 tallo de apio
1 cebolleta
1 cucharada de aceite de oliva virgen extra
¼ taza de copos de dulse
¼ de aguacate

2 tazas de hojas de espinaca, lavadas
4 tazas de agua pura

Mezclar todo en licuadora a velocidad alta durante 3 minutos o hasta que quede homogéneo
Sazonar con sal marina al gusto.
Servir con guarnición de dulse y un chorrito de aceite de oliva.
El Dulse es un alga roja que podrás encontrar en el pasillo de comida étnica del supermercado o en una tienda naturista.

FÁCIL GAZPACHO DE PIÑA Y AGUACATE

2 tazas de piña en cubitos pequeños
1 aguacate en cubitos pequeños
½ a 1 chile jalapeño, sin semillas y picado finamente
½ cucharadita de sal marina
Jugo de 1 lima
Brotes o cilantro (para adornar)

Mezclar todos los ingredientes, excepto el adorno, en un bol.
Poner la mitad de la mezcla en la licuadora y mezclar.
Verter la porción licuada en el bol y mezclar con la porción no licuada.
Agregar ½ taza de agua si se desea una textura más fina.
Servir frío con guarnición de brotes o cilantro.
Los brotes son un alimento vivo, rico en enzimas. Búscalos en la sección de frutas y verduras del supermercado. Si los encuentras, los brotes de girasol son especialmente buenos.

SOPA DE CALABACÍN Y ALBAHACA

1 calabacín cortado en cubitos
1 tallo de apio
1 cucharada de cebolla dulce o roja, finamente picada
1 cucharada de aceite de oliva virgen extra
5 hojas de albahaca
½ cucharadita de sal marina
¼ aguacate
4 tazas de agua pura
hojas de albahaca adicional (para adornar)

Mezclar todo en licuadora a velocidad alta.
Adornar con hojas de albahaca fresca cortadas en tiras.

BISQUE DE AUYAMA

1½ tazas de auyama, pelada y cortada en cubitos
2 tallos de apio, cortados en cubitos
1 cucharada de cebolla dulce o roja picada
½ taza de calabacín amarillo o calabaza crookneck, cortada en cubitos
1 cucharada de aceite de oliva virgen extra
1 cucharadita de sal marina
¼ de cucharadita de cúrcuma
1 cucharadita de vinagre de sidra de manzana
4 tazas de agua
Perejil fresco, brotes o semillas de girasol (para adornar)

Mezclar todo en licuadora, excepto el adorno.
Comprobar la sazón.

Servir y adornar con perejil fresco, brotes o semillas de girasol.

Si lo deseas, puedes añadir chiles frescos para sazonarlo más.

SOPA DE AUYAMA Y MANZANA

2 tazas de auyama, pelada y picada
2 tallos de apio
2 manzanas verdes peladas
¼ de taza de piñones
1 cucharadita de vinagre de sidra de manzana
½ cucharadita de sal marina
¼ de taza de estragón fresco picado
4-5 tazas de agua pura

Mezclar todos los ingredientes, excepto el estragón, en licuadora a velocidad alta.

Comprobar la sazón.

Agregar el estragón y mezclar sólo lo justo (unos 10 segundos).

Servir en un plato o una taza un poco caliente o a temperatura ambiente.

SOPA DE ZANAHORIA Y JENGIBRE

1½ tazas de auyama, pelada y cortada en cubitos
2 tazas de zanahorias cortadas en cubitos
1½ tazas cubitos de calabacín amarillo
¼ taza de cebolla roja picada
¼ taza de apio en rodajas
2 cucharadas de aceite de oliva virgen extra
1½ cucharadas de vinagre de sidra de manzana

1 cucharadita de sal marina
Jugo de un trozo de jengibre de 2 pulgadas pasado
      por un extractor de jugos
4 tazas de agua pura
Aceite de oliva adicional y hierbas picadas (para
      adornar)

Mezclar todo, excepto el adorno, en licuadora a velocidad alta durante 3 minutos o hasta que quede homogéneo
Servir ligeramente caliente o a temperatura ambiente.
Rociar con un poco de aceite de oliva y las hierbas frescas picadas.

JUGOS

Pasa todas las combinaciones de frutas y verduras por un extractor de jugos. Todos estos jugos pueden servirse inmediatamente o guardarse en la nevera en un frasco de vidrio con tapa. Consumir en el plazo de un día.

JUGO VERDE

2 manzanas verdes
3 tallos de apio
1 hoja de col rizada
1 hoja de acelga
¼ repollo
1 cabeza de brócoli
½ pepino mediano
½ limón

JUGO DE MANZANA, COL, BROTES DE GIRASOL Y RÁBANO

2 manzanas
2 tazas de brotes de girasol o de otros brotes
½ pepino mediano
1 hoja de col
1 taza de rábano blanco daikon o de rábano rojo en rodajas
1 limón, pelado (opcional, para más sabor)

JUGO DE MANZANA, JENGIBRE, LIMÓN Y ESPINACA

2 manzanas verdes
½ pulgada de jengibre fresco
1 limón pelado
1 taza de hojas de espinaca

JUGO DE ZANAHORIA, REMOLACHA, REPOLLO Y BERROS

2 zanahorias medianas
¼ de repollo blanco
1 remolacha pequeña
1 taza de hojas de berros

JUGO DE HINOJO Y MANZANA

2 manzanas verdes
2 cabezas de hinojo
½ limón pelado

JUGO DE PEPINO, REPOLLO Y PEREJIL

> 1 pepino mediano, pelado si no es orgánico
> 2 tazas de repollo blanco cortado en tiras
> 1 taza de perejil
> ½ limón pelado

JUGO DE PIÑA, LIMA Y MENTA FRESCA

> 2 a 3 tazas de piña en trozos
> 1 lima pelada
> ¼ de taza de menta fresca

21 comidas sólidas

Las cantidades de las recetas están calculadas para dos porciones. Si cocinas para ti y tu pareja, que no está haciendo Clean, él o ella disfrutará la comida y podrá añadir otros platos si lo desea. Si cocinas sólo para ti, guarda una parte para el día siguiente o reduce las cantidades a la mitad.

Utiliza cordero y pollo orgánicos y libres de hormonas, y pescados silvestres si es posible. Evita los pescados de piscifactoría.

A menos que se indique lo contrario, puedes servir como acompañamiento verduras crudas, cocidas al vapor o salteadas. Utiliza col rizada, espinacas, acelgas o cualquier otra verdura permitida en la Dieta de Eliminación.

PLATOS CON PESCADO

ENSALADA DE BERROS E HINOJO CON ATÚN DORADO

> 2 trozos (4 onzas) de atún fresco, de ½ pulgada de
> espesor, o 1 lata de atún en agua

2 tazas de berros frescos lavados
½ taza de aguacate cortado en cubitos medianos
1 bulbo de hinojo, afeitado finamente
1 taza de habichuelas, en rodajas
2 cucharadas de aceite de oliva
3-4 aceitunas negras por persona
Jugo de 1 limón
1 cucharadita de sal marina

Mezclar todos los ingredientes, excepto el atún, en un bol.

Si se utilizan pescados frescos, calentar la parilla a fuego alto. También puede hacerse en sartén.

Untar los pescados con aceite de oliva y sazonar.

Dorar a fuego alto durante 2 minutos por cada lado.

Sobre platos planos, servir la ensalada en montículos con el atún en rodajas encima.

LUBINA AL VAPOR CON HINOJO, PEREJIL Y ALCAPARRAS

2 porciones (5 onzas) de lubina en tiras.
1 bulbo de hinojo, en rodajas finas.
¼ de taza de perejil italiano picado.
1 cucharada de alcaparras enjuagadas.
½ limón exprimido.
½ cucharadita de sal marina.
¼ de cebolla blanca mediana, en rodajas.
2 cucharadas de aceite de oliva virgen extra.
Aceite de oliva adicional y perejil fresco picado (para adornar).

Poner la cebolla, el hinojo y el jugo de limón en una cacerola mediana y cubrir con una pulgada de agua.

Poner a hervir y entonces reducir a fuego lento por 5 minutos.

Retirar del fuego y añadir las 2 porciones de pescados sazonados con sal marina.

Espolvorear con las alcaparras y el perejil y cubrir la sartén. Cocinar a fuego lento durante 8-10 minutos.

Colocar las verduras en el fondo de un bol poco profundo con los pescados encima. Rociar con aceite de oliva y espolvorear con perejil fresco. Servir una taza de arroz integral hervido, si lo desea.

SALMÓN ASADO CON GRELO Y QUINUA

2 porciones (5 onzas) de salmón silvestre, sazonado con ½ cucharadita de sal marina

1 manojo de grelo lavado, sin tallos y partido a lo largo

2 dientes de ajo, cortados en rodajas

2 cucharadas de aceite de oliva virgen extra

1 taza de quinua

Calentar el horno a 400 °F.

Calentar una sartén y agregar 1 cucharada de aceite de oliva.

Cuando el aceite esté caliente, agregar el salmón y dorar de un lado durante 3 minutos. Dar la vuelta y dorar el otro lado durante 1 minuto, luego retirar de la sartén.

Colocar en bandeja de horno y hornear durante 7-8 minutos.

Escurrir el exceso de aceite de la sartén y volverla a calentar añadiendo el resto del aceite de oliva.

Saltear el ajo durante 1 minuto.

Bajar el fuego a medio. Colocar el grelo en una sartén, agregar ¼ taza de agua, cubrir y dejar al vapor durante 2 minutos.

Servir las verduras en un plato con el salmón encima. Servir la quinua como acompañante.

HALIBUT HORNEADO EN PAPEL CON ACEITUNAS Y TOMILLO

2 porciones (5 onzas) de halibut
¼ taza de aceitunas de Kalamata, deshuesadas y cortadas por la mitad
2 ramitas de tomillo
1 limón con cáscara cortado en rodajas finas
1 calabacín cortado en diagonal en rodajas finas
2 cucharadas de aceite de oliva virgen extra
Sal marina
Papel de hornear cortado en dos círculos de 12 pulgadas

Calentar el horno a 425 °F.

Untar los círculos de papel con el aceite.

Colocar un trozo de halibut en el centro de cada papel.

Sazonar con sal marina.

Colocar sobre el pescado tres rebanadas finas de limón y tres rebanadas de calabacín entre las de limón, luego cubrir con una ramita de tomillo.

Espolvorear las aceitunas por encima y rociar con aceite de oliva.

Juntar los lados del papel como un calzone. Doblar el papel y arrugar para sellar.

Colocar cada paquete en una bandeja de horno en el tercio inferior del horno.

Hornear durante 12-15 minutos; el papel se hinchará y se dorará ligeramente.

Retirar del horno y colocar en platos para servir. Abrir los paquetes en la mesa.

Si no tiene papel para hornear, use un plato para horno, cubierto.

ENSALADA CALIENTE DE SALMÓN Y ESPÁRRAGOS CON PESTO

2 porciones (5 onzas) de salmón silvestre
2 cucharadas de pesto fresco
1 manojo de espárragos, con las bases recortadas
4 tazas de ensalada mesclun o rúcula
Aceite de oliva virgen extra
Limón
Para el pesto:
2 manojos de albahaca fresca, lavada y sin los tallos
    duros
¼ taza de piñones
½ taza de aceite de oliva virgen extra
1 diente de ajo
Sal marina para sazonar

Para hacer el pesto, poner la albahaca, los piñones y el ajo en un triturador de alimentos a nivel medio.

Rociar con aceite de oliva, mientras el motor está en funcionamiento.

Sazonar con sal.

Si está demasiado espeso, agregar una pequeña cantidad de agua pura (¼ de taza en la mayoría de los casos).

Reservar en un bol.

Poner la plancha muy caliente. Si no tienes plancha, utiliza el grill del horno.

Untar cada trozo de salmón con aceite de oliva y sazonar con sal y pimienta.

Hacer lo mismo con los espárragos.

Poner a la plancha primero los espárragos, durante 2 minutos por cada lado. Reservar.

Poner a la plancha el salmón durante 3 minutos por cada lado.

Preparar la ensalada. Colocar las verduras en un bol, mezclar con aceite de oliva, sal y jugo de limón.

Colocar en dos platos.

Arreglar los espárragos en un lado y el salmón en el otro.

Rociar la parte superior de cada trozo de salmón con 1 cucharada de pesto.

Servir mientras el salmón todavía esté caliente.

Puedes utilizar pesto preparado, siempre y cuando no contenga ningún aditivo.

ATÚN A LA ASIÁTICA CON VERDURAS SALTEADAS

10 onzas de atún cortado en trozos de 1 pulgada

½ taza de shoyu nama o tamari sin trigo (salsa de soja libre de gluten)

2 dientes de ajo machacados

2 cucharaditas de jarabe de arce

1 pulgada de jengibre fresco, cortado en rodajas finas

1 zanahoria cortada en diagonal en rodajas

1 col china pequeña, partida a lo largo

1 taza de brócoli, cortado en trozos pequeños

1 calabacín cortado en diagonal en rodajas

1 cucharadita de aceite de sésamo

1 cucharada de aceite de oliva

Mezclar el tamari o nama shoyu, el jengibre, el ajo y el jarabe de arce en un bol.

Añadir los pedazos de atún; dejar reposar por unos minutos.

Dividir en trozos iguales y ensartar en dos pinchos.

Cuando se caliente la parrilla, introducir los pinchos y cocinar durante 1 a 2 minutos.

Dar la vuelta y cocinar durante otros 1 a 2 minutos, reservar.

Calentar una sartén a fuego alto.

Agregar los aceites de oliva y sésamo.

Añadir todas las verduras excepto la col china.

Utilizar una cuchara de madera para ayudar a cubrir las verduras con el aceite y revolver durante 2 minutos mientras se cocinan.

Agregar la col china y ¼ taza de agua.

Cubrir durante 1 minuto, dejar que las verduras humeen ligeramente.

Colocar las verduras en un bol plano y poner encima los pinchos de atún.

También puedes sustituir el atún con un pescado blanco como la lubina rayada o el bacalao.

Nota: Aunque durante Clean eliminarás la soja, la soja fermentada como el tamari es buena para la digestión en pequeñas cantidades, así que está bien utilizarla de forma muy limitada en recetas como esta.

PARGO COCIDO CON ALCAPARRAS, LIMÓN Y TOMILLO FRESCO, SERVIDO CON ACELGAS

2 filetes (6 onzas) de pargo, sin espinas
¼ taza de alcaparras
1 cáscara rallada de un limón
2 ramitas de tomillo
1 cucharada de aceite de oliva virgen extra
sal marina
4 tazas de acelgas, lavadas y picadas en trozos grandes

Calentar el horno a 425 ° F.

En un molde para hornear, colocar el pargo, la ralladura de limón, las alcaparras y el tomillo.

Rociar con aceite de oliva.

Sazonar con sal y pimienta.

Cubrir con papel de aluminio.

Hornear durante 15 minutos, retirar del horno.

Calentar una sartén y agregar 1 cucharada de aceite de oliva.

Cuando esté caliente, agregar la acelga, tapar y dejar al vapor durante 2 minutos.

Servir los pescados sobre una cama de acelgas.

Con una cuchara, poner los jugos y las alcaparras sobre los pescados. Adornar con una ramita de tomillo fresco.

Puedes sustituir el pargo con un pescado blanco local.

PLATOS CON POLLO O CORDERO

PILAF DE POLLO ASADO CON VINAGRE BALSÁMICO, AJO, ROMERO Y ARROZ SALVAJE

Cocinar las pechugas de pollo con la piel para darles sabor, quitar la piel antes de comer.

2 pechugas de pollo

2 dientes de ajo, en rodajas finas

1½ tazas de vinagre balsámico

2 cucharadas de romero

2 cucharadas de aceite de oliva virgen extra

1 cucharadita de sal marina

2 tazas de arroz silvestre cocido, hecho con caldo de verduras

2 cebolletas, cortadas en rodajas finas

¼ taza de cilantro picado

¼ de taza de menta fresca picada

¼ taza de semillas de girasol, remojadas durante 2 horas

Calentar el horno a 425 °F.

En una cacerola pequeña, reducir el vinagre balsámico a fuego lento y removiendo de vez en cuando hasta que adquiera la consistencia de un jarabe.

Añadir el ajo y el romero y cocinar a fuego lento durante 2 minutos más. Reservar.

Untar las pechugas de pollo con aceite de oliva y sal.

Colocar en una bandeja para hornear y asar en el horno durante 10 minutos.

Untar con una cantidad generosa de la mezcla balsámica.

Encender el horno a 375 ° F y hornear por 10 minutos más.

Untar de nuevo con la mezcla balsámica y cocinar 2 minutos más.

Retirar del horno y dejar enfriar un poco, quitar la piel y cortar en rodajas finas.

Para hacer el pilaf, colocar el pollo, el arroz, las cebolletas, el cilantro, la menta y las semillas de girasol en un recipiente.

Mezclar y sazonar con sal y pimienta.

Dependiendo de la temporada, este plato se puede servir caliente o a temperatura ambiente. Al remojar las semillas de girasol, se activan las enzimas y son más fáciles de digerir.

VERDURAS SALTEADAS Y POLLO CON FIDEOS DE ALFORFÓN

1 paquete de fideos de alforfón (para obtener 2 tazas una vez cocinados)
1 cucharadita de sal
1 cucharadita de aceite de sésamo
2 zanahorias cortadas en ángulo y en rodajas finas
1 taza de cogollos de brócoli
1 taza de guisantes
1 taza de col china, cortada longitudinalmente
1 taza de calabacín cortado en un ángulo y en rodajas
3 cebolletas, cortadas en diagonal y en trozos de 2 pulgadas
2 dientes de ajo

¼ taza de jengibre en rodajas

1 cucharada de nama shoyu o tamari sin trigo

2 pechugas de pollo, asadas a la plancha y cortadas
    en rodajas

En una olla grande hervir 6 tazas de agua; añadir la sal.

Agregar los fideos, reducir un poco el fuego y hervir durante 3 minutos o hasta que estén tiernos.

Colocar los fideos en un colador y enjuagar bien con agua fría.

Drenar el agua completamente, revolver ligeramente con aceite de sésamo y reservar.

Para el sofrito, calentar una sartén y añadir el aceite de oliva.

Mantener a fuego alto y agregar el ajo y el jengibre durante un minuto, revolviéndolos con una cuchara de madera.

Añadir el resto de las verduras, excepto los guisantes, poco a poco para mantener el calor.

Voltear o simplemente utilizar una cuchara de madera para revolver las verduras y evitar que se quemen.

Agregar el tamari y 2 cucharadas de agua.

Por último, añadir los guisantes durante 1 minuto.

Mezclar en un bol con los fideos y servir.

Adornar con cilantro fresco. Servir las pechugas de pollo a un lado.

ENSALADA DE QUINUA CON POLLO Y VERDURAS MIXTAS

2 tazas de quinua cocida y enfriada

2 pechugas (4 onzas) de pollo, a la plancha o al vapor
    y cortadas en finas en rodajas

1 cucharada de perejil picado

¼ taza de pasas

¼ taza de almendras crudas picadas

½ taza de zanahoria picada

¼ taza de menta picada
¼ taza de cebolletas cortadas finamente en diagonal
¼ de taza de perejil picado
¼ taza de lima
1 cucharadita de néctar de agave
½ cucharadita de comino molido
1 cucharadita de sal marina
½ taza de aceite de oliva
4 tazas de ensalada verde mezclada con 2 cucharadas
    de aceite de oliva

Pechuga de pollo al vapor: cocer en ½ pulgada de agua hirviendo en una sartén tapada durante 6 minutos.

Poner todos los ingredientes, excepto el pollo y la ensalada verde, en un bol y mezclar con la quinua, salpimentar al gusto.

Con la mitad de esta ensalada de quinua hacer un montículo para cada plato.

Hacer una cama de ensalada verde junto a la quinua y poner el pollo cortado encima.

CHULETAS DE CORDERO ASADAS CON ROMERO Y ESPÁRRAGOS AL VAPOR

½ libra de espárragos
½ cucharadita de sal marina
4 chuletas de cordero o un costillar de cordero (alrededor de 7 chuletas)
Romero fresco, finamente picado
2 dientes de ajo, finamente picados
1 cucharada de aceite de oliva virgen extra
Sal y pimienta molida
1 cucharada de mostaza de Dijon

Recortar las bases de los tallos de los espárragos. También puedes pelarlas con un pelador de vegetales para evitar su dura cubierta verde fibrosa.

Llenar una cacerola con una pulgada de agua, añadir la sal y poner a hervir. Colocar los espárragos en la cacerola y dejar al vapor durante unos 3 minutos, hasta que estén tiernos pero no blandos (al dente). Escurrir y reservar.

Hacer una pasta con el aceite de oliva, el romero, el ajo y la mostaza de Dijon.

Untar las chuletas de cordero con la pasta.

A fuego alto, saltear, asar o hacer a la plancha las chuletas de cordero de 3 a 4 minutos para que queden en su punto.

Retirar del fuego.

Colocar los espárragos en un plato y arreglar las chuletas de cordero.

Para darle un toque delicioso de sabor adicional, asa unos dientes de ajo en un plato pequeño para hornear a 350 °F durante 30 minutos y sírvelos con las chuletas de cordero.

PECHUGA DE POLLO CON VERDURAS A LA PLANCHA

2 pechugas (4 onzas) de pollo sin piel
3 cucharadas de aceite de oliva
1 calabacín cortado en diagonal en 6 trozos
1 calabacín amarillo cortado en diagonal en 6 trozos
1 seta de portobello cortado por la mitad
1 cucharadita de nama shoyu o tamari sin trigo
6 espárragos con los tallos recortados y en rodajas
4 cebolletas

Mezclar el nama shoyu o tamari con 1 cucharada de aceite de oliva y dejar marinando el hongo en la mezcla.

Calentar la plancha de asar. Untar el pollo con 1 cucharada de aceite de oliva y sazonar ligeramente.

Colocar todos los vegetales, excepto las mitades de la seta, en un bol y mezclar con una cucharada de aceite de oliva, sal y pimienta.

Asar los vegetales alrededor de 1½ minutos por cada lado y reservar.

Asar los trozos de seta de portobello durante 2 minutos por ambos lados.

Asar las pechugas de pollo durante unos 3 minutos por cada lado.

Hacer una cama con las verduras a la plancha y colocar el pollo encima.

LOMO DE CORDERO AL PEREJIL Y MOSTAZA CON ENSALADA DE ESPINACAS

2 trozos cortados de lomo de cordero, cerca de 4 onzas cada uno.

¼ taza de mostaza de Dijon.

1 diente de ajo picado.

1 taza de perejil finamente picado.

Sal marina y pimienta negra al gusto.

4 tazas de espinacas baby orgánicas.

¼ taza de aceitunas negras mediterráneas.

2 cucharadas de aceite de oliva.

1 cucharada de jugo de limón.

Calentar el horno a 425 °F.

Hacer una pasta con el ajo, la mostaza de Dijon y el perejil.

Cubrir generosamente el cordero con la pasta y sazonar con sal y pimienta. Dejar reposar durante media hora en una bandeja para horno para que la carne absorba el sabor.

Colocar en el horno, sin tapar, durante unos 15 minutos. Darle la vuelta a la carne.

Cocinar durante otros 5 minutos. La carne debe estar a medio hacer.

Dejar reposar durante 5 minutos, luego cortar con un cuchillo afilado en rebanadas de ⅛ de pulgada.

Preparar la ensalada. En un bol, mezclar las espinacas con el aceite de oliva y el limón.

Colocar la ensalada en dos platos y añadir las aceitunas.

Colocar las rodajas de cordero sobre las espinacas y servir.

CORDERO MARROQUÍ CON ESPECIAS SERVIDO CON QUINUA Y VERDURAS

¼ cucharadita de comino molido
¼ cucharadita de cardamomo
¼ cucharadita de pimienta recién molida
¼ cucharadita de de jengibre molido
Una pizca de pimienta cayena
¼ cucharadita de canela
1½ cucharaditas de sal marina
2 dientes de ajo picados
4 chuletas de costilla de cordero
2 cucharadas de aceite de oliva
1 cucharada de perejil y menta picados
4 tazas de hojas de mostaza oriental, o col rizada, al vapor
2 tazas de quinua cocida

En un bol pequeño mezclar las especias con la sal marina.

Distribuir el ajo sobre las chuletas de cordero, luego espolvorear con la mezcla de especias.

En una sartén grande, calentar el aceite vegetal. Agregar las chuletas y cocinar a fuego medio-alto, dándoles la vuelta una vez, durante unos 6 minutos, para que queden en su punto.

Transferir las chuletas a dos platos, adornar con el perejil y la menta. Servir la quinua al lado.

Platos vegetarianos

MACRO BOL DE ARROZ O QUINUA CON SALSA DE MISO Y JENGIBRE

- 2 cuñas (de 2 pulgadas) de calabaza kabocha, sin semillas
- 1 taza de cogollos de coliflor
- 2 coles chinas pequeñas, cortadas en cuatro trozos a lo largo, o 2 tazas de otras verduras (col, col rizada, acelgas)
- 2 tazas de quinua cocida o arroz integral
- 2 tazas de fríjol adzuki cocido, o enlatado sin sal ni aditivos
- 1 taza de algas hijiki o wakame remojadas
- Hojas de cilantro fresco (para adornar)
- 1 pulgadas de jengibre en trozo
- 1 diente de ajo
- ¼ taza de miso blanco dulce
- 1 limón, en jugo
- ¼ taza de aceite de oliva
- 1 cucharadita de agave si se desea un sabor más dulce

Colocar la calabaza kabocha en agua hirviendo en una vaporera o en una olla con una rejilla de vapor; dejar al vapor durante 3 minutos

Arreglar el resto de las verduras en la vaporera, para que queden bien presentadas en un bol, durante unos 3 minutos.

En tazones individuales, organizar los fríjoles, el arroz o qui-nua, las verduras, y los trozos de calabaza apuntando en las cuatro direcciones.

Poner encima las algas de hijiki o wakame. Adornar con brotes u hojas de cilantro fresco para darle color.

Para hacer la salsa de miso y jengibre, en un robot de cocina mezclar el jengibre, el ajo, el miso, el jugo de limón, el aceite de oliva y el agave si se utiliza. Si lo desea, agregue un poco de agua para una consistencia más fina.

Servir la salsa a un lado.

Las algas hijiki y wakame se pueden encontrar en la sección asiática del supermercado, en una tienda asiática o en tiendas naturistas.

TRIPLE ENSALADA DE HUMMUS, TABULE Y COL RIZADA MARINADA

Apila la mitad de cada una de las siguientes ensaladas en un plato y sirve con rodajas de pepino y zanahoria

Hummus
  1 taza de garbanzos escurridos
  ¼ taza de tahini
  Jugo de 1 limón
  ¼ cucharadita de sal
  ¼ cucharadita de comino molido
  1 diente de ajo
  2 cucharadas de aceite de oliva
  Sal marina al gusto
  Paprika para adornar

Colocar todos los ingredientes en un procesador de alimentos y triturar durante 2 minutos. Añadir ¼ de taza de agua o más si es necesario. Sazonar. Colocar en un bol y espolvorear la paprika.

Tabule de Quinua
2 tazas de quinua cocida
1 cucharada de perejil picado
¼ taza de pasas
¼ taza de almendras crudas picadas
½ taza de zanahoria picada
¼ taza de menta picada
¼ taza de cebolletas finamente cortadas en diagonal
¼ taza de perejil picado
¼ taza de jugo de limón
1 cucharadita de miel de agave
½ cucharadita de comino molido
1 cucharadita de sal marina
½ taza de aceite de oliva

Mezclar todos los ingredientes en un bol y dejar reposar durante 20 minutos antes de servir para permitir que los sabores se mezclen.

Col Rizada Marinada con Rábano y Piñones
2 tazas de col rizada (verde oscura) sin los nervios,
    cortada en tiras
4 rábanos, cortados en cuartos
2 cucharadas de piñones
Aceite de oliva
jugo de ½ limón
Sal marina

Mezclar en un bol todos los ingredientes y dejar marinando.

ENSALADA DE LENTEJAS

1 taza de lentejas verdes secas
½ cucharadita de comino
¼ cucharadita de cúrcuma
1 cucharada de jengibre recién rallado
1 diente de ajo, machacado
Jugo de 1 lima
¼ taza de piña cortada en cubitos
¼ taza de aceite de oliva
½ cucharadita de sal marina
1 taza de calabacín cortado en cubitos
1 taza de pepino cortado en cubitos
¾ taza de zanahorias cortadas en cubitos
¼ de taza de hojas de cilantro, sin los tallos y picadas
¼ de taza de cebolleta picada
2 tazas de ensalada verde, lavada y secada

Colocar las lentejas secas en 3 tazas de agua y cocinar tapadas a fuego lento durante 30 minutos.

Cuando estén tiernas, retirar del fuego y escurrir.

Reservar y dejar enfriar.

Para hacer el aderezo, colocar el comino, la cúrcuma, el jengibre, el ajo, el jugo de lima, el aceite de oliva y la sal marina en un frasco de vidrio con tapa y agitar enérgicamente. O colocar los anteriores ingredientes en un robot de cocina y triturar hasta que quede suave. Agregar la piña al final para darle consistencia al aderezo.

Para montar la ensalada, colocar las lentejas y las verduras, exceptuando la ensalada verde, en un bol.

Agregar el aderezo, mezclar bien y dejar reposar durante 5 minutos para que se mezclen los sabores.

Servir sobre la ensalada verde.

GRAN ENSALADA VERDE

½ cabeza de lechuga romana, lavar las hojas, secar y
cortar en bocados
1 manojo de rúcula, lavar y secar
Hojas del diente de león, lavar y secar
1 zanahoria rallada
6 rábanos, cortados en 4 trozos cada uno
1 pepino, cortado en cuatro trozos a lo largo, que
luego se cortan en trozos de ½ pulgada
1 aguacate, cortado en rebanadas
1 puñado de brotes de girasol
3 cebolletas en rodajas delgadas
¼ taza de almendras remojadas y picadas
1 diente de ajo, machacado
jugo de ½ limón
1 cucharada de vinagre de sidra de manzana
1 cucharada de jarabe de agave
Tomillo fresco, albahaca y perejil, finamente picados
½ taza de aceite de pepitas de uva
Sal y pimienta

Para el aderezo, poner el jugo de limón, el jarabe de agave,
el ajo, las hierbas y el aceite de pepitas de uva en un frasco de
vidrio con tapa y agitar enérgicamente.

Sazonar con pimienta recién molida y sal.

En un bol grande, mezclar las verduras, las zanahorias, los
rábanos, las cebolletas y el pepino con el aderezo.

(Puede utilizar platos individuales si lo prefiere)

Decorar con el aguacate, los brotes y las almendras.

Si lo deseas, puedes agregar 2 onzas de camarón o pollo por
porción.

Las almendras remojadas son más fáciles de digerir. Para

remojarlas, cúbrelas de agua y déjalas por lo menos dos horas o durante toda la noche.

ROLLITOS DE ENSALADA TAILANDESA DE VERDURAS CON SALSA DE ALMENDRAS

1 cucharada de mantequilla de almendras
1 cucharadita de jengibre fresco rallado
½ limón exprimido
1 cucharadita de vinagre de sidra de manzana
1 diente de ajo
1 cucharadita de nama shoyu o tamari sin trigo
Una pizca de pimienta cayena
1/3 taza de agua pura
Hojas de alga Nori cortadas en tiras de 1/8 de pulgada de espesor por 2 pulgadas de ancho
4 hojas grandes de lechuga romana
½ repollo Napa rallado
1 zanahoria rallada
2 cebolletas en rodajas finas
6 arvejas chinas, en rodajas finas
1 pepino, pelado, sin semillas y cortado en rodajas finas

Para la salsa de almendras, mezclar la mantequilla de almendras, el jengibre, el jugo de limón, el vinagre de sidra de manzana, el ajo y el nama shoyu o tamari hasta que quede cremoso. Añadir agua si está demasiado espesa.

Lavar las hojas de lechuga y dejar escurriendo.

Mezclar los ingredientes restantes, excepto el alga Nori, en un bol.

En cada hoja de lechuga romana poner cerca de una cuarta parte de la mezcla y enrollar.

Rociar cada rollito con una cucharada de salsa picante de almendras.

Adornar con hojas de cilantro, el alga Nori en tiras, o almendras en finas rodajas.

Servir en un plato.

FRÍJOLES ADZUKI CON ARROZ INTEGRAL

1 taza de fríjoles adzuki secos, remojados durante 2 horas (o enlatados si no tienen aditivos)
¼ de cebolla roja cortada en cubitos
1 taza de zanahorias cortadas en cubitos
½ taza de apio cortado en cubitos
1 taza de auyama o calabaza kabocha cortada en cubitos
1 hoja de alga kombu, bien enjuagada
1 cucharada de aceite de oliva virgen extra
1 taza de arroz integral, remojado
1½ tazas de agua fría

Calentar el aceite en una olla de tamaño medio.

Saltear la cebolla, el apio y las zanahorias.

Agregar los fríjoles adzuki, el alga kombu y 3 tazas de agua.

Hervir, reducir el fuego y cocinar a fuego lento por unos 40 minutos o hasta que los fríjoles estén tiernos.

Dejar enfriando a un lado.

Poner el arroz en una olla.

Tapar y cocinar a fuego lento hasta que el agua sea absorbida, unos 30 minutos aproximadamente (comprobar periódicamente).

Colocar una cucharada de arroz en el centro de un plato. Cubrir con los fríjoles adzuki.

Adornar con hierbas frescas.

Las algas kombu añaden minerales y nutrientes; también puedes utilizar algas wakame.

ROLLITOS NORI VEGETARIANOS CON "ARROZ" DE NUE-
CES

1 taza de semillas de girasol remojadas
1 taza de nueces, remojadas en agua durante 2 horas
¼ de cebolla roja
Hierbas frescas picadas
1 paquete de hojas de alga Nori para hacer rollitos
1 zanahoria, cortada en tiras muy finas
1 pepino, pelado, sin semillas y cortado en tiras del-
    gadas
½ aguacate, cortado en tiras
¼ lombarda, cortada en finas rodajas
Brotes
Tamari sin trigo
Wasabi
Jengibre fresco
1 cucharada de vinagre de sidra de manzana.
1 cucharada de agua.

Para el "arroz", colocar las semillas de girasol, las nueces, la cebolla y las hierbas en un procesador de alimentos. Triturar durante 2 minutos, o hasta que la mezcla tenga la consistencia del arroz. Reservar.

Rebanar finamente el jengibre y dejar marinando en vinagre y agua.

Sobre una hoja de Nori distribuir un cuarto de la mezcla de "arroz".

Colocar encima la zanahoria, el pepino, la lombarda, el aguacate y los brotes.

Enrollar el Nori con fuerza, usando un tapete para sushi, si lo tiene.

Cortar el rollo en cerca de seis piezas, utilizando un cuchillo afilado.

Repetir el procedimiento para otras tres hojas de Nori.

Servir los rollos en una bandeja con el jengibre marinado, el wasabi y el tamari.

Agradecimientos

Muchas gracias a ...

Mi maestra de meditación, por restablecer mi brújula y protegerme durante el viaje.

Muki y Alberto, mis padres, por darme la vida y una familia increíble.

Anabella, mi hermana, una fuerza sin límites, siempre ha estado a mi lado, hasta en aquel tiempo cuando ella misma más necesitaba ayuda. Y Andrea, mi hermana y su familia por todo su amor y apoyo.

Albert Bitton y Hugo Cory, por ser mis anclas con el presente.

Richard Baskin, por ser mi mentor y amigo.

Dr. Frank Lipman, por abrirme un mundo de posibilidades y las puertas de su casa y de sus prácticas. Janice, Por entregar personalmente sus incredibles sopas, hechas en casa.

Fernando Sulichin, mi maestro de la reinvención propia.

Amely Greeven, por ayudarme a poner mis ideas en inglés.

Claudia Riemer Boutote y Gideon Weil, por la fe, el apoyo y la experta orientación.

James Mathers, mi hermano esotérico y mi musa.

Dr. Rony Shimony, por demostrar que incluso el núcleo duro de la medicina occidental puede producir resultados mágicos muy por encima de las estadísticas, cuando se prescribe con un corazón totalmente abierto y generoso.

Mi familia terrestre, Gabriel Raij, Ari Dunski, Vicky y Steven Mendal, Stephanie Junger, Andrea Junger, Doron Junger, Janos Junger, Sybilla Sorondo, Dr. Itzhak y Ziva Kronzon, Dr. Roberto Canessa y Laura, Lala, Hilario y Tino, Timothy Martin, Jose Luis Longinotti, Dr. Victor Atallah, Tania Landau, Cucu y Andres Levin, Tommie Wright, Myriam y Miguel Baikovicius y todos sus hijos, Andrew Keegan, Jill Pettijohn, Ole, Padre Dr. Pablo Alfonso Jourdan Alvariza y toda su familia, Tenzin Bob Thurman y Nena, Dr. Omar y Reina Burschtin, Dr. Jeffrey James, Raven, Xavier Longueras, Joad Puttermilech, Lilakoi Moon, Dr. Steven Gundry, Dr. Voletti, Elena Brower, Skip y Edie Bronson, William Wendling, Gabrielle Roth, Annette Frehling, Donna Karan, Jacqueline y Ted Miller, Yvonne Lasher, Judi Werthein, Brad Listermann, Rachel Goldstein, Herbert Donner, Irene Valenti, Dra Maria Noel Tarabal, Michael Dahan, Gil Barretto, Dra Isabel Llovet, Jack Curley, Susana Belen, Susie Lombardi, Chabela Lobo, Steven Shailer, Gwyneth Paltrow, la familia Deambrossi, Alejandro Curcio, Marcelo Angres, Chicho, Miguel Sirgado, Catherine Parrish, Dr. Steve Sharon, Dr. William and Fran Cole, Dr. Steven Levine, Dr. Phillip Frankel, Dr. Henry Bellaci, Martin Fontaina, Dalia Cohn, Lau Pielaat y sus hijos, Marco Perego, Dhrumil Purohit, Vicky, Anne, Vannessa y Jessica (mis jefes en el Eleven Eleven Wellness Center), Prema Dubroff, Miguel Gil, Baretta, Daisy Duck McCrackin, Nicholas Wolfson, Scott Schwenk, Peter Evans, Dr. Edison DeMello, Dr.William So, Timothy Gold, Mary Jenkins, Chris, Jo, Malaya, Nurse D., Dr. Woodson Merrell, Jako Benmaor.

Por último, pero no menos importantes, a todos mis pacientes, por confiar en mí y darme la oportunidad de cumplir mi pasión: poder servirles en su viaje hacia la sanación y la transformación.

Apéndices

Fuentes comunes pero inesperadas de exposición a metales pesados

ALUMINIO

Escapes de automóviles (no tanto desde que los combustibles son libres de Pb)

Pinturas para el hogar con plomo

Agua potable de las tuberías de plomo

Hortalizas provenientes de suelos contaminados de Pb

Frutas y jugos enlatados

Leche de animales alimentados en tierras contaminadas de Pb

Harina de huesos utilizada como fertilizante

Carne de órganos (viva)

Plaguicidas de plomo y arsénico

Tapas con plomo en las botellas de vino

Agua de lluvia y nieve

Cerámica

Cristales pintados

Lápices

Crema dental

Papel de periódico

Materiales con colores impresos

Utensilios para comidas

Pesos para cortinas

Masilla

Baterías para automóviles

Zonas de tiro

CADMIO

Agua potable

Agua blanda (de los tubos galvanizados)

Refrescos

Harina de trigo refinada

Leche evaporada enlatada

Alimentos procesados

Ostras

Humo del cigarrillo, productos del tabaco

Fertilizantes con superfosfato

Aparatos dentales

Esmaltes para cerámica

Pigmentos de pintura

Electrochapado

Ceras para limpiar la plata

Plásticos polivinilo

Respaldos de goma en las alfombras

Baterías de Níquel Cadmio

Materiales contra la corrosión

PLOMO

Escapes de automóviles (no tanto desde que los combustibles son libres de Pb)

Pinturas para el hogar con plomo

Agua potable de las tuberías de plomo

Hortalizas provenientes de suelos contaminados de Pb

Frutas y jugos enlatados
Leche de animales alimentados
   en tierras contaminadas de Pb
Harina de huesos utilizada como
   fertilizante
Carne de órganos (viva)
Plaguicidas de plomo y arsénico
Tapas con plomo en las botellas
   de vino
Agua de lluvia y nieve
Cerámica
Cristales pintados
Lápices
Crema dental
Papel de periódico
Materiales con colores impresos
Utensilios para comidas
Pesos para cortinas
Masilla
Baterías para automóviles
Zonas de tiro

MERCURIO

Amalgamas dentales
Termómetros y Barómetros rotos
Semillas de cereales tratadas
   con fungicidas con
   metilmercurio
Pescados predadores, algunos
   pescados de lago
Cloruro de mercurio
Polvos para el cuerpo, talcos,
   laxantes
Cosméticos

Pinturas de látex y con thinner
Supositorios para hemorroides
Mercurio cromo y Merthiolate
Suavizantes de tejidos
Ceras y brillos para pisos
Filtros para aire acondicionado
Conservantes para madera
Ciertas baterías
Fungicidas para el césped y los
   arbustos
Productos para el curtido del
   cuero
Fieltro
Adhesivos
Cremas para aclarar la piel
Ungüentos para psoriasis
Tatuajes
Sedimentos de las aguas
   residuales utilizados como
   fertilizantes

ARSÉNICO

Raticidas
Residuos de insecticidas en las
   frutas y hortalizas
Agua potable, agua de pozo,
   agua de mar
Escape de automóviles
Vino
Detergentes para el hogar
Tiza de color
Tratamiento de aguas residuales
Conservantes para madera
Tintura y yeso para papel de
   colgadura

Medicamentos recetados y reducción nutricional

DROGA	NUTRIENTES REDUCIDOS	POTENCIALES PROBLEMAS DE SALUD
Inhibidores ECA Captopril (Capoten, Duraclon)	Zinc	Pérdida de los sentidos del gusto y el olfato, disminución de las defensas, lenta cicatrización de las heridas
Beta Bloqueadores Propranolol, Metoprolol, Atenolol, Pindolol, Acetutulol, Betaxolol, Bisoprolol, Carteolol, Carvedilol, Esmolol, Labetalol, Nadolol, Sotalol, Timolol	Coenzima Q10	Insuficiencia cardiaca congestiva, alta presión arterial, baja energía
	Vitamina B	Asma, problemas cardiovasculares, calambres, osteoporosis, síndrome premenstrual
Glucósidos Cardiacos Digoxina (Lanoxin)	Magnesio	Depresión, edema, irritabilidad, pérdida de memoria, debilidad muscular
	Calcio	Irregularidades en la presión arterial y el corazón, osteoporosis
Diuréticos de Asa Furosemida (Lasix), Bumetanida(Bumex), Ácido Etacrínico (Edecrin)	Magnesio	Asma, calambres, problemas cardiovasculares
	Potasio	Edema, fatiga, latidos cardíacos irregulares, debilidad muscular
	Vitamina B1	Depresión, edema, irritabilidad, pérdida de memoria, debilidad muscular
	Vitamina B6	Depresión, aumento riesgo de enfermedades cardiovasculares, trastornos del sueño
	Zinc	Pérdida de los sentidos del gusto y el olfato, disminución de las defensas, lenta cicatrización de las heridas
Drogas "Estatinas" Atorvastatina, Cerivastatina, Lovastatina, Fluvastatina, Pravastatina, Simvastatina	Coenzima Q10	Insuficiencia cardiaca congestiva, alta presión arterial, baja energía
	Betacaroteno	Problemas de la vista, disminución en las defensas
	Calcio	Coagulación de la sangre, permeabilidad de la pared celular, disfunción de las enzimas, alta presión arterial, osteoporosis, raquitismo
	Ácido Fólico	Anemia, defectos de nacimiento, enfermedades cardiovasculares, displasia cervical, elevada homocisteína
	Hierro	Caída del cabello

DROGA	NUTRIENTES REDUCIDOS	POTENCIALES PROBLEMAS DE SALUD
Colestiramina	Magnesio	Aumento de la incidencia de arteriosclerosis, ataques al corazón, hipertensión, derrames cerebrales
	Vitamina A	Problemas de la vista
	Vitamina B12	Anemia, pérdida de apetito, depresión, dermatitis, fatiga, náuseas, mala coagulación de la sangre
	Vitamina D	Pérdida de audición, debilidad muscular, retención de fósforo en los riñones, dolores reumáticos
	Vitamina E	Cataratas, piel seca, cabello seco, fácil aparición de moretones, eccema, mala cicatrización de las heridas, síndrome premenstrual
	Vitamina K	Sangrado fácil, raquitismo y otras enfermedades del esqueleto
	Zinc	Acné, anorexia, disminución de las defensas, depresión, lenta cicatrización de las heridas, infecciones frecuentes, alteración de los sentidos del olfato y el gusto
Colestipol	Betacaroteno, Ácido Fólico, Vitamina A, Vitamina B12, Vitamina D, Vitamina E	Ver arriba
Corticosteroides Sulfasalazina	Ácido Fólico	Anemia, defectos de nacimiento, enfermedades cardiovasculares, displasia cervical
Betametasona, Budesónida	Calcio	Irregularidades en la presión arterial y el corazón, caries, osteoporosis
Cortisona, Dexametasona	Ácido Fólico	Anemia, defectos de nacimiento, enfermedades cardiovasculares, displasia cervical
Flunisolide, Fluticasona, Hidrocortisona	Magnesio	Asma, problemas cardiovasculares, calambres, síndrome premenstrual
Mometasona, Metilprednisolona	Potasio	Edema, fatiga, latidos cardíacos irregulares, debilidad muscular
Prednisona, Prednisolona	Selenio	Disminución de las defensas, reducción en la protección de los antioxidantes

DROGA	NUTRIENTES REDUCIDOS	POTENCIALES PROBLEMAS DE SALUD
Triamcinolona	Vitamina C	Fácil aparición de moretones, disminución de las defensas, mala cicatrización de las heridas
	Vitamina D	Pérdida de audición, debilidad muscular, osteoporosis
	Zinc	Pérdida de los sentidos del gusto y el olfato, lenta cicatrización de las heridas
	Ácido Fólico	Anemia, defectos de nacimiento, enfermedades cardiovasculares, displasia cervical
	Magnesio	Asma, problemas cardiovasculares, calambres, osteoporosis, síndrome premenstrual
Anticonceptivos Orales	Vitamina B2	Problemas en ojos, membranas mucosas, nervios, piel
	Vitamina B6	Depresión, aumento riesgo de enfermedades cardiovasculares, trastornos del sueño
	Vitamina B12	Anemia, aumento riesgo de enfermedades cardiovasculares, cansancio, debilidad
	Vitamina C	Fácil aparición de moretones, disminución de las defensas, mala cicatrización de las heridas
	Zinc	Pérdida de los sentidos del gusto y el olfato, disminución de las defensas, lenta cicatrización de las heridas
Antagonistas de H-2 Axid, Pepcid, Tagamet, Tritec y Zantac	Calcio	Irregularidades en la presión arterial y el corazón, caries, osteoporosis
	Ácido Fólico	Anemia, defectos de nacimiento, enfermedades cardiovasculares, displasia cervical
	Hierro	Anemia, uñas quebradizas, fatiga, pérdida de cabello, debilidad
	Vitamina B12	Anemia, aumento riesgo de enfermedades cardiovasculares, cansancio, debilidad
	Vitamina D	Pérdida de audición, debilidad muscular, osteoporosis
	Zinc	Pérdida de los sentidos del gusto y el olfato, disminución de las defensas, lenta cicatrización de las heridas

DROGA	NUTRIENTES REDUCIDOS	POTENCIALES PROBLEMAS DE SALUD
Antibióticos Generales penicilinas, cefalosporinas, fluoroquinolonas, macrólidos, aminoglucósidos, sulfonamidas	Lactobacillus acidophilus; Bifidobacterium bifidum (bifidus); Vitaminas B1, B2, B3, B6, B12, K; biotina, inositol	Los efectos a corto plazo son mínimos
	Calcio	Irregularidades en la presión arterial y el corazón, caries, osteoporosis
	Magnesio	Asma, problemas cardiovasculares, calambres, osteoporosis, síndrome premenstrual
	Hierro	Anemia, uñas quebradizas, fatiga, pérdida de cabello, debilidad
Cotrimoxazol	Lactobacillus acidophilus; Bifidobacterium bifidum (bifidus); ácido fólico	Los efectos a corto plazo son mínimos
Tetracyclines, sulfonamidas	Lactobacillus acidophilus; Bifidobacterium bifidum (bifidus); Vitaminas B1, B2, B3, B6, B12, K; biotina, inositol	Los efectos a corto plazo son mínimos
Neomicina	Betacaroteno; Vitaminas A, B12	Los efectos a corto plazo son mínimos
Estrógeno y terapias de reemplazo hormonal derivados del estrógeno y moduladores selectivos de receptores de estrógeno	Magnesio	Asma, problemas cardiovasculares, calambres, osteoporosis, síndrome premenstrual
	Vitamina B6	Depresión, aumento riesgo de enfermedades cardiovasculares, trastornos del sueño
	Zinc	Pérdida de los sentidos del gusto y el olfato, disminución de las defensas, lenta cicatrización de las heridas

Los nutrientes de la detoxificación

FUNCIÓN EN LA DETOXIFICACIÓN	NUTRIENTES EMPLEADOS	FUENTES ALIMENTICIAS
Fase 1	Vitamina B2 (Riboflavina)	setas, almendras crudas, brócoli, espinacas, pollo orgánico, espárragos, salmón silvestre
	Vitamina B3 (Niacina)	pollo orgánico, pavo orgánico, salmón salvaje, halibut, atún, lentejas, pallar, espárragos, champiñones Crimini
	Vitamina B6 (Piridoxina)	salmón silvestre, pollo orgánico, espinaca, aguacate, pavo orgánico, hojas de col, arroz integral, guisantes verdes
	Vitamina B12	salmón silvestre, pollo orgánico, pavo orgánico
	Ácido Fólico	lentejas, garbanzos, espárragos, espinacas, brócoli, pallar, remolacha, lechuga romana
	Glutatión	brócoli, coles de Bruselas, repollo, coliflor, durazno, sandía, canela, cardamomo, cúrcuma, aguacate
	Aminoácidos de cadena ramificada	proteína de suero
	Flavonoides	cebolla, lechuga, albahaca, arándano, ajo, repollo, col rizada, coles de Bruselas, kohlrabi, espinacas, espárragos, hinojo, soja, judía escarlata, pallar, fríjol, arveja, fríjol adzuki, eneldo, té, albahaca, tomillo, pimienta cayena, cilantro, menta, manzanilla, anís
	Fosfolípidos Glicina	repollo, coliflor, linaza
Fase 2	Glicina	algas marinas, espirulina, semillas de sésamo, semillas de calabaza, almendras, semillas de girasol, bacalao, salmón, atún, pavo, pollo, alholva, semillas de mostaza
Nutrientes protectores antioxidantes y derivados vegetales	Taurina	pescados de agua fría como el salmón y el bacalao
	Glutamina	repollo y remolacha, fríjoles, nueces, pescados
Antimicrobianos	Cisteína y N-acetil Cisteína	aves de corral, pimientos rojos, ajo, cebolla, brócoli, coles de Bruselas, avena, germen de trigo
	Metionina	lubina, trucha, bacalao, fríjoles, ajo, lentejas, cebollas, semillas

FUNCIÓN EN LA DETOXIFICACIÓN	NUTRIENTES EMPLEADOS	FUENTES ALIMENTICIAS
Nutrientes protectores antioxidantes y derivados vegetales	Coenzima Q10	pescados silvestre, cordero, espinaca, brócoli, cacahuetes, germen de trigo y cereales integrales
	Tioles	ajo, cebolla, verduras crucíferas
	Silimarina (cardo mariano)	silimarina
	Bioflavonoides	uvas, bayas
	Vitamina A (Carotenos)	espinaca, batata, ñame, zanahoria, aceite de hígado de bacalao, auyama, berro, baya goji
	Vitamina C (Ácido Ascórbico)	pimiento rojo dulce, coles de Bruselas, brócoli cocido, acelgas cocidas, melón, repollo cocido, tomate, acerola
	Vitamina E (Tocoferoles)	aceite de oliva virgen extra prensado en frío, almendras crudas, espinaca, zanahoria, aguacate, mantequilla, todas las verduras de hoja verde oscura
	Selenio	nueces del Brasil crudas, salmón salvaje, arroz integral, pollo orgánico, carne orgánica, mantequilla orgánica
	Cobre	anacardos crudos, semillas de girasol crudas, avellanas crudas, almendras crudas, mantequilla de maní orgánica, champiñones, lentejas, avena integral
	Zinc	pallar, pavo orgánico o salvaje, guisantes, garbanzos, anacardos crudos, nueces crudas, almendras crudas, arvejas, raíz de jengibre
	Molibdeno	fríjoles, lentejas, guisantes, cereales integrales, frutos secos crudos
	Manganeso	piña, nueces crudas, almendras crudas, arroz integral, fríjoles, pallar, alubias, espinacas, batatas, mantequilla orgánica
	Pycnogenol	cáscaras, pieles, pepitas de las uvas, arándanos, cerezas, ciruelas
	Carnosol	romero
Antimicrobianos	Alicina	ajo
	Componentes Fenólicos (Carvacrol, Timol)	aceite de orégano
	Ácido Láurico	coco

Recursos Clean

Llevando Clean más allá

Consultas personales
Para consultar con el Dr. Junger por teléfono, visitar la página www.cleanprogram.com.

Retiros
Si Clean te ha animado a visitar un centro de retiro para una total inmersión en un programa de detoxificación, existen varios lugares en Estados Unidos ideales para una primera experiencia o para repetir. El spa We Care en California tiene fama mundial, y con razón. Susana Belen, su fundadora y propietaria, y una de mis maestras, ha diseñado un programa muy seguro y efectivo. El Dr. Gabriel Cousens tiene el centro The Tree of Life en Arizona, donde los programas de detoxificación y ayuno se llevan a cabo bajo su supervisión. Los institutos Optimum Health en San Diego, Hippocrates en Florida y Sanoviv en México tratan el tema desde diferentes ángulos pero son todos muy buenos.

Sitios en Internet
Para mayor información, los siguientes sitios en Internet son excelentes recursos:

www.cleanprogram.com. El programa Clean en línea. Este sitio Web te ayudará a navegar por tu limpieza día a día, ofreciéndote consejos, artículos y enlaces. También puedes pedir aquí el Kit Clean. Esta página te permitirá documentar tu progreso y unirte a una gran comunidad de otras personas que están haciendo Clean. La unión hace la fuerza: cuando compartes tu experiencia y escuchas lo que están haciendo otros, todo el proceso de cambio resulta aún más significativo.

www.cancerdecisions.com. Los informes Moss Reports son el mejor recurso sobre el cáncer que he encontrado para personas ajenas a la profesión médica. En ellos se recopilan de forma exhaustiva informes elaborados sobre la investigación y los últimos tratamientos de cada tipo de cáncer, desde lo último en medicina occidental hasta las terapias experimentales y las modalidades orientales. Estos informes se pueden pedir en este sitio.

www.debraslist.com. Hay muchas fuentes de información sobre cómo desintoxicar tu hogar. Este es un excelente sitio para comenzar; en él encontrarás muchos enlaces a otros sitios e información sobre distintas investigaciones.

Índice

ALEJANDRO JUNGER, M.D., completó sus estudios de medicina en la Ciudad de Nueva York, donde se especializo en medicina interna y cardiología, obteniendo la certificación del consejo. Estudió medicina oriental en la India y fue director medico del centro de salud holistica WE Care, en Palm Springs, California, el cual es reconocido por sus programas de ayuno, limpieza, y detoxificación. Trabajó en Nueva York en el hospital Lenox Hill y en el famoso Eleven Eleven Wellness Center. Actualmente vive con su familia en Los Ángeles y se dedica a la practica de la medicina privada. Visítalo en línea: www.cleanprogram.com.